Constanze Spieß (Hrsg.)
Sprachstrategien und
Kommunikationsbarrieren

Hempen Verlag

Sprache – Politik – Gesellschaft

herausgegeben von

Heidrun Kämper, Jörg Kilian und Kersten Sven Roth

Band 5

HEMPEN VERLAG
BREMEN 2012

Constanze Spieß (Hrsg.)

Sprachstrategien und Kommunikationsbarrieren

Zur Rolle und Funktion von Sprache in bioethischen Diskursen

HEMPEN VERLAG
BREMEN 2012

Gedruckt mit freundlicher Unterstützung der
Geschwister Boehringer Ingelheim Stiftung für Geisteswissenschaften
in Ingelheim am Rhein

Bibliografische Information der Deutschen Nationalbibliothek
Die Deutsche Nationalbibliothek verzeichnet diese Publikation in der Deutschen Nationalbibliografie; detaillierte bibliografische Daten sind im Internet über http://dnb.d-nb.de abrufbar.

ISBN: 978-3-934106-96-3

Den Verlag erreichen Sie im Internet unter: www.hempen-verlag.de

Umschlaggestaltung: J. Böning/R. Fischer, Kunstschule Wandsbek, Bremen
Herstellung: Hubert & Co, Göttingen
Gedruckt auf alterungsbeständigem Papier
Printed in Germany

Inhaltsverzeichnis

Vorwort

Unter dem Titel „Sprachstrategien und Kommunikationsbarrieren – Zur Rolle und Funktion von Sprache in bioethischen Diskursen" sind in der vorliegenden Publikation Beiträge versammelt, die sich bioethischen Diskursen aus der Perspektive verschiedener Fachdisziplinen widmen. Der gemeinsame Ausgangspunkt aller Beiträge ist die sprachliche Verfasstheit bioethischer Auseinandersetzungen.

Die Beiträge sind in linguistischer Hinsicht in die Kontexte der Diskursforschung, der Forschungen zum öffentlich-politischen Sprachgebrauch, der linguistischen Sprachkritik sowie der deutschen Sprachgeschichte nach 1945 zu verorten. Aufgrund der interdisziplinären Ausrichtung der Publikation gehen die Beiträge über die Grenzen der Linguistik hinaus und befassen sich u. a. mit der Frage, wie die Sprachlichkeit bzw. die sprachliche Materialität brisanter gesellschaftlicher Diskurse in den an bioethischen Diskursen beteiligten Fachdisziplinen reflektiert wird und welche Rolle Sprache bei der Konstitution von Wirklichkeit spielt.

Vor diesem Hintergrund gibt der vorliegende Band auch einen Einblick in die Aktualität und Vielfältigkeit der bioethischen Auseinandersetzungen im Raum der Öffentlichkeit und der verschiedenen Analyseverfahren bioethischer Diskurse und Diskursausschnitte; er bildet nicht die vollständigen, kontroversen und fachübergreifenden Diskussionen ab. Dennoch erhoffe ich, dass der vorliegende Band dazu beitragen kann, für weitere Diskussionen in den verschiedenen Disziplinen zu sorgen und Anregungen zu weiterer, interdisziplinärer Forschung zu geben.

Bei dieser Gelegenheit möchte ich mich bei all jenen bedanken, die zum Gelingen des Bandes beigetragen haben: Neben den Autorinnen und Autoren gehören hierzu die beteiligten Hilfskräfte Sarah Irak und Viktoria von Plettenberg.

Ferner gilt mein Dank der Geschwister Boehringer Ingelheim Stiftung für Geisteswissenschaften in Ingelheim am Rhein für die finanzielle Förderung der Drucklegung dieses Bandes.

Den Reihenherausgebern Heidrun Kämper, Jörg Kilian, und Kersten Sven Roth danke ich für die Aufnahme des Bandes in die Reihe, Ute Hempen vom Hempen Verlag für die konstruktive und angenehme Zusammenarbeit.

Münster, im Juni 2012 Constanze Spieß

Constanze Spieß

Sprachstrategien und Kommunikationsbarrieren – Zur Einführung in den Sammelband

Gesellschaftlich brisante Diskurse stellen u. a. Thematisierungen von Sachverhalten dar, die in unserer Gesellschaft zumeist kontrovers diskutiert werden. Die Gründe für Kontroversen sind nicht immer eindeutig zu bestimmen, sondern häufig spielen viele Faktoren zusammen, wenn ein Sachverhalt umstritten ist. Besonders emotional und heftig werden Gegenstände und Sachverhalte in der Öffentlichkeit immer dann verhandelt, wenn es um grundlegende Fragen zum menschlichen Dasein, um Menschenbilder, um normative Fragen oder um den Umgang mit menschlichem Leben geht, da diese Fragen die Existenz des Menschen betreffen. Zu solchen Diskursen können v. a. diejenigen bioethischen Diskurse gezählt werden, deren Konfliktpotenzial für die Medien eine bestimmte Rolle spielt und deren Konflikthaftigkeit durch die (Massen)Medien auch befördert wird (vgl. Luhmann 1970, 1981, 1990).

Insbesondere stellen bioethische Diskurse um humane embryonale Stammzellforschung, um Präimplantationsdiagnostik, um Transplantationsmedizin oder um das Ende menschlichen Lebens, also um Sterbehilfe gegenwärtig wichtige, die gesellschaftliche Öffentlichkeit prägende und konstituierende Diskurse dar.

Das beispielsweise am 1. Juli 2002 in Kraft getretene und mittlerweile erneuerte Stammzellgesetz, das den Import von und den Umgang mit embryonalen Stammzellen regelt, wurde in seinem Entstehen und in seinen Änderungen von heftigen Debatten begleitet. Seinen Anfang nahm der Diskurs mit der ersten gelungenen Isolierung menschlicher embryonaler Stammzellen durch ein Forscherteam um J.A. Thomson im November 1998. Die Debatten wurden im Jahre 2000 v. a. durch das Anliegen des Neuropathologen Oliver Brüstle, embryonale Stammzellen zu Forschungszwecken nach Deutschland importieren zu können, verstärkt. Durch das Begehren einiger Stammzellforscher, den mit dem Stammzellgesetz 2002 gesetzlich festgelegten Importstichtag[1] für die Einfuhr embryonaler Stammzellen zu verschieben, kam es erneut zu heftigen Auseinandersetzungen.

Diskussionen um die Zulassung der Präimplantationsdiagnostik (=PID) in Deutschland wurden und werden ebenfalls im Raum der Öffentlichkeit verhandelt. Auch hier stand in der jüngsten Vergangenheit Deutschlands die rechtliche Regelung der PID zur Disposition. Am 8. Dezember 2011 trat das Gesetz zur Regelung der Präimplantationsdiagnostik (Präimplantationsdiagnostikgesetz = PräimpG) in Kraft, nachdem der Gesetzentwurf am 23. September 2011 vom Bundes-

1 Das 2002 beschlossene Stammzellgesetz regelt die Einfuhr von humanen embryonalen Stammzellen. Die Arbeit mit und an ES-Zellen ist laut Gesetz zwar verboten, unter bestimmten Bedingungen und in Ausnahmefällen ist eine Einfuhr zu Forschungszwecken jedoch erlaubt (vgl. StZG).

rat gebilligt wurde. Im Vorfeld der parlamentarischen Entscheidungen entspannte sich ein kontroverser und medial geführter Diskurs.

Nach langen Diskussionen um knappe Ressourcen bei Spenderorganen (zumeist bedingt durch mangelnde Spendebereitschaft oder durch restriktive Gesetzgebung) bei ungefähr gleich bleibender Anzahl von potenziellen Organempfängern auf der Warteliste, wurde im Mai 2012 im Bundestag mit breiter Mehrheit die Änderung des Transplantationsgesetzes und damit eine Neuregelung der Organspende beschlossen. Der Bundestag votierte für die Änderung des Gesetzes hin zu einer Entscheidungslösung bei Organspenden (vgl. http://dipbt.bundestag.de/dip21/btp/17/17182.pdf). Jeder Bürger ab dem 16. Lebensjahr wird demnach per Brief von seiner Krankenkasse mit der Frage nach der Bereitschaft zur Organspende konfrontiert. Eine Erklärung für oder gegen die Entnahme von Organen nach dem Tod bleibt aber freiwillig.

Die Fragen nach der Zulässigkeit bzw. Unzulässigkeit der Forschung mit und an humanen embryonalen Stammzellen, der PID, der Sterbehilfe, verschiedener Formen der Organmangelbehebung gründeten und gründen beispielsweise in Fragen nach gesellschaftlichen Auswirkungen, nach der Sozialverträglichkeit der Erkenntnisse und Entwicklungen sowie deren Anwendung auf den Menschen, nach dem moralischen Status von Embryonen, nach der Bedeutung von Lebensbeginn und Lebensende und ganz allgemein nach den Folgen für das einer Gesellschaft zugrunde liegende Menschenbild. In all den genannten Debatten und öffentlichen Diskussionen geht es somit um zentrale Fragen der menschlichen Existenz und damit auch um zugrundeliegende Menschenbilder und kulturelle Vorstellungen vom menschlichen Leben, um Vorstellungen von Krankheit, Schmerz, Leid und Tod, um Normen und Werte. Und nicht zuletzt geht es dabei um rechtliche Regelungen. Für einen demokratischen Rechtsstaat stellen solche Diskurse charakteristische, in der Öffentlichkeit geführte Auseinandersetzungen dar.

Ein Ende der Diskurse ist nicht in Sicht, wenngleich diese nicht immer in derselben Intensität geführt werden. Doch mit jeder biotechnischen Innovation, mit Erfolgsmeldungen aus den Laboren der Welt, mit rechtlichen Neuerungen in anderen Ländern und im eigenen Land, flammen diese Diskurse (wenn auch manchmal nur für eine kurze Zeit) in den Medien wieder auf.

Was die erwähnten bioethischen Diskurse gleichermaßen brisant und zugegebenermaßen interessant macht, ist das Phänomen des quer zu den politischen Lagern verlaufenden Meinungsstreits. Das stellt eine untypische Situation für politisches Handeln im Allgemeinen und politisches Sprachhandeln im Besonderen dar, werden doch sonst zu politischen Themen je unterschiedliche Meinungen von den jeweiligen politischen Parteien vertreten. Diese paradoxe Struktur trägt mithin dazu bei, die Diskurssituationen als komplex und verwirrend wahrzunehmen. Die politische und zugleich juristische Dimension der genannten Diskurse einerseits – es wurde und wird nach rechtlich verankerten Lösungen gesucht – und ihre weltanschauliche Ausprägung andererseits – es wird um Grundfragen des menschlichen Daseins, um Menschenbilder und Weltbilder gestritten – sind typische Kennzeichen der genannten Diskurse.

Die politische und die weltanschauliche Dimension haben eine Beteiligung unterschiedlichster Diskursakteure evoziert und sie bedingen eine Vielfältigkeit an Positionen, Stellungnahmen und Fragen zur Thematik. Die in bioethischen Diskursen gestellten und verhandelten Fragen werden in der öffentlich–politischen Auseinandersetzung unter anderem von einer *Rhetorik des Heilens* und einer *Rhetorik der Gefahren und Risiken*, von einer *Rhetorik des Erlösens und des Missbrauchs* begleitet, zum Teil auch davon bestimmt. Im Zusammenprall der disparaten und pluralen Meinungen liegt es in der Logik der Sache, dass es zu Konflikten kommt, die vor allem sprachlich ausgetragen werden. Durch die Verwendung bestimmter Ausdrücke wird häufig eine moralische Bewertung des Sachverhaltes oder ein moralisches Urteil impliziert. Mit der Wahl bestimmter, den Diskurs dominierender Vokabeln werden sprachliche Handlungen vollzogen, die durch die Wortwahl und der damit verbundenen Hervorhebung bestimmter Bedeutungsaspekte Wertungen implizieren bzw. vornehmen. Die Wahl der sprachlichen Mittel kann als Strategie zur Erreichung bestimmter kommunikativer Ziele aufgefasst und beschrieben werden. Diese sprachlichen Strategien finden auf unterschiedlichen sprachlichen Ebenen statt. Für die lexikalische Ebene, also die Wahl der Wörter, führt Felder (2006) die Bezeichnung *semantischer Kampf* ein, denn die verbalen Auseinandersetzungen sind Fragen um die Bedeutung und damit um die Bewertung der Gegenstände und Sachverhalte. Semantische Kämpfe finden auf der Seite der Bezeichnungen und auf der Seite der Bedeutungszuschreibungen statt. Ob die befruchtete Eizelle als *Embryo, menschliches Leben* oder als *himbeerähnlicher Zellklumpen* bezeichnet wird, wie *Lebensbeginn* oder *Lebensende, Menschenwürde* letztlich definiert und mit welchen Bedeutungsaspekten sie in Verbindung gebracht werden, hängt unmittelbar mit der Position im Diskurs und der jeweiligen weltanschaulichen und lebensweltlichen Verortung zusammen. Die Entscheidung für die Verwendung eines der Ausdrücke oder einer der Bedeutungsvarianten gibt somit eine bestimmte Sicht der Wirklichkeit zu erkennen, die auf unterschiedlichen weltanschaulichen Voraussetzungen basiert. Neben der Ebene der Einzellexeme spielen auch größere sprachstrukturelle Ebenen eine Rolle, wenn es um das Aushandeln von Positionen geht. So wird auch auf komplexe Metaphern, Argumentationsmuster oder Handlungsstrategien im Streit um Positionen zurückgegriffen. Die Ebenen der Metaphorik, der Argumentationsmuster und Handlungsstrategien sind auf lexikalisches Material angewiesen. So sind einzelne Ausdrücke immer schon strategisch in andere sprachliche Strategien integriert (vgl. hierzu Domasch, Müller, Musolff, Busse und Spieß in diesem Band).

Mit den in diesem Sammelband behandelten bioethischen Diskursen liegen Gegenstände vor, an denen besonders deutlich wird, wie sehr Welt sprachlich aus einer je spezifischen Perspektive u.a. durch Medien konstituiert wird und wie Wissen diskursiv hervorgebracht wird. Die einzelnen, an den bioethischen Diskursen beteiligten Disziplinen konstituieren je spezifisches Diskurswissen, das vor dem Hintergrund weltanschaulicher Gewissheiten kolportiert, in den Diskurs eingespeist, aber auch durch Diskurse hervorgebracht wird. Mit Ziem (2008) kann hier angeführt werden, dass je fachspezifische Frames aufgerufen und aktiviert werden (vgl. dazu auch Busse in diesem Band). Bei den unterschiedlichen Fachdisziplinen handelt es sich also um eine bestimmte semiotische Organisation von Wissen (z. B. medizinische Semiotik, juristische, ethische Semiotik etc.), das immer schon durch wertende, konnotative Codes bestimmt wird und gekennzeichnet ist (vgl. Eco 2002 :171, 190).

Missverstehen oder Kommunikationsbarrieren gründen daher in den je fachspezifischen Sprachgebräuchen und Wissenswelten/Frames, wenn diese im öffentlichen Bereich aufeinandertreffen und nicht expliziert werden. Ein sprach- und diskursanalytisches sowie ein sprachreflexives Vorgehen kann Aufschluss über die weltanschauliche Verortung, über die Wissenshintergründe und das Funktionieren der entsprechenden ‚Sprachspiele' geben, wenn das sprachliche Material in situativ-kontextueller, thematischer und funktionaler Hinsicht untersucht und so sein Gebrauch beschrieben wird. Der Blick auf die Sprache gibt somit Einblick in unbewusst vollzogene Sprechhandlungen, implizite Deutungen und Wertungen (vgl. Wengeler 2003, vgl. Wimmer 1986 und 2009).

Die in diesem Sammelband vorgenommenen Analysen sind in einem sehr weiten Sinne in den Bereich der Diskursforschung anzusiedeln. Nicht nur in der Linguistik hat sich in den vergangenen Jahren ein Forschungsteilbereich etabliert, der sich in der Nachfolge Foucaults der Analyse größerer (Text)Zusammenhänge widmet und der sich unter dem Terminus Diskursforschung fächerübergreifend zusammenfassen lässt (vgl. Keller/Hirseland/Schneider/Viehöver 2003). Diskurse können im Anschluss an Foucault als Wissensformationen betrachtet werden (vgl. Foucault 1981: 170), in denen sich zeitabhängige Ordnungen des Denkens zeigen. Diese manifestieren sich auf allen gesellschaftlichen Ebenen und in allen Symbolformen einer Zeit, insbesondere den sprachlichen Symbolformen.

Zweifelsohne stellt die Diskursforschung gegenwärtig ein äußerst produktives und dynamisches Forschungsfeld unterschiedlicher Schulen und Ansätze dar, deren Gemeinsamkeit vor allem in der Forschungsperspektive und im theoretischen Rahmen begründet liegt (u. a. durch einen Bezug zu Foucault). So kann zunächst allgemein konstatiert werden, dass diskursanalytische Untersuchungen bestrebt sind, größere sprachstrukturelle und diskursstrukturierende Zusammenhänge sowie Zusammenhänge von Sprache, sozialer Praxis und Gesellschaft zu erforschen (vgl. hier u. a. Busse 1987, vgl. Busse/Teubert 1994, Keller/Hirseland/Viehöver 2003, vgl. Spieß 2008 und 2009, vgl. Warnke 2007 und 2008, vgl. Wengeler 2003, vgl. Wodak/Meyer 2001). Darüber hinaus bietet sich die Analyse von Diskursen geradezu an, interdisziplinär vorzugehen, denn um Diskurse analytisch adäquat zu erfassen, sollte auf verschiedene, in unterschiedlichen Disziplinen wurzelnde Methoden zurückgegriffen werden.

Kennzeichen diskurslinguistischer Verfahren ist zudem ein holistischer Zugang zum Sprach- bzw. Untersuchungsmaterial. Insofern bietet es sich an, Diskursanalyse als eine Mehrebenenanalyse zu konzipieren, was z. T. auch in den einzelnen Beiträgen zur Geltung kommt, insofern von der Grundannahme ausgegangen wird, dass Sprechen eine Form sozialen und kulturellen Handelns darstellt bzw. dass diskursive Handlungen soziale Praktiken darstellen, die unterschiedlich komplex sind und die nicht nur sprachlich bedingt sind, sondern vielmehr von zahlreichen anderen nicht-sprachlichen Faktoren beeinflusst sind bzw. werden.

Vor diesem Hintergrund sind in diesem Band Beiträge versammelt, die sich mit den genannten bioethischen Themenbereichen aus der Perspektive der Sprachbetrachtung im interdisziplinären Kontext auseinandersetzen. Gemeinsam ist allen Beiträgen, dass sie vom Text/von Gesprächen ausgehen und den Diskurs bzw. Diskursausschnitte in den Blick nehmen. Es kommen Vertreter unterschiedlicher gesellschaftlicher und wissenschaftlicher Kommunikationsbereiche (Sprachwissenschaft, Ethik, Philosophie und Medizin) zur Sprache, die die Thematik aus ihrer je spezifischen Perspektive im Hinblick auf die Rolle der Sprache reflektieren und diskutieren.

Zu den Beiträgen im Einzelnen

Heiko Girnth befasst sich in seinem Beitrag „Sprache und Politik – Zur Analyse von Diskursen" mit dem öffentlich-politischen Kommunikationsbereich und dessen charakteristische und typische sprachlichen Kennzeichen. In diesem Kontext geht Girnth auf verschiedene linguistische Untersuchungsmöglichkeiten des Sprachgebrauchs im öffentlich-politischen Kommunikationsbereich ein, hebt jedoch den Ansatz der Diskursanalyse hervor. Girnth arbeitet die Schnittstellen von Diskurslinguistik und Politolinguistik heraus und geht in diesem Kontext auf die Rahmenbedingungen und Funktionen diskursiven Sprachhandelns genauer ein. Vor diesem Hintergrund stellt er zentrale, in einen diskursanalytischen Ansatz zu integrierende linguistische Konzepte und Methoden vor, die aus linguistischer Sicht dafür sprechen, interdisziplinäre und im öffentlichen Raum ausgetragene Diskurse, angemessen zu beschreiben.

Rainer Wimmer geht in seinem Beitrag „Zur Rolle der Sprachkritik im bioethischen Diskurs" auf Ziele und Anliegen sprachkritischer Untersuchungen ein. Dabei nimmt er zum einen Bezug auf aktuelle biopolitische und bioethische Diskurse und zeigt daran das Potenzial einer linguistisch formulierten Sprachkritik auf. Zum anderen rekurriert Wimmer auf philosophische Ansätze von Kritik und deren Relevanz für die linguistische Sprachkritik. Wimmer geht insbesondere auf die Ebene der Lexik und auf die Semantik der lexikalischen Einheiten ein, er macht aber deutlich, dass dies nur ein Aspekt der Analyse sein kann. Vielmehr bedarf es gezielter text- und diskursorientierter Arbeiten, um das Potenzial der Sprachkritik auszuschöpfen.

Der Beitrag „Zum Verhältnis von Ethik und Rhetorik – Kommunikationsprobleme in anwendungsorientierten Ethikdiskursen" von **Walter Lesch** befasst sich aus der Perspektive der Sozialethik und Moralphilosophie mit dem besonderen Verhältnis von Ethik und Rhetorik, insbesondere im Hinblick auf bioethische Auseinandersetzungen um Stammzellforschung und Präimplantationsdiagnostik. Lesch geht dabei zunächst auf die gegenwärtige Vielfalt ethischer Überzeugungen ein und zeigt die enge Verbindung zwischen Rhetorik und der sprachlichen Vermittlung ethischer Überzeugungen auch im historischen Kontext auf. Lesch plädiert schließlich in seinem Beitrag für eine Stärkung der Gewichtung der Wahrnehmung von Pluralität zum einen und der Bewusstheit von der sprachlichen Vermitteltheit sowie der immer schon bestehenden Diskursivität ethischer Überzeugungen zum anderen. Eine mögliche Lösung, Argumentationsblockaden zu lockern, sieht er im Erlernen der jeweils anderen ‚Sprache' und im bewussten, selbstkritischen und reflexiven Umgang mit Sprache.

Die philosophische Perspektive nimmt **Matthias Kettner** in seinem Beitrag „Die Stammzellforschung in der öffentlichen Diskussion – Eine Kulturreflexion" ein. Darin geht er von im Diskurs häufig verwendeten oder umstrittenen Vokabeln und Deutungsmustern aus, um daran aufzuzeigen, dass rational geführte Diskurse vor dem Hintergrund latenter Bedeutungen, die durch Ängste oder Hoffnungen evoziert werden, stattfinden und durch die spezielle Präsentation in den Medien hervorgerufen oder gestützt werden. Diskurse begreift er in diesem Kontext als kulturelle Prozesse, die zugleich einer Kulturreflexion bedürfen bzw. diese bereits in sich angelegt haben, insofern innerhalb bioethischer Diskurse häufig eine Metaebene eingenommen wird. Das zeigt sich beispielsweise an Sprachthematisierungen. Kettner beleuchtet darüber hinaus das diskursive Potenzial der Medien einerseits und deren zugleich gegebene Abhängigkeit von Diskursen andererseits, was unmittelbar den Sprachgebrauch beeinflusst. Er konstatiert, dass die unterschiedlichen Bezeichnungen für gleiche Referenzen aus unterschiedlichen Zwecken und Interessen resultieren und Ausflüsse pluraler Gesellschaften sind. Die Frage *Zellhaufen oder menschliches Leben*? ist demnach nicht mit *entweder oder* zu beantworten. In einer pluralen Gesellschaft sollte Raum für beide Sichtweisen sein, so Kettner.

Diskurse sind immer schon einerseits massenmedial vermittelt, andererseits werden gerade auch bioethische Diskurse von den so genannten Massenmedien diskursiv erzeugt. Dem Aspekt der massenmedialen Erzeugung und Vermittlung bioethischer Frage- und Problemstellungen im Fernsehen widmet sich **Giovanni Maios** Beitrag „Menschheitsfragen auf dem Bildschirm – Zur Darstellung der Sterbehilfe im Massenmedium Fernsehen". Maio geht insbesondere auf das brisante bioethische Themengebiet der Sterbehilfe ein, das im Wechselverhältnis zwischen Medien, Medizin und Gesellschaft konstituiert wird. Aus ethischer Perspektive, die sich für die Grundfragen des Menschseins interessiert, verfolgt Maio u. a. die Frage nach der Implikation einer solchen Bioethikkonstruktion für die Ethik selbst, die immer schon sprachlich vollzogen wird.

Dietrich Busse behandelt in seinem Beitrag „Juristische Sprache und öffentlicher Diskurs – Diskursive Semantik im Spannungsfeld divergenter Wissenssysteme am Beispiel des Regelungsdiskurses zu Grenzen der Biotechnologie" das besondere Verhältnis von Rechtssprache und öffentlichem Sprachgebrauch am Beispiel des Diskurses um humane embryonale Stammzellforschung. Ausgehend von einer Strukturierung des Diskurswortschatzes arbeitet er die sprachlichen Eigenheiten des öffentlich-politischen Handlungsfeldes heraus. In diesem Zusammenhang geht er auch speziell auf den juristischen Wortschatz im öffentlichen Raum ein. In seinem Beitrag wird deutlich, wie sehr dieser Kommunikationsbereich aus unterschiedlichen Wissenssystemen (Ethik, Politik, Recht,

Biowissenschaften, Medizin, Ökonomie etc.) gespeist wird und dadurch ein sehr heterogenes und disparates Erscheinungsbild erhält. Das Zusammentreffen der unterschiedlichen Wissenssysteme führt letztlich zum zentralen Diskurskonflikt. Hier wird einmal mehr deutlich, wie sehr die einzelnen Wissenssysteme auf weltanschaulichen Voraussetzungen bauen, die aber nicht expliziert werden.

Marcus Müller untersucht in seinem Beitrag „*Freiheit, Wille, Verantwortung* – Zur Rolle dreier Totalitätsbegriffe beim Verstehen und Missverstehen in der Bioethik-Debatte" den Gebrauch der Ausdrücke *Freiheit, Wille* und *Verantwortung* in der Bioethik-Debatte. *Bioethik-Debatte* steht dabei für die Menge aller Diskussionen, die sich im thematischen Großbereich ‚Bioethik' einordnen lassen, also z.B. ‚Sterbehilfe', ‚Transplantationsmedizin', ‚Stammzellenforschung' oder ‚grüne Gentechnik' zum Thema haben. An einem bimedialen Korpus werden im Kommunikationsbereich einschlägige Kotextpartner, Prädikate und syntaktische Konstruktionen der genannten Ausdrücke aufgezeigt, diese werden diskurslinguistisch ausgewertet, so dass die Ergebnisse im Hinblick auf funktionale Diskurse als Kontexte der Ausdrucksverwendung differenziert werden können. Die Analyse zeigt, dass im Diskurs kontextabhängige Bedeutungen hervorgebracht werden. Mithilfe dieser drei Ausdrücke verschaffen sich die aus unterschiedlichen Wissensbereichen stammenden Diskursakteure in den interdisziplinären Debatten Geltung, was häufig unter Ausnutzung der semantischen Ambiguität der Ausdrücke geschieht, ohne die Bedeutungen jeweils zu explizieren. Müller bezeichnet diese Ausdrücke als *Scharnierbegriffe* bioethischer Debatten.

Silke Domasch befasst sich in ihrem Beitrag „Versuche einer Neudefinition – Terminologische Reflexionen in den Texten des Nationalen Ethikrats" mit der Verwendung der Ausdrücke *Sterbehilfe, Eugenik, Diskriminierung* und *Selektion* in insgesamt zwölf Stellungnahmen des Nationalen Ethikrats. In diesem Zusammenhang weist sie auf, dass diese Ausdrücke in sowohl informierender als auch appellativ-persuasiver Funktion strategisch umgedeutet bzw. neudefiniert werden. Ausgangspunkt ihrer Untersuchungen stellen dabei explizit sprachthematische Reflexionen über eigenen und fremden Sprachgebrauch der Textemittenten dar. Domasch arbeitet heraus, dass Bedeutungsfixierungen durch kontextualisierte Neudefinition solcher Ausdrücke zudem aus sprachpolitischem Interesse heraus formuliert werden und nicht einfach nur Ausdruck metasprachlicher Reflexion sind.

Dass Metaphern eine wichtige Rolle bei der Konzeptualisierung von Wissen spielen, stellt in der Linguistik seit Lakoff/Johnsons Buch *Metaphors We Live By* keine Neuigkeit mehr dar. In seinem Beitrag „'Progressive' Evolution und totipotente Stammzellen – Metaphern in Britischen und deutschen Debatten über die ‚Biowissenschaften'" geht **Andreas Musolff** der Frage nach, welche Rolle Metaphern und Bilder in Evolutions- und Genetik-Diskursen einnehmen. Dabei fokussiert er insbesondere die FORTSCHRITTS, KRAFT- und POTENZIALITÄTS-METAPHORIK, die zur näheren Beschreibung der Konzepte EVOLUTION, GENE und STAMMZELLE verwendet werden. In einem kontrastiven Vergleich britischer und deutscher Printmedientexte arbeitet Musolff die differenten Verwendungsweisen der Metaphern in Deutschland und Großbritannien heraus. Während im britischen öffentlichen Diskurs, Stammzellen als OBJEKTE, INSTRUMENTE oder WERKZEUGE konzeptualisiert werden, scheinen im deutschen öffentlichen Diskurs hinsichtlich der Stammzellforschung Konzepte wie TOTIPOTENZ, ALLMACHTSPHANTASIEN DER WISSENSCHAFTLER oder das EINGREIFEN IN DIE ORDNUNG DER NATUR vorzuherrschen.

Im Beitrag „Metaphern als sprachliche Strategie – Zur sprachlichen Manifestation von Konflikthaftigkeit im Stammzelldiskurs" geht **Constanze Spieß** auf die sprachlich verfasste Konflikthaftigkeit von öffentlich ausgetragenen bioethischen Diskursen ein. In diesem Zusammenhang hebt sie die Rolle der Medien und der Öffentlichkeit hervor. Für die Analyse favorisiert sie einen diskursanalytischen Zugang, der zugleich Theorie und Methode ist. Ein solcher Zugriff auf das sprachliche Material fasst Sprache demnach immer schon als kulturell bedingt und Diskurse als sprachliche Performanzen auf, die wiederum Möglichkeitsbedingungen für weitere Sprachhandlungen darstellen. Am Beispiel typischer Metaphern des Bioethikdiskurses um Stammzellforschung erläutert sie das strategische Potenzial von Sprache. Insbesondere arbeitet sie heraus, wie die verwendete Metaphorik zum Aufbau diskurstypischer Redestrategien beiträgt und Handlungen konstituiert. Deutlich daran wird zudem, dass Metaphern immer schon Formen perspektivierten Sprachhandelns sind, die insbesondere im öffentlich-politischen Kommunikationsbereich gern zu persuasiven Zwecken herangezogen werden.

Literatur:

Böke, Karin (1991): Vom ‚werdenden Leben' zum ‚ungeborenen Kind'. Redestrategien in der Diskussion um die Reform des §218. In: Liedtke u.a. (Hrsg.): Begriffe besetzen, 205-219.

Böke, Karin (1996a): Überlegungen zu einer Metaphernanalyse im Dienste einer »parzellierten« Sprachgeschichte. In: Böke, Karin u.a. (Hrsg.): Öffentlicher Sprachgebrauch. Praktische, theoretische und historische Perspektiven. Georg Stötzel zum 60. Geburtstag gewidmet, Opladen, 431-452.

Böke, Karin (1996b): Politische Leitvokabeln in der Adenauer-Ära. Zu Theorie und Methodik. In: Böke, Karin/Liedtke, Frank/Wengeler, Martin: Politische Leitvokabeln in der Adenauer-Ära. Mit einem Beitrag von Dorothee Dengel, Berlin/New York, 19-50.

Bucher, Hans-Jürgen/Duckwitz, Amelie (2005): Medien und soziale Konflikte. In: Jäckel, Michael (Hrsg.): Mediensoziologie. Grundfragen und Forschungsfelder, Wiesbaden, 179-199.

Bundestagsdebatte zur Änderung des Transplantationsgesetzes: http://dipbt.bundestag.de/dip21/btp/17/17182.pdf.

Busse, Dietrich (1987): Historische Semantik. Analyse eines Programms, Stuttgart.

Busse, Dietrich (1996): Öffentlichkeit als Raum der Diskurse. Entfaltungsbedingungen von Bedeutungswandel im öffentlichen Sprachgebrauch. In: Böke, Karin u.a. (Hrsg.): Öffentlicher Sprachgebrauch. Praktische, theoretische und historische Perspektiven. Georg Stötzel zum 60. Geburtstag gewidmet, Opladen, 347-358.

Busse, Dietrich/ Teubert, Wolfgang (1994): Ist Diskurs ein sprachwissenschaftliches Objekt? Methodenfrage der historischen Semantik. In: Busse, Dietrich u.a. (Hrsg.): Begriffsgeschichte und Diskursgeschichte. Methodenfragen und Forschungsergebnisse der historischen Semantik, Opladen, 10-28.

Domasch, Silke (2005): Das qualitätsgesicherte Kind – Produktionsmetaphorik in Fortpflanzungsmedizinischen Texten. In: Zeitschrift für Biopolitik 2, 83-90.

Domasch, Silke (2006): Zum sprachlichen Umgang mit Embryonen. Semantische Konkurrenzen innerhalb des biomedizinischen Diskurses zur Präimplantationsdiagnostik. In: Felder, Ekkehard (Hrsg.): Semantische Kämpfe. Macht und Sprache in den Wissenschaften, Berlin/New York, 99-125.

Domasch, Silke (2007): Biomedizin als sprachliche Kontroverse. Die Thematisierung von Sprache im öffentlichen Diskurs zur Gendiagnostik, Berlin/New York.

Düwell, Marcus/Steigleder, Klaus (Hrsg.) (2003): Bioethik. Eine Einführung. Frankfurt: Suhrkamp.

Eco, Umberto (92002): Einführung in die Semiotik. Stuttgart: UTB.

Felder, Ekkehard (2006): Semantische Kämpfe in Wissensdomänen. Eine Einführung in Benennungs-, Bedeutungs- und Sachverhaltsfixierungs-Konkurrenzen. In: Felder, Ekkehard (Hrsg.): Semantische Kämpfe. Macht und Sprache in den Wissenschaften, Berlin/New York, 13-46.

Felder, Ekkehard (2009): Sprache – das Tor zur Welt? Perspektiven und Tendenzen in sprachlichen Äußerungen. In: Ders.: Sprache. Heidelberg: Springer (=Heidelberger Jahrbücher 53).

Felder, Ekkehard/Müller, Markus (Hrsg.) (2009): Wissen durch Sprache. Theorie, Praxis und Erkenntnis-interesse des Forschungsnetzwerkes „Sprache und Wissen", Berlin/New York.

Foucault, Michel (1978): Dispositive der Macht, Berlin.

Foucault, Michel (1981): Archäologie des Wissens. Übersetzt von Ulrich Köppen, Frankfurt.

Geyer, Christian (Hrsg.) (2001): Biopolitik. Die Positionen. Frankfurt: Suhrkamp.

Keller, Reiner/Hirseland, Andreas/Schneider, Werner/Viehöver, Willy (Hrsg.) (2003): Handbuch Sozialwissenschaftliche Diskursanalyse, Band 2: Forschungspraxis, Opladen.

Köller, Wilhelm (2004): Perspektivität und Sprache. Zur Struktur von Objektivierungsformen in Bildern, im Denken und in der Sprache. Berlin/New York: de Gruyter.

Luhmann, Niklas (1970): Öffentliche Meinung. In: Politische Vierteljahresschrift XI, 2-28.

Luhmann, Niklas (1981): Veränderungen im System gesellschaftlicher Kommunikation und die Massenmedien. In: Luhmann, Niklas: Soziologische Aufklärung. Band 3. Soziales System, Gesellschaft, Organisation, Opladen, 309-320.

Luhmann, Niklas (1990): Gesellschaftliche Komplexität und öffentliche Meinung. In: Luhmann, Niklas: Soziologische Aufklärung. Band 5. Konstruktivistische Perpektiven, Opladen, 170-182.

Neidhardt, Friedhelm (1994): Einleitung: Öffentlichkeit, öffentliche Meinung, soziale Bewegungen. In: Öffentlichkeit, öffentliche Meinung, soziale Bewegungen. Sonderheft 34 der Kölner Zeitschrift für Soziologie und Sozialpsychologie, 7-41.

Schiewe, Jürgen (2004): Öffentlichkeit. Entstehung und Wandel in Deutschland, Paderborn.

Spieß, Constanze (2008): Linguistische Diskursanalyse als Mehrebenenanalyse – Ein Vorschlag zur mehrdimensionalen Beschreibung von Diskursen aus forschungspraktischer Perspektive. In: Warnke, Ingo/Spitzmüller, Jürgen (Hrsg.): Methoden der Diskurslinguistik. Sprachwissenschaftliche Zugänge zur transtextuellen Ebene, Berlin/New York, 237-259.

Spieß, Constanze (2009): Wissenskonflikte im Diskurs. Zur diskursiven Funktion von Metaphern und Schlüsselwörtern im öffentlich-politischen Diskurs um die humane embryonale Stammzellenforschung. In: Felder, Ekkehard/Müller, Markus (Hrsg.): Wissen durch Sprache. Theorie, Praxis und Erkenntnisinteresse der Forschungsnetzwerkes „Sprache und Wissen". Berlin/New York, 309-336.

Spieß, Constanze (2011): Diskurshandlungen. Theorie und Methode linguistischer Diskursanalyse am Beispiel der Bioethikdebatte. Berlin/Boston: de Gruyter.

Stötzel, Georg/Eitz, Thorsten (2002) (Hrsg.): Zeitgeschichtliches Wörterbuch der deutschen Gegenwartssprache, Hildesheim.

Stötzel, Georg/Wengeler, Martin (1995): Kontroverse Begriffe. Geschichte des öffentlichen Sprachgebrauchs in der Bundesrepublik Deutschland, Berlin/New York.

Thomson JA, Itskovitz-Eldor J/Shapiro SS/Waknitz MA/Swiergiel JJ/Marshall VS/Jones JM (1998) Embryonic stem cell lines derived from human blastocysts. Science 282, 1145–1147.

Warnke, Ingo (2002a): Texte in Texten – Poststrukturalistischer Diskursbegriff und Textlinguistik. In: Adamzik, Kirsten (Hrsg.): Texte – Diskurse – Interaktionsrollen. Analysen zur Kommunikation im öffentlichen Raum, Tübingen, 1-17.

Warnke, Ingo (Hrsg.) (2007): Diskurslinguistik nach Foucault. Theorie und Gegenstände, Berlin/New York.

Warnke, Ingo/Spitzmüller, Jürgen (Hrsg.) (2008): Methoden der Diskurslinguistik. Sprachwissenschaftliche Zugänge zur transtextuellen Ebene. Berlin/New York.

Wengeler, Martin (2003): Topos und Diskurs. Begründung einer argumentationsanalytischen Methode und ihre Anwendung auf den Migrationsdiskurs (1960-1985), Tübingen.

Wengeler, Martin (2006): Mentalität, Diskurs und Kultur. Semantische Kämpfe in der deutschen Geschichtswissenschaft. In: Felder, Ekkehard (Hrsg.): Semantische Kämpfe. Macht und Sprache in den Wissenschaften, Berlin/New York, 157-184.

Wimmer, Rainer (1986): Neue Ziele und Aufgaben der Sprachkritik. In: Schöne, Albrecht (Hrsg.): Kontroversen, alte und neue: Akten des 7. internationalen Germanisten-Kongresses, Göttingen 1985, Bd. 4, 146-158.

Wimmer, Rainer (1996): Inwiefern sind Schlüsselwörter Indikatoren der Sprachgeschichte? In: Böke, Karin/Jung, Matthias/Wengeler, Martin (Hrsg.): Öffentlicher Sprachgebrauch. Praktische, theoretische und historische Perspektiven. Georg Stötzel zum 60. Geburtstag gewidmet, Opladen, 403-412.

Wimmer, Rainer (2009): Die Sprachkritik kommt aus der Sprache selbst: Reflektiertheit ist gefragt. In: Der Sprachdienst 3-4, 77-90.

Wodak, Ruth/Meyer, Michael (Hrsg.) (2001): Methods of Critical Discourse Analysis, London u.a.

Ziem, Alexander (2008): Frames und sprachliches Wissen. Kognitive Aspekte der semantischen Kompetenz. Berlin/New York: de Gruyter.

Heiko Girnth

Sprache und Politik – Zur Analyse von Diskursen

1. Einleitung

Öffentlich-politische Kommunikation und Diskurse sind untrennbar miteinander verknüpft. Einerseits ist öffentlich-politische Kommunikation immer in übergreifende diskursive Zusammenhänge eingebettet, andererseits sind Form und Verlauf öffentlicher Diskurse durch spezifische kommunikative Ausprägungen und institutionelle Rahmenbedingungen des Kommunikationsbereichs Politik geprägt. Die Erkenntnis, dass politische Kommunikation durch Diskursivität und Prozessualität geprägt ist, hat dazu geführt, dass sich in der Politolinguistik die Analyse konkreter Diskurse als bevorzugter Untersuchungsgegenstand etabliert hat. Umgekehrt bedeutet dies aber auch, dass die linguistische Diskursanalyse auf die in der Politolinguistik bereitgestellten Methoden und Analyseinstrumentarien nutzbringend zurückgreifen kann. Zur Analyse von Diskursen ist es daher hilfreich, die zwischen Politolinguistik und linguistischer Diskursanalyse bestehenden Schnittstellen aufzudecken und diese systematisch im Sinne eines Mehrebenenmodells der linguistischen Diskursanalyse, wie es jüngst Spieß (2011) vorgestellt hat, zu erfassen. Demnach lassen sich folgende Schnittstellen ausmachen:

a) eine situative Schnittstelle, die sich aus den Rahmenbedingungen und spezifischen Merkmalen des Kommunikationsbereiches Politik und der dort stattfinden Diskurse ergibt.

b) eine funktionale Schnittstelle, die sich aus den gemeinsamen Zielsetzungen und Funktionen diskursiver Praktiken und politischer Kommunikation ergibt, nämlich argumentative Verständigung und Persuasion.

c) eine thematische Schnittstelle, die sich aus der gesellschaftlichen Relevanz der behandelten Themen im Kommunikationsbereich Politik und in Diskursen ergibt.

d) eine sprachlich-strukturelle Schnittstelle, die aus der funktionalen Schnittstelle resultiert und sich aus dem Gebrauch typischer sprachlicher Mittel, etwa Symbolwörtern oder Metaphern, ergibt.

In diesem Beitrag sollen die genannten Schnittstellen aus der Perspektive der Politolinguistik erörtert werden, wobei die situativ-funktionalen und die sprachlich-strukturellen Schnittstellen im Vordergrund stehen werden. Zunächst werden die wichtigsten Merkmale von Diskursen im Kommunikationsbereich Politik behandelt, um dann auf die Rahmenbedingungen und Funktionen diskursiven

Sprachhandelns einzugehen. Gegenstände und thematische Entfaltung diskursiven Sprachhandelns sowie typische, den Diskurs prägende sprachliche Merkmale (Lexik und Texttypen bzw. Interaktionsformate) runden den vorliegenden Beitrag schließlich ab.

2. Merkmale des Diskurses im Kommunikationsbereich Politik

Diskurse sind komplexe Formen sprachlichen Handelns, die aus einer Menge von Texttypen bzw. Interaktionsformaten bestehen, die ein gemeinsames Thema haben. In Diskursen werden gesellschaftlich relevante Themen, die strittig sind, kommunikativ verhandelt mit dem Ziel, bestimmte Sachverhalte positiv oder negativ zu bewerten und argumentativ durchzusetzen. Diskurse zeichnen sich u. a. durch die charakteristischen Merkmale *Öffentlichkeit* und *Massenmedialität, Gruppenbezogenheit* und *Repräsentanz* sowie *Institutionsgebundenheit* aus.

a) *Öffentlichkeit und Massenmedialität*
Diskurse finden zu einem großen Teil öffentlich statt und werden über die Massenmedien Fernsehen, Presse, Rundfunk und Internet verbreitet, die ihrerseits den Diskurs konstituieren. Die Öffentlichkeit als Grundprinzip und Voraussetzung freiheitlicher Demokratie hat einen unmittelbaren Einfluss auf das sprachliche Handeln, dessen spezifische Ausprägungen in der heutigen Zeit wesentlich von den Massenmedien mitbestimmt werden. Mit dem Merkmal der Öffentlichkeit ist ein nicht-wissenschaftlicher Diskurstyp angesprochen, der sich von wissenschaftlichen Spezialdiskursen abhebt. Der nicht-wissenschaftliche Diskurs besitzt gleichsam eine vermittelnde Funktion und der öffentlich-politische Sprachgebrauch kann, wie Böke es treffend formuliert, „als eine Art ‚Marktplatz'" (Böke 2005: 200) des nicht-wissenschaftlichen Diskurses betrachtet werden. Ein früher Vorschlag für die Einteilung bzw. Charakterisierung verschiedener Diskurstypen findet sich schon bei dem Semiotiker Charles W. Morris (Morris [1946] 1981: 215-248). Für Morris sind Diskurstypen sprachliche Spezialisierungen der Alltagssprache, die dazu dienen, bestimmte Zwecke adäquat zu erfüllen. Er unterscheidet beispielsweise zwischen politischen, wissenschaftlichen und poetischen Diskursen. Der politische Diskurs besitzt nach Morris „enge Beziehungen zu anderen Diskurstypen und ist nur schwer genau zu isolieren" (Morris [1946] 1981: 242). Seine herausragenden Merkmale sind Präskription und Valuation, das heißt in einem solchen Diskurs soll innerhalb einer Gesellschaft Zustimmungsbereitschaft zu positiv bewerteten Sachverhalten erzeugt werden. Der politische Diskurs ist dann adäquat, wenn „er die Zustimmung für die von ihm präskribierte Gesellschaftsform hervorrufen kann" (Morris [1946] 1981: 241). In der von Morris angesprochenen Zustimmungsbereitschaft der Gesellschaft, auf die politische Diskurse abzielen, taucht das konstituierende Merkmal der Öffentlichkeit wieder auf, das charakteristisch für politische Kommunikation und diskursives Sprachhandeln ist.

Die massenmediale Ausrichtung von Diskursen bringt zudem spezifische mündliche Interaktionstypen hervor. Der heutige Prototyp eines solchen Interaktionstyps ist die im Fernsehen ausgestrahlte politische Talkshow, die den politischen Akteuren die Gelegenheit bietet, sich vor einem Millionenpublikum dem politischen Wettbewerb zu stellen, eigene Positionen zu vermitteln und sich als Person zu profilieren. Wie der Politiker Wolfgang Gerhardt zu Recht ausführt, erreicht man als Politiker und Politikerin mit der Teilnahme an einer politischen Talkshow „auf einen Schlag mehr Menschen, als man sie in allen Hinter- und Vorderzimmerveranstaltungen pro Jahr zu Gesicht bekommt. Die Quoten für Anne Will, Maybrit Illner oder *hartaberfair* liegen beständig weit jenseits der Zwei-Millionen-Marke, was bedeutet: Man müsste das Berliner Olympiastadion 30-40 Mal bis auf den letzten Platz füllen, um von der gleichen Anzahl Menschen bewusst wahrgenommen zu werden." (Gerhardt 2009, 184). Der Einfluss der Massenmedien auf politisches Handeln wird oft auch kritisch mit den Stichworten *Politainment* oder *Mediokratie* umschrieben. Politik als Unterhaltung und die Dominanz der Medien bestimmen die Politikvermittlung und damit die Art und Weise, wie die Bürgerinnen und Bürger Politik wahrnehmen. Die Ausrichtung auf ein Massenpublikum hat auch zur Folge, dass diskursives Sprachhandeln inszeniert wird. Beispielsweise kommunizieren die Teilnehmerinnen und Teilnehmer einer politischen Talkshow mit zwei Personengruppen bzw. Adressaten. Erstens kommunizieren sie direkt mit den anderen Gästen bzw. der Moderatorin und dem Moderator, zweitens kommunizieren sie indirekt aber auch mit den Fernsehzuschauerinnen und Fernsehzuschauern. Es entstehen somit zwei Kommunikationsebenen, die den *Inszenierungscharakter* politischen Sprachhandelns deutlich machen. Was auf der ersten (inszenierten) Ebene als Diskussion erscheint, stellt sich auf der zweiten Ebene als Persuasion der Öffentlichkeit dar. In diesem Zusammenhang kann auch von einer *Mehrfachadressiertheit* diskursiven Sprachhandelns gesprochen werden, da es sich oftmals – wie das Beispiel der politischen Talkshow zeigt – an mehrere Adressaten gleichzeitig richten kann. Ein weiteres Beispiel ist eine Rede im Bundestag, die sich an die Mitglieder der eigenen Partei, an die Mitglieder der anderen Parteien und an die Bürgerinnen und Bürger richten kann.

b) *Gruppenbezogenheit* und *Repräsentanz*

Neben Öffentlichkeit und Massenmedialität sind *Gruppenbezogenheit* und *Repräsentanz* weitere wichtige Merkmale von Diskursen. Diskurse sind geprägt durch Wettbewerb und die Konfrontation der Meinungen. Die politischen Akteure stellen sich dem Wettbewerb mit dem politischen Gegner, wobei sie in der Regel als Repräsentanten bestimmter Gruppen, Parteien, Verbände etc. agieren. Grob gesagt lassen sich, je nach Standpunkt, eine positiv bewertete Eigengruppe und eine negativ bewertete Fremdgruppe unterscheiden. Die Mitglieder der Eigengruppe besitzen gleiche Deutungs- und Interpretationsmuster, die ein gruppenspezifisches Bewusstsein konstituieren. Alles, was in Zusammenhang mit der Eigengruppe steht, wird als positiv, alles, was von den Einstellungen der Eigengruppe abweicht, wird als negativ bewertet. In dem Gegensatz von Eigen- und Fremdgruppe zeigt sich das für politisches Handeln typische Schwarz-Weiß-Denken. Die Zugehörigkeit zu einer bestimmten Gruppe hat Auswirkungen auf das sprachliche Handeln und die Erwartungshaltung der Adressaten. Von Politikerinnen und Politikern wird erwartet, dass sie bestimmte kommunikationsethische Maximen erfüllen (die Wahrheit sagen, klar und verständlich reden, fair sein). Gleichzeitig müssen sie aber auch strategische Maximen verfolgen (den Gegner abwerten, die eigene Position positiv darstellen, sich in relevanten Gruppen möglichst wenig Gegner machen). Kommunikationsethische und strategische Maximen können in Konflikt treten, etwa wenn Politikerinnen und Politiker sich aus wahltaktischen Gründen bewusst vage ausdrücken, um sich nach der Wahl beispielsweise Koalitionsoptionen offen zu halten. Als ähnlich problematisch erweist sich beispielsweise das Versprechen in Form eines (strategischen) Wahlversprechens. Die Wählerinnen und Wähler wissen sehr wohl, dass es sich in Wirklichkeit um gar kein Versprechen handeln kann. Zum Versprechen gehört nämlich notwendigerweise, dass derjenige, der etwas verspricht, auch in der Lage ist, das Versprechen einzulösen. Verspricht ein Politiker oder eine Politikerin vor der Wahl Steuersenkungen, dann kann er oder sie sich nach der Wahl auf den Standpunkt zurückziehen, dass die veränderten wirtschaftlichen Rahmenbedingungen nun keine Steuersenkungen mehr zulassen.

c) *Institutionsgebundenheit* ist ein weiteres wichtiges Merkmal diskursiven Sprachhandelns. Dieses ist sehr oft an spezifische institutionelle Gegebenheiten geknüpft, die das parlamentarisch-demokratische System vorgibt, etwa in Form von parlamentarischen Geschäftsordnungen. Aber auch die Medien geben bestimmte Regeln vor, was sich auch am Beispiel der politischen Talkshow zeigen lässt. Diese sind hinsichtlich des Rederechts, der Rededauer, der Themenordnung und der Zulässigkeit bzw. Unzulässigkeit bestimmter Sprechhandlungen normiert. So wird etwa die Sprechhandlung BELEIDIGEN als unangemessen zurückgewiesen und kann entsprechend sanktioniert werden. Solche Reglementierungen haben natürlich Einfluss auf das Sprechhandeln der politischen Akteure, die ihren Gesprächsbeitrag in einem begrenzten Zeitfenster unterbringen müssen. Mit dem Aufkommen des Internets und seiner Nutzung als Kommunikationsmedium haben sich die Möglichkeiten beträchtlich erweitert, die institutionelle Einbettung diskursiven Sprachhandelns partiell aufzulösen. Neue Formen diskursiven Sprachhandelns im Internet wie Weblog, Chat oder Twitter ermöglichen immer mehr Menschen die aktive Teilnahme an politischen Diskursen.

3. Rahmenbedingungen und Funktionen diskursiven Sprachhandelns

Die wichtigste Funktion diskursiven Sprachhandelns im Kommunikationsbereich Politik ist Persuasion. Persuasion bezieht sich auf alle Versuche mit Hilfe sprachlicher Mittel die Meinungen und Einstellungen der Adressaten zu beeinflussen und Vertrauen in die Richtigkeit des Gesagten und die handelnden Akteure zu schaffen (vgl. Klein 2009: 2114) oder, wie Hosman es formuliert: „Generally, persuasion is communication designed to create, reinforce, or change the beliefs, attitudes, values, and/or behaviors of others." (Hosman 2008: 1120). Da politische Kommunikation in demokratischen Staaten darauf zielt, Politik öffentlich zu machen, politisches Handeln zu legitimieren und Zustimmungsbereitschaft zu erhalten, ist es für die politischen Akteure unabdingbar, ihr sprachliches Handeln persuasiv auszurichten. Im Idealfall geht Persuasion dabei den Weg überzeugender Argumentation. Es werden Argumente vorgebracht, „die normative Einstellungen und Meinungen über Sachverhalte überzeugend rechtfertigen" (Kopperschmidt [2]1976: 97). Die persuasive Funktion findet sich beispielsweise in Debattenreden, politischen Talkshows oder auch in Wahlslogans. Da sich persuasive und informative Funktion oft vermischen, spricht man auch von der *informativ-persuasiven Funktion* politischer Sprache. Die zentrale Rolle der informativ-persuasiven Funktion macht deutlich, dass Sprachhandeln in der Politik eng mit der Machtfrage verknüpft ist. Es geht um Deutungshoheit und Verwendungshoheit von Sprache, die ein Instrument zur Erlangung, Sicherung, Ausübung und Kontrolle von Macht ist. In einer freiheitlichen Demokratie ist die informativ-persuasive Funktion allerdings keine Einweg-Kommunikation, die nur die Kommunikationsrichtung Politikerinnen und Politiker – Bürgerinnen und Bürger hat. Sie lebt vielmehr auch von der aktiven politischen Partizipation der Bürgerinnen und Bürger. Dazu gehören unter anderem die Beteiligung an Wahlen, die aktive Mitarbeit in Parteien, Bürgerinitiativen etc., das regelmäßige Sich-Informieren als notwendige Voraussetzung und Grundlage politischen Handelns und die Fähigkeit und Bereitschaft zur politischen Diskussion.

Zur kommunikativen Kompetenz der handelnden Akteure im Kommunikationsbereich Politik gehört auch das Wissen um die situationsangemessene Verwendung diskursiven Sprachhandelns. Diskursives Sprachhandeln ist immer in spezifische kommunikative und institutionelle Rahmenbedingungen eingebettet. Für diese Rahmenbedingungen haben sich Bezeichnungen wie *Interaktionsrahmen* oder *Handlungsfelder* eingebürgert. Handlungsfelder sind weitestgehend im Grundgesetz der Bundesrepublik Deutschland verankert. Elementare Handlungsfelder im Kommunikationsbereich Politik sind:

- Öffentlich-politische Meinungsbildung
- Innerparteiliche Meinungs- und Willensbildung
- Politische Werbung
- Gesetzgebungsverfahren

In jedem dieser Handlungsfelder gibt es charakteristische Texttypen bzw. Interaktionsformate, die jeweils dominante Grundfunktionen besitzen. Die Durchsetzung dieser Grundfunktion erfolgt dann durch jeweils typische Sprechhandlungen.

a) Das Handlungsfeld „öffentlich-politische Meinungsbildung" ist das zurzeit wohl dominierende, da hier die politischen Entscheidungen öffentlich legitimiert und diskutiert werden. In diesem Handlungsfeld findet auch die massenmediale

Vermittlung der für die politische Kommunikation relevanten Texttypen und Interaktionsformate statt. Texttypen dieses Handlungsfeldes sind beispielsweise *Pressekommentar, Rundfunk-/Fernsehnachricht* und *Regierungserklärung,* typische Interaktionsformate sind *Interview, politische Talkshow* und *Pressekonferenz.*

Die kommunikative Grundfunktion dieser Texttypen ist informativ-persuasiv. Sie haben einerseits die Funktion die Öffentlichkeit zu informieren, dienen andererseits aber auch der Legitimation politischer Entscheidungen. Um die informativ-persuasive Grundfunktion zu realisieren, werden in Texten dieses Handlungsfeldes Sprechhandlungen wie INFORMIEREN, ARGUMENTIEREN oder BEWERTEN wirksam.

b) Die das Handlungsfeld „innerparteiliche Meinungs- und Willensbildung" konstituierenden Texttypen wie *Parteiprogramm, Parteitagsbeschluss* und *Parteitagsrede* sowie Interaktionsformate wie *Parteitags-* und *Fraktionsdebatte* haben zum einen die Funktion, die Grundwerte und weltanschaulichen Richtlinien der Parteien festzulegen. Ihre kommunikative Grundfunktion ist zumeist integrativ. Sie dienen dazu, sich gemeinsamer Überzeugungen und Werthaltungen zu vergewissern. Typische Sprechhandlungen sind beispielsweise SOLIDARISIEREN, EINSTELLUNGEN BEKUNDEN oder WERTE ETABLIEREN. Zum anderen aber werden in diesem Handlungsfeld parteipolitische Entscheidungen vorbereitet und durchgesetzt. Die kommunikative Grundfunktion ist dann informativ-persuasiv, die Sprechhandlungen sind beispielsweise ARGUMENTIEREN und EMPFEHLEN.

c) Im Handlungsfeld „politische Werbung" geht es für die beteiligten Parteien, Verbände und Organisationen darum, Meinungen zu beeinflussen und Macht zu erlangen. Hier finden sich Texttypen wie *Wahlkampfreden, Wahlslogans* oder *Flugblätter,* deren kommunikative Grundfunktion informativ-persuasiv ist. Typische Sprechhandlungen sind WERBEN, AKTIVIEREN, LEGITIMIEREN oder BEWERTEN.

d) Das Handlungsfeld „Gesetzgebungsverfahren/Meinungs- und Willensbildung in Institutionen" ist charakterisiert durch die Kommunikation innerhalb der drei Staatsgewalten und zwischen den Institutionen und der Öffentlichkeit. In Texttypen wie *Gesetz, Erlass* oder *Sofortprogramm* dominiert die regulative Grundfunktion, bei der es um die Beziehungen zwischen den Regierenden und den Bürgerinnen und Bürgern geht. In Texten dieses Handlungsfeldes dominieren Sprechhandlungen wie AUFFORDERN, ANWEISEN und GESETZE ENTWERFEN.

Allerdings ist eine Eins-zu-eins-Zuordnung von Texttyp und Handlungsfeld nicht in jedem Falle möglich. Dies gilt beispielsweise für die *parlamentarische Debattenrede.* Die parlamentarische Debattenrede erfüllt Funktionen in vier Handlungsfeldern (vgl. hierzu auch Klein 1991: S. 268f). Als Bestandteil der durch die *Geschäftsordnung* des Bundestages streng geregelten parlamentarischen *Ausspra-*

che ist sie ein wichtiger Verfahrensschritt im Handlungsfeld Gesetzgebungsverfahren. Im Handlungsfeld politische Werbung dient die parlamentarische Debattenrede der positiven Darstellung der eigenen und der kritisch-abwertenden Darstellung der gegnerischen Positionen, im Handlungsfeld innerparteiliche Willensbildung hat sie die Funktion der innerparteilichen Profilierung. Darüber hinaus kommt ihr eine wichtige Funktion im Handlungsfeld öffentlich-politische Meinungsbildung zu. Nicht zuletzt als Folge zunehmender Medienpräsenz besteht bei vielen Abgeordneten die Tendenz „zum Fenster hinaus" zu reden und nicht das Parlament, sondern die Öffentlichkeit als primären Adressaten zu begreifen. Diese Kommunikationssituation hat zur Folge, dass Sprechhandlungen wie LEGITIMIEREN oder WERBEN für die Öffentlichkeit realisiert werden.

4. Gegenstände und thematische Entfaltung diskursiven Sprachhandelns

Gegenstand und damit Thema eines Diskurses kann prinzipiell alles werden, was in einer Kommunikationsgemeinschaft gesellschaftliche Relevanz besitzt und als strittig gilt. Diese relative Offenheit diskursiven Sprachhandelns gegenüber bestimmten Themen teilt der Diskurs mit dem Kommunikationsbereich Politik. Dieser ist ein „Handlungs- und Funktionskomplex" (Dieckmann ²1975: 47), der alle Bereiche des gesellschaftlichen Lebens erfassen kann. Selbst Themen, denen aktuell niemand eine diskursive Relevanz zubilligen würde, können zukünftig Diskursgegenstände werden. Die Vergangenheit zeigt, dass prinzipiell alles politisch und damit auch diskursrelevant werden kann. Als Beispiel sei hier das Projekt *Stuttgart 21* angeführt, das 1994 in einem Entwurf vorgestellt wurde und ein Verkehrsprojekt zur Neuordnung des Eisenbahnknotenpunktes Stuttgart bezeichnet. Die Bauarbeiten begannen im Februar 2010, ein über Stuttgart hinausgehender, bundesweiter Diskurs entwickelte sich erst nach Beginn der Abrissarbeiten im August 2010. Ist ein Gegenstand zum Thema eines Diskurses geworden, dann wird dessen thematische Einheit durch zentrale Konzepte gewährleistet, die sich wie ein roter Faden durch den gesamten Diskursverlauf ziehen. Die thematische Einheit des Diskurses und damit seine Diskursivität werden u. a. durch die Nomination auf bestimmte, kommunikativ relevante Wirklichkeitsausschnitte gewährleistet. Um eine Anzahl von Texten einem politischen Diskurs zuzuordnen und diesen adäquat als in sich strukturierte Einheit zu beschreiben, müssen die für das politische Sprachhandeln zentralen Wirklichkeitsausschnitte, die Nominationssektoren herangezogen werden. Die Texte müssen in einem ersten Schritt auf diejenigen Nominationsausdrücke hin untersucht werden, mit deren Hilfe die Textproduzenten die genannten Wirklichkeitsausschnitte nominieren.

Die thematische Einheit des Diskurses wird in einem weiteren Sinne auch durch den charakteristischen Themenentfaltungstyp des Argumentierens gewährleistet. Neben der Beschreibung der zentralen Konzepte im Diskurs erweist sich die Aufdeckung der verwendeten Argumentationsmuster als sinnvolles Analyseinstrument. Bei Argumentationsmustern oder auch Argumentationstopoi handelt es sich um Schlussregeln im Argumentationsprozess, die inhaltlich gefüllt sind, aber dennoch einen ausreichend hohen Abstraktionsgrad haben, um in unterschiedlichen Diskursen strategisch eingesetzt zu werden (vgl. auch Wengeler 1997: 124ff). Argumentationstopoi haben die Funktion, bestimmte Positionen zu legitimieren und sind „Denkstrukturen des Herangehens an eine politische Fragestellung" (Wengeler 1997: 129). Dabei ist zu beachten, dass Argumentationstopoi sowohl die eigene Position legitimieren, gleichzeitig aber auch in umgekehrter Stoßrichtung von der gegnerischen Position aufgegriffen werden können. Argumentationstopoi lassen sich als *wenn-dann-* oder als *weil*-Formulierungen darstellen. Nach Klein (2003: 1468) beziehen die Akteure Stellung zu bestimmten Themen, indem sie aus ihrer Perspektive auf Situationsdaten verweisen, Bewertungen der Situationsdaten vornehmen, leitende Prinzipien oder Werte anführen, Ziele benennen und auf Konsequenzen des thematisierten Handelns oder auch der Daten, Bewertungen, Prinzipien und Ziele hinweisen. Argumentativ verwendet werden aus diesen Handlungskategorien Handlungstopoi, das heißt Begründungsschemata für die Rechtfertigung von Handlungen oder handlungsbezogene Einstellungen bzw. für Angriffe auf dieselben. Argumentationstopoi haben die Funktion, bestimmte Positionen zu legitimieren. Politische Handlungen werden durch Ziele (Finaltopos) begründet und durch Situationsbewertungen (Motivationstopos) motiviert. Den Situationsbewertungen wiederum liegen bestimmte Annahmen über die Situation (Datentopos) und deren Konsequenzen (Konsequenztopos), andererseits aber auch Prinzipien oder Werte (Prinzipientopos) zugrunde.

5. Sprachliche Merkmale diskursiven Sprachhandelns

Die Analyse von Diskursen kann auf zahlreichen sprachlichen Ebenen erfolgen, wobei sich in der germanistischen Diskursanalyse insbesondere die Analyse der Lexik und der Argumentationstopoi als feste Verfahren etabliert haben. Da die Argumentationstopoi schon im Zusammenhang mit den Funktionen diskursiven Sprachhandelns kurz erörtert wurden, soll im Folgenden die Lexik im Vordergrund stehen. Die Tatsache, dass lexikalisches Sprachhandeln immer in größere Handlungszusammenhänge eingebettet ist, macht es erforderlich, ergänzend die für diskursives Sprachhandeln im Kommunikationsbereich Politik charakteristischen Texttypen und Interaktionsformate zu behandeln.

Die für diskursives Sprachhandeln im Kommunikationsbereich Politik charakteristische Lexik lässt sich nach Klein in vier größere Gruppen unterscheiden (vgl. auch Klein 1989):

- Institutionsvokabular
- Ressortvokabular
- Allgemeines Interaktionsvokabular
- Ideologievokabular

a) Das *Institutionsvokabular* umfasst Bezeichnungen für die einzelnen Institutionen, ihre Aufgaben und formale Praktiken wie z. B. *Bundesrat, Entwicklungshilfe, Misstrauensvotum.* Bisweilen lassen sich auch in diesem Wortschatzbereich, bei dem man eher mit förmlichen Bezeichnungen rechnet, alltagssprachliche Bezeichnungen finden. Das Wort *Hammelsprung* beispielsweise bezeichnet ein Abstimmungsverfahren im Parlament, bei dem die Abgeordneten den Plenarsaal verlassen und durch zwei verschiedene Türen zurückkommen. Es handelt sich hierbei um einen ironischen Ausdruck für ein Abstimmungsverfahren, der wohl am ehesten von dem Bild von Hammeln, die nacheinander einen Graben überspringen, abgeleitet worden ist. Der Ausdruck *Hammelsprung* kam zunächst mündlich auf, bürgerte sich im Laufe der Zeit immer mehr ein und ist somit älter als das damit bezeichnete Abstimmungsverfahren.

b) Das *Ressortvokabular* umfasst Bezeichnungen für die jeweiligen Sachgebiete wie z. B. *Bruttosozialprodukt, Fristenlösung, Kopfpauschale.* Es wird vor allem von Experten aus den Bereichen der Wirtschafts-, Sozial-, Bildungspolitik usw. verwendet. Am Ressortvokabular zeigen sich die Abgrenzungsschwierigkeiten und Überschneidungen zwischen dem politischen Wortschatz und anderen Fachsprachen. Ein wichtiger Bestandteil des Ressortvokabulars sind semi-fachsprachliche Wörter wie *Giftmüll, Fristenlösung* oder *Umweltprämie,* mit deren Hilfe komplexe Sachverhalte prägnant und unter Umständen auch in persuasiver Absicht vermittelt werden sollen.

c) Das *allgemeine Interaktionsvokabular* umfasst Bezeichnungen für eine Vielzahl von Handlungen und Handlungszusammenhängen wie *Kraftanstrengung, Mobilisierung, Krise.* Es sind dies Wörter, die im diskursiven Sprachhandeln eine hohe Frequenz besitzen.

d) Das *Ideologievokabular* umfasst Bezeichnungen für die einer politischen Gruppierung bzw. der Gesellschaft zugrunde liegenden Wertvorstellungen und Denkmuster wie z B. *Freiheit, Gerechtigkeit* oder *Frieden. Ideologie* ist dabei wertneutral zu verstehen und meint nicht etwa in einem alltagssprachlichen Sinne Auffassungen, die im Besitz der Wahrheit zu sein glauben, in Wirklichkeit aber die Wahrheit verzerren oder falsch darstellen. Sprache strukturiert die Welt, sie prägt das Denken. Das Wort bildet die Wirklichkeit nicht unmittelbar eins zu eins ab, sondern immer nur ideologisch gebrochen. Das Ideologievokabular ist von zentraler Bedeutung, da es sich hier um Wörter handelt, die eine starke emotionale Anziehungskraft auf die Adressaten ausüben und die die komplexe Wirklichkeit vereinfachend darstellen.

Den Kernbestand des Ideologievokabulars bilden die so genannten *Schlagwörter* (auch *Symbolwörter, Schlüsselwörter* oder *Leitvokabeln*), die die Funktion haben, die komplexe Wirklichkeit vereinfachend darzustellen. Schlagwörter werben für die eigene Position und bekämpfen und diffamieren den Gegner. Aufgrund ihrer emotionalen Anziehungskraft besitzen sie ein großes Persuasionspotenzial. Ihnen kommt gruppenübergreifend eine positive oder negative Wertung zu (z. B. *Demokratie, Frieden, Terrorismus, Diktatur*).

Schlagwörter mit positiver Wertung sind oft Gegenstand so genannter *semantischer Kämpfe*. Dabei geht es darum, die Bedeutungshoheit und die Verwendungshoheit über das Schlagwort zu erlangen und es so für die eigene Partei zu vereinnahmen. Ein Beispiel hierfür ist das Schlagwort *soziale Gerechtigkeit*, das parteiübergreifend eine positive Wertung hat und das sich jeder an seine Fahne heften will. Was genau unter *sozialer Gerechtigkeit* zu verstehen ist, was also dieses Schlagwort genau bezeichnet, ist abhängig vom jeweiligen ideologischen Standpunkt. Gemeinsam ist allen Standpunkten, dass mit *sozialer Gerechtigkeit* eine ungleiche Verteilung von Gütern, Lasten und Rechten thematisiert wird. Der Streit um soziale Gerechtigkeit dreht sich dabei vor allem um die Frage, nach welchen Kriterien die Güterverteilung erfolgen soll. *Soziale Gerechtigkeit* ist ein Beispiel von *Bedeutungskonkurrenz*, die typisch für den politischen Wettbewerb ist. Auch das Schlagwort *Leistungsträger* weist Bedeutungskonkurrenz auf. So ist ein *Leistungsträger* ‚jemand, der durch seine Leistung einen gesellschaftlichen Beitrag leistet', wobei die Art der Leistung und des gesellschaftlichen Beitrags von dem jeweiligen parteilichen Standpunkt abhängig ist. Wer als *Leistungsträger* bezeichnet werden kann und auch bezeichnet werden darf (die Krankenschwester, der Manager, der Spitzenverdiener), ist Gegenstand semantischer Kämpfe.

Neben der Bedeutungskonkurrenz spielt auch *Bezeichnungskonkurrenz* eine wichtige Rolle. Bei der Bezeichnungskonkurrenz stehen verschiedene Wörter zur Bezugnahme auf ein und denselben Sachverhalt zur Verfügung. Diese Wörter stellen jeweils unterschiedliche Sichtweisen auf den Sachverhalt heraus und bewerten diesen zumeist auch unterschiedlich. So kann man von *genverändertem* oder *genmanipuliertem Mais* sprechen, von *Atomkraft* oder von *Kernenergie* oder von *Freiheitskämpfern* oder *Terroristen*. Im Zusammenhang mit dem Einsatz der Bundeswehr in Afghanistan wird von *Mission, Friedenseinsatz, Stabilisierungseinsatz* oder auch von *Krieg* gesprochen.

Neben den Schlagwörtern bildet das *Abgrenzungsvokabular* einen wichtigen Bestandteil des Ideologievokabulars. Das Abgrenzungsvokabular besteht aus Wörtern, die einen parteilichen Standpunkt zum Ausdruck bringen und eine gewisse Brisanz besitzen. Sie können entweder als *Fahnenwörter* oder als *Stigmawörter* auftreten. Fahnenwörter haben eine positive Wertung und ihre Funktion besteht darin, die Eigengruppe aufzuwerten. Beispiele für Fahnenwörter sind *Sozialismus, Partei der Mitte* und *soziale Marktwirtschaft*. Oft spiegeln sich in Fahnenwörtern die programmatischen Grundlagen einer Partei wider. Stigmawörter dagegen besitzen negative Wertung und dienen dazu, den politischen Gegner bzw. dessen Standpunkte zu diffamieren. Als Beispiele seien hier *Gewerkschaftsstaat, Planwirtschaft* oder *Krisengewinnler* genannt. Wörter können gleichzeitig als Fahnen- und Stigmawort gebraucht werden, wie das Beispiel *Sozialismus* zeigt.

Zu persuasiven Zwecken besonders geeignet sind Wortzusammensetzungen (Komposita) und Metaphern. Mit Wortzusammensetzungen bietet sich den politischen Akteuren die Möglichkeit, bestimmte Eigenschaften des thematisierten

Sachverhaltes besonders hervorzuheben. Sie enthalten oft bereits verkürzte Urteile, die nur bestimmte, im parteispezifischen Interesse liegende Merkmale hervorheben, wie z. B. *Solidaritätsabgabe, Öko-Steuer, Umweltprämie* oder *Kopfpauschale*. Metaphern, die auch in Gestalt von Wortzusammensetzungen auftreten können, sind in der politischen Kommunikation unentbehrliche Mittel, um komplexe politische Sachverhalte zu vereinfachen, zu interpretieren und zu bewerten. Als Beispiele seien hier *soziales Netz, Aufschwung, Sparpaket, Rettungsschirm, Schuldenbremse* oder die in Zusammenhang mit dem Zuwanderungsdiskurs verwendete Überschwemmungs- und Eindämmungsmetaphorik in Form von Ausdrücken wie z. B. *Flut, Schwemme, Strom* und *Damm* genannt. Durch den Gebrauch von Metaphern erscheinen politische Sachverhalte in einem neuen Licht und können vor dem Hintergrund bereits vertrauter Erfahrungen leichter vermittelt werden.

Ebenso wie die Lexik Teil der diskursiven Sprachhandlungskompetenz der Akteure ist, so ist auch das Wissen um die in Diskursen gebräuchlichen Texttypen bzw. Interaktionsformate und ihre adäquate Verwendung unerlässlich für die Diskursanalyse. Der Kommunikationsbereich Politik verfügt über eine Vielzahl von Texttypen und Interaktionsformaten, in denen sich diskursives Sprachhandeln manifestiert. *Texttypen* sind konventionell geltende Muster für komplexe sprachliche Handlungen, wobei sowohl schriftliche als auch mündliche Texte in Frage kommen (z. B. *Regierungserklärung, Parteiprogramm, politische Rede*). Hinzu kommen so genannte *Interaktionsformate*, die gesprächsorientiert sind und alle Formen mündlicher Interaktion innerhalb des Kommunikationsbereichs Politik umfassen (z. B. *Interview, politische Talkshow, Pressekonferenz*). Mit der Unterscheidung von *Texttypen* und *Interaktionsformaten* (vgl. hierzu auch Klein 2001) soll hervorgehoben werden, dass in Diskursen sowohl schriftliche und mündliche Texte (z. B. *Parteiprogramm* und *politische Rede*) als auch gesprächsorientierte Interaktionsformate zur Geltung kommen, die alle Formen mündlicher Interaktion umfassen (*Pressekonferenzen, Interviews, politische Talkshows* etc.).

Um eine Ordnung in die Menge an Texttypen und Interaktionsformate zu bekommen, können diese nach bestimmten Kriterien klassifiziert werden. Für politische Texttypen bietet sich eine erste Grobklassifizierung nach den jeweiligen Textproduzenten an (vgl. hierzu Klein 2000). Als Produzenten von politischen Texttypen kommen in Frage:

- Parlamente und parlamentähnliche Versammlungen (z. B. *Verfassung, Gesetz, Geschäftsordnung*)
- Regierungen (z. B. *Staatsvertrag, Regierungsbericht*)
- Parteien (z. B. *Wahlplakat, Parteiprogramm, Koalitionsvertrag*)
- Politiker (z. B. *Rücktrittserklärung, Zwischenruf, Wahlrede, Gedenkrede*)
- Bürger, Presse, Verbände (z. B. *Pressekommentar, Volksbegehren, Memorandum*)

Auf dieser Grundlage können die Texttypen dann näher bestimmt werden, etwa nach Funktion, Inhalt und charakteristischen sprachlichen Mitteln. So handelt es sich beispielsweise bei der Gedenkrede um einen Text mittleren bis größeren

Umfangs, der meist auf der Grundlage eines sorgfältig ausgearbeiteten Manuskripts vorgetragen wird. Textproduzenten sind Politikerinnen und Politiker in Spitzenfunktionen, Adressaten sind das Publikum der Gedenkveranstaltung bzw. die Öffentlichkeit. Thematisiert werden zumeist mit bestimmten Daten verknüpfte, zentrale historische Ereignisse, beispielsweise die NS-Verbrechen und der Zweite Weltkrieg. Die Funktion der Gedenkrede ist integrativ, in ihr werden gemeinsam geteilte Werthaltungen und kollektive Einstellungen zum Ausdruck gebracht. Typische Sprechhandlungen sind beispielsweise ERINNERN, ENTSCHULDIGEN, TRAUER BEKUNDEN und APPELLIEREN. Es finden sich häufig Wörter für Einstellungen wie *Leid, Scham, Schmerz* und *Trauer* sowie Wörter, die Prinzipien und Werte bezeichnen wie *Frieden, Freiheit* und *Gerechtigkeit*. Das Personalpronomen *wir* kommt gehäuft vor, da mit *wir* Gemeinsamkeit zum Ausdruck gebracht wird und der Redner mit dem Publikum zu einer Einheit verschmilzt.

Die mündlichen Interaktionsformate lassen sich im Wesentlichen in drei größere Sprechhandlungsmuster einteilen (vgl. hierzu Klein 2001):

- Diskussion- und Debattenformate (z. B. *Plenardebatte, politische Talkshow*)
- Verhandlungsformate (z. B. *Konferenz, Koalitionsverhandlung*)
- Frage-Antwort-Formate (z. B. *Parlamentarische Befragung, Anhörung*)

Auch die mündlichen Interaktionsformate können natürlich im Einzelnen näher charakterisiert werden. So ist beispielsweise die politische Talkshow als mündlicher Interaktionstyp dem Diskussions- bzw. Debattenformat zuzuordnen. Das grundsätzliche Format von politischen Talkshows gestaltet sich ähnlich: Eine Moderatorin bzw. ein Moderator diskutiert mit Politikerinnen und Politikern sämtlicher Parteien über aktuelle und brisante Themen. Darüber hinaus werden externe Experten wie z. B. Politologen, Personen des öffentlich-kulturellen Lebens und – durch Chats, Telefonanrufe live ins Studio sowie Live-Interviews – Zuschauerinnen und Zuschauer bzw. Studiogäste in die Diskussion mit einbezogen. Typische Sprechhandlungen der beteiligten Akteure sind ARGUMENTIEREN, LEGITIMIEREN, VORWERFEN, BESCHULDIGEN, SICH ENTRÜSTEN, SICH ALS GLAUBWÜRDIG PRÄSENTIEREN. Häufig gebrauchte sprachliche Mittel sind das Ideologie- und allgemeine Interaktionsvokabular. Politische Talkshows leben von der Inszenierung der Protagonisten und der Ausbeutung der medialen Übertragungsmöglichkeiten. Durch die Kombination von gesprochener Sprache und Bild ergeben sich ganz spezifische Anforderungen an die Beteiligten. Sie werden nicht nur an ihren sprachlichen Äußerungen und damit an ihren Argumenten und ihrer Diskussionsbereitschaft bzw. -kompetenz gemessen, auch die optische Präsentation der eigenen Person, die nonverbale Kommunikation, spielt eine wichtige Rolle.

Neben den klassischen Text- und Interaktionstypen der öffentlich-politischen Kommunikation (z. B. politische Rede, Parteiprogramm, politische Talkshow, Debatte, Interview) gewinnt zunehmend das Internet als Medium diskursiven

Sprachhandelns an Bedeutung. Neue Kommunikationsformen und -plattformen wie beispielsweise *Twitter*, *Weblog* oder *Podcast* eröffnen den politischen Akteuren zahlreiche neue Möglichkeiten sich medial zu inszenieren, sich zu profilieren und ihre Botschaften zu verbreiten. Zudem bietet das Internet ein großes Potenzial für neue Formen diskursiven Sprachhandelns, da hier ein Maximum an politischer Information bereitsteht und einem großen Nutzerkreis die Mitwirkung an der aktuellen politischen Diskussion ermöglicht wird.

Texte im Kommunikationsbereich Politik zeichnen sich durch ihre diskursive Vernetzung aus und ihr eigentlicher kommunikativer Wert wird erst durch die Einbindung in Diskurse sichtbar. Die Texte eines Diskurses bilden ein komplexes Beziehungsgeflecht. Dies gilt beispielsweise auch für Texte in Gesetzgebungsverfahren oder bei Kampagnen wie Wahlkämpfen, wo die Reihenfolge der beteiligten Texte institutionalisiert ist bzw. strategischen Planungen unterliegt. Diskurse verweisen zumeist auch auf andere Diskurse, seien es vergangene oder zeitlich parallel verlaufende Diskurse. So steht der Diskurs um den Einsatz der Bundeswehr in Afghanistan in Zusammenhang mit Diskursen um die Rolle Deutschlands nach dem Zweiten Weltkrieg.

Für die Diskursanalyse kann es sich als nützlich erweisen, die jeweilige funktionale Stellung der Texte eines konkreten Diskurses näher zu bestimmen. Der Diskurs als komplexe Form sprachlichen Handelns besteht aus einer Menge von Texten, die ein gemeinsames Thema haben. Diese Texte bilden ein strukturiertes Beziehungsgeflecht, das in einer linguistischen Diskursanalyse offen gelegt werden kann. Aus Gründen der Praktikabilität empfiehlt es sich, nur diejenigen Texte detaillierter zu analysieren, denen eine diskursstrukturierende Funktion zukommt. Es handelt sich dabei um solche Texte, die den Diskurs maßgeblich beeinflussen, was zumeist daran abzulesen ist, dass auf Argumente, die in diesen Texten vorgebracht werden, im Verlauf des Diskurses häufig referiert wird. Hat man diese Texte zusammengestellt, kann deren Position im diskursiven Gefüge ermittelt werden (vgl. Girnth 2002: 77ff). Hierzu eignet sich zunächst einmal eine Unterscheidung in *initial*, *prozessual* und *terminal*. Diese Merkmale beziehen sich auf die Position des jeweiligen Textes im Diskurs. Gefragt wird danach, welcher Text einen Diskurs eröffnet, welche Texte seinen Verlauf bestimmen und welcher Text den Diskurs beendet. Oft wird eine eindeutige Zuordnung der Merkmale initial und prozessual zu jeweils einem Text allerdings mit Schwierigkeiten verbunden sein, da man mit Textsequenzen rechnen muss, die initial bzw. terminal wirken.

Die Merkmale *Primärtext* und *Sekundärtext* (oder auch *Metatext*) verweisen auf die Tatsache, dass für alle öffentlich-politischen Diskurse die Existenz vermittelnder Texte charakteristisch ist. Die an der Verbreitung von Sekundärtexten beteiligten Institutionen Presse, Rundfunk und Fernsehen transponieren Primärtexte wie Wahlprogramme oder Parteitagsreden in Sekundärtexte wie etwa Nachrichten, Leitartikel oder Kommentare. Da Sekundärtexte das Ergebnis von Selektions- und Bewertungsprozessen sind, sind sie in der Lage, den Verlauf eines Diskurses wesentlich zu beeinflussen.

Texte, die mehr als einem Diskurs innerhalb eines Diskurstyps zuzuordnen sind, erhalten das Merkmal *diskurstranszendent*. Hier handelt es sich zumeist um solche Texte, die den Diskursverlauf durch die Einführung neuer Themen beeinflussen. Texte, die dagegen nur einem bestimmten Diskurs innerhalb eines Diskurstyps zuzuordnen sind, erhalten das Merkmal *diskursimmanent*. Die Frage, ob bestimmte Texte in mehr als einem Diskurstyp gebraucht werden können, bezieht sich auf Klassen von Texten, auf Textsorten, und lässt sich genau genommen erst nach einer Analyse mehrerer Diskurse beantworten. Eng verbunden mit dem Merkmal *diskurstranszendent* ist das Merkmal *diskursperipher*, da alle Texte, die diskursperipher sind, zugleich auch diskurstranszendent sind. Es sind solche Texte, die in erster Linie nicht für den zu untersuchenden, sondern für einen anderen Diskurs produziert wurden, dennoch aber den zu untersuchenden Diskurs wesentlich beeinflussen können.

Das Merkmal *dominierend* erhalten ein oder mehrere Texte, die den Diskursverlauf entscheidend beeinflussen. Diese Beeinflussung kann beispielsweise darin bestehen, dass ein Text durch eine Polarisierung des Diskurses eine Fülle anderer Texte nach sich zieht, die auf diesen wiederum Bezug nehmen.

Das Merkmal *variabel* bezieht sich auf die Positionierungsmöglichkeiten von Texten im Diskurs. Eine bestimmte Textsorte besitzt demnach maximale Variabilität innerhalb eines Diskurses, wenn sie an jeder beliebigen Stelle im Diskurs vorkommen kann. Sie besitzt minimale Variabilität, wenn sie nur an genau einer bestimmten Stelle im Diskurs vorkommen kann. Beispiele für Texte mit minimaler Variabilität sind etwa Texte im Handlungsfeld „Gesetzgebungsverfahren". Die Abfolge der Texte ist relativ starr und lässt kaum Variabilität zu (vgl. hierzu Klein 1991: 251-259). Gleichzeitig ist der Zugang zu einem solchen Diskurs reglementiert und bedarf besonderer institutioneller Voraussetzungen. Welcher Text an einer bestimmten Stelle im Diskurs erscheint, ist institutionell durch die Verfassung und die Geschäftsordnungen der beteiligten Institutionen geregelt.

Das Merkmal *metadiskursiv* kommt denjenigen Texten zu, in denen der Diskurs, das Diskursthema oder der Diskursverlauf thematisiert werden.

6. Resümee

Ziel dieses Beitrags war es, einige zentrale Schnittstellen zwischen Politolinguistik und Diskursanalyse aufzudecken und diese auf der funktional-situativen, thematischen und sprachlich-strukturellen Ebene zu beschreiben.

Abschließend sollen noch einmal zentrale Aspekte der funktional-situativen und der sprachlich-strukturellen Schnittstelle zusammengefasst werden. Zu diesem Zwecke veranschaulicht die nachfolgende Abbildung das Verhältnis von Handlungsfeldern, Texttypen/Interaktionsformaten, Lexik, dominierenden Funktionen und Diskursen:

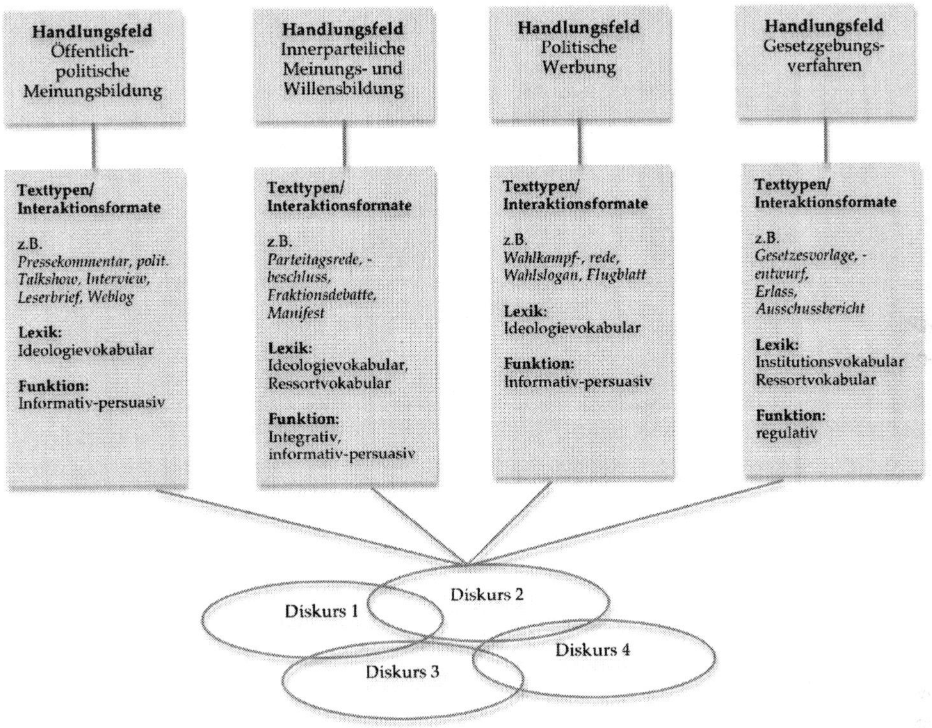

Literatur

Böke, Karin (2005): Überlegungen zu einer Metaphernanalyse im Dienste einer „parzellierten" Sprachgeschichtsschreibung [1996]. In: Wengeler, Martin (Hrsg.): Sprachgeschichte als Zeitgeschichte. Hildesheim/New York: Olms, 194-223.

Busse, Dietrich (1987): Historische Semantik. Analyse eines Programms. Stuttgart: Klett-Cotta.

Busse, Dietrich/Teubert, Wolfgang (1994): Ist Diskurs ein sprachwissenschaftliches Objekt? Zur Methodenfrage der historischen Semantik. In: Busse, Dietrich/Hermanns, Fritz/Teubert, Wolfgang (Hrsg.) (1994): Begriffsgeschichte und Diskursgeschichte. Methodenfragen und Forschungsergebnisse der historischen Semantik. Opladen: Westdeutscher Verlag, 10-28.

Dieckmann, Walther (²1975): Sprache in der Politik. Einführung in die Pragmatik und Semantik der politischen Sprache. Heidelberg: Winter..

Drews, Axel/Gerhard, Ute/Link, Jürgen (1985): Moderne Kollektivsymbolik. Eine diskurstheoretisch orientierte Einführung mit Auswahlbibliographie. In: Internationales Archiv für Sozialgeschichte der Literatur, Sonderheft 1, 256-375.

Fraas, Claudia/Klemm, Michael (2005): Diskurse – Medien – Mediendiskurse. Begriffsklärungen und Ausgangsfragen. In: Fraas, Claudia/Klemm, Michael (Hrsg.) (2005): Mediendiskurse. Bestandsaufnahme und Perspektiven. Frankfurt am Main: Peter Lang, 1-8.

Gerhardt, Wolfgang (2009): Polit-Talkshows: Kommunikation oder: „Jeder gegen Jeden"? In: Michel, Sascha/ Girnth, Heiko (Hrsg.): Polit-Talkshows – Bühnen der Macht. Ein Blick hinter die Kulissen. Bonn: Bouvier, 183-190.

Girnth, Heiko (2002): Sprache und Sprachverwendung in der Politik. Eine Einführung in die linguistische Analyse öffentlich-politischer Kommunikation. Tübingen: Niemeyer.

Hosman, Lawrence A. (2008): Style and Persuasion. In: Fix, Ulla/ Wiegand, Herbert Ernst (Hrsg.): Rhetorik und Stilistik. Band 31.1. Ein internationales Handbuch historischer und systematischer Forschung. Berlin/New York, 1119-1129.

Jäger, Siegfried (²1999): Kritische Diskursanalyse. Eine Einführung. Duisburg: Unrast.

Klein, Josef (1989): Wortschatz, Wortkampf, Wortfelder in der Politik. – In: Klein, Josef (Hrsg.): Politische Semantik. Bedeutungsanalytische und sprachkritische Beiträge zur politischen Sprachverwendung. Opladen: Westdeutscher Verlag, 3-50.

Klein, Josef (1991): Politische Textsorten. In: Brinker, Klaus (Hrsg.): Aspekte der Textlinguistik. Hildesheim [u. a.]: Georg Olms, 245-278.

Klein, Josef (2000): Textsorten im Bereich politischer Institutionen. In: Brinker, Klaus/Antos, Gerd/Heinemann, Wolfgang/Sager, Sven F. (Hrsg.): Text- und Gespächslinguistik. Ein internationales Handbuch zeitgenössischer Forschung. Band 16.1. Berlin/New York: de Gruyter, 732-755.

Klein, Josef (2001): Gespräche in Institutionen. In: Brinker, Klaus/Antos, Gerd/Heinemann, Wolfgang/Sager, Sven F. (Hrsg.): Text- und Gesprächslinguistik. Ein internationales Handbuch zeitgenössischer Forschung. Band 16.2. Berlin/New York: de Gruyter, 1589-1606.

Klein, Josef (2003): Politische Rede. In: Ueding, Gert (Hrsg.): Historisches Wörterbuch der Rhetorik. Band 6. Tübingen: Niemeyer, 1465-1521.

Klein, Josef (2009): Rhetorisch-stilistische Eigenschaften der Sprache der Politik. In: Fix, Ulla/Gardt, Andreas, Knape, Joachim (Hrsg.): Rhetorik und Stilistik. Rhetoric and Stylistics. Ein internationales Handbuch historischer und systematischer Forschung. Band 31.2. Berlin/New York: de Gruyter, 2112-2130.

Kopperschmidt, Josef (²1976): Allgemeine Rhetorik. Einführung in die Theorie der Persuasiven Kommunikation. Stuttgart u. a.: Kohlhammer Verlag.

Morris, Charles W. ([1946] 1981): Zeichen, Sprache und Verhalten. Frankfurt u. a.: Ullstein.

Spieß, Constanze (2011): Diskurshandlungen Theorie und Methode linguistischer Diskursanalyse am Beispiel der Bioethikdebatte. Berlin/Boston: de Gruyter.

Wengeler, Martin (1997): Argumentation im Einwanderungsdiskurs. Ein Vergleich der Zeiträume 1970-1973 und 1980-1983. In: Jung, Matthias u. a. (Hrsg.): Die Sprache des Migrationsdiskurses. Das Reden über „Ausländer" in Medien, Politik und Alltag. Opladen: Westdeutscher Verlag, 121-149.

Wengeler, Martin (2003): Topos und Diskurs. Begründung einer argumentationsanalytischen Methode und ihre Anwendung auf den Migrationsdiskurs (1960-1985). Tübingen: Niemeyer.

Rainer Wimmer

Zur Rolle der Sprachkritik im bioethischen Diskurs

1. Einleitung: Bioethik als Herausforderung für sprachkritische Orientierung

„Die Bioethik kommt um die Umständlichkeiten ihrer Argumentationen nicht herum. Jeder Versuch, das Grundsätzliche zu vermeiden, wirft nur neue Fragen auf [...]" schreibt Michael Pawlik in seiner Vorstellung des Buches von Marcus Düwell über Bioethik (Pawlik 2009; vgl. Düwell 2008). In der Tat sind bioethische Fragen heute einerseits Fragen von grundsätzlicher Art nach dem Sinn von Leben und Tod und andererseits lebenspraktische Fragen, die angesichts der heutigen Möglichkeiten der Medizin zur Krankheitsbekämpfung, Lebensverlängerung und Sterbensgestaltung „umständliche Argumentationen" nahe legen und vielleicht sogar erzwingen. Was die grundsätzlichen Fragen nach dem Sinn von Leben und Tod angeht, so sind eher religiöse oder auch philosophische Überlegungen und Vorstellungen gefragt. In Bezug auf diese spielen sprachliche, sprachtheoretische und sprachkritische Fragen natürlich auch – immer schon – eine große, manchmal zentrale Rolle. Was bioethische Diskussionen in der Öffentlichkeit heute antreibt und bewegt, sind aber weniger die grundsätzlichen philosophischen Fragen, sondern vielmehr lebenspraktische Fragen, die etwa mit folgenden Stichwörtern angesprochen werden können: Sterbehilfe, Selbsttötung, Schwangerschaftsunterbrechung, Präimplantationsdiagnostik (PID), Stammzellforschung, Organspende. Mit den Stichwörtern – die Liste könnte leicht noch verlängert werden – sind Fragen von Leben und Tod angesprochen, die jeden Menschen existentiell betreffen (können). Die Brisanz der angesprochenen Fragen ergibt sich zu einem guten Teil aus wissenschaftlichen Fortschritten (z. B. in der Medizin und der Biologie) und aus Veränderungen von Einstellungen in der Gesellschaft zu Fragen von Leben und Tod. Beispielsweise stellt die Möglichkeit von Organtransplantationen und Organspenden jeden vor die Frage, ob er für den Fall des eigenen Hirntods (so die heute in der Bundesrepublik Deutschland geltende Definition des Todes von Menschen) bereit wäre, seine Organe für Transplantationen zur Verfügung zu stellen. Organ„spenden" sind aber auch durch weiterlebende Menschen möglich (z. B. das „Spenden" einer Niere). Der Ausdruck *Spende* hat in solchen Verwendungskontexten eine andere Bedeutung als die übliche Wörterbuchbedeutung, nach der man etwas spendet, was man „übrig" hat, d. h. dessen Schenkung das eigene Leben wenigstens körperlich in keiner Weise tangiert. Eine Beschreibung der Bedeutungsveränderungen von *Spende* im Kontext des Kompositums *Organspende* verlangt eine Beschreibung der Handlungen, die Menschen in der Konfrontation mit Fragen von Leben und Tod machen (vgl. Kalitzkus 2009).

Nicht alle Menschen werden im Laufe ihres Lebens mit all den einleitend erwähnten bzw. angesprochenen bioethischen Fragen konfrontiert. Das ist klar.

Aber es gehört zum Leben dazu, dass wenigstens die eine oder andere Frage von jedem Menschen im Laufe seines Lebens gemäß den ihm zur Verfügung stehenden Möglichkeiten behandelt bzw. reflektiert werden muss. Schließlich stirbt jeder Mensch einmal. Die Arbeit, die ein Mensch in der Konfrontation mit einer der angesprochenen Fragen zu leisten hat, ist eine Arbeit des Nachdenkens bzw. der Reflexion. Und diese Reflexion ist sprachgebunden. Sie wird in Sprache bzw. sprachlichen Handlungen vollzogen. Verwendungsweisen von sprachlichen Ausdrücken (d. h. Bedeutungen) sind die Wegweiser, denen die Reflexion folgt. Beispielsweise findet man in einer behördlichen Erläuterung zum Verfassen einer Patientenverfügung, mit der jemand Regelungen für den Fall einer schwerwiegenden (vielleicht auch lebensbedrohlichen) Erkrankung trifft, folgendes Vokabular: *Betreuungsverfügung, Vertrauensperson, Testament, Vollmachtsurkunde, Lebensqualität, Wachkoma, Demenz, Herz-Kreislauf-Stillstand, Hospiz-Dienst, Palliativ-Dienst.* Fast jeder verbindet mit solchen Ausdrücken irgendeine Vorstellung. Das heißt, er versteht etwas und kann die Ausdrücke in irgendeiner Weise gebrauchen. Aber einen sicheren Gebrauch – und das heißt auch: einen gut begründeten Gebrauch – können nur die wenigsten Zeitgenossen von solchen Ausdrücken machen. Viele bioethische Fragen und das mit ihnen zusammenhängende Vokabular sind einfach zu neu. Sie verdanken sich den immensen Fortschritten, die in den vergangenen Jahrzehnten in der Mikrobiologie und in der Medizin gemacht worden sind. Diese Fortschritte sind für jedermann relevant, weil sie unmittelbar das menschliche Leben und Sterben betreffen. Es handelt sich nicht um wissenschaftliche Erkenntnisse, die man je nach der eigenen Lebensplanung zur Kenntnis nehmen oder ignorieren kann. Spätestens bei Eintreten einer lebensbedrohlichen Krankheit wird jeder Patient mit bioethischen Fragestellungen konfrontiert. Jeder Mensch kann im Alter von Demenz bedroht sein.

Die vorangehenden allgemeinen Bemerkungen sollten den Sinn haben, einen Eindruck davon zu vermitteln, welche (neuen) Orientierungsleistungen die Bioethik den Menschen abverlangt. Die geforderten Orientierungsleistungen sind eng mit Spracharbeit verwoben, mit einer Spracharbeit, in der zentrale Ausdrücke der bioethischen Diskurse beschrieben, analysiert und bewertet werden müssen. Die Aufgaben, die hier zu bewältigen sind, sind Aufgaben der Sprachkritik, die gesellschaftlich relevante – oft brisante, weil das Leben betreffende – Kommunikationsereignisse zum Gegenstand hat.

2. Zu den Aufgaben und Zielen der Sprachkritik

Kritik als Ausdruck der natürlichen Sprache meint, bezeichnet oder bedeutet eine Handlung, die sich im Bedarfsfall (d. h. zum Beispiel: wenn eine Beschreibung oder Erläuterung gefragt ist) in die folgenden Teilhandlungen zerlegen lässt: in die Beschreibung des Gegenstands bzw. Sachverhalts, um den es geht (einschließlich der identifizierenden Kennzeichnung des Gegenstands bzw. Sachverhalts) (a), in die Analyse des Gegenstands bzw. Sachverhalts (b) und in die

Bewertung des Gegenstands bzw. Sachverhalts (c). Im Falle der Sprachkritik sind die Gegenstände und Sachverhalte sprachlicher Art.

Nehmen wir ein Sprachbeispiel: einen einfachen Fall einer Verwendung des Ausdrucks *Sterbehilfe*. Jemand sagt mit Bezug auf seinen an einer Krebserkrankung gestorbenen Freund: „Ich habe ihn in den Wochen vor seinem Tod oft besucht und mit ihm zahlreiche Gespräche über den Sinn unseres gemeinsamen Tuns und Lassens geführt. Ich habe damit versucht, ihm Sterbehilfe zu geben." Dies ist ein einfacher (vielleicht häufig vorkommender) Fall eines Gebrauchs des Wortes *Sterbehilfe*. Jedenfalls einer, wie ich ihn bereits mehrfach erlebt habe. Zur näheren Kennzeichnung dieses Gebrauchsfalls bzw. Sachverhalts (a) würde u. a. gehören, dass hier ein Freund über eine Erfahrung mit einem Freund spricht. Es ist ein privater Gebrauch des Ausdrucks *Sterbehilfe*, was nicht heißen soll: ein ungewöhnlicher oder gar idiomatischer Gebrauch. Zur näheren Beschreibung (und Analyse) des Sachverhalts (b) würde gehören, dass hier offensichtlich kein fachsprachlicher Gebrauch des Ausdrucks vorliegt, und zwar weder im Sinne einer medizinischen Terminologisierung noch im Sinne einer juristischen oder anderen (z. B. religiösen) Terminologisierung oder Spezifizierung. Das Verb *sterben* und das Substantiv *Hilfe* werden hier alltagssprachlich und (wenn der weitere Kontext der Äußerung nichts anderes nahe legt) völlig unverfänglich gebraucht. Entsprechend würde eine Bewertung (c) des Sprachgebrauchs in diesem Beispiel darauf hinauslaufen, u. a. zu sagen: Dieser Gebrauch von *Sterbehilfe* ist unproblematisch.

Das allgemeine Ziel der Sprachkritik ist die Förderung eines reflektierten Sprachgebrauchs. Jemandes Sprachgebrauch ist reflektiert, wenn dieser Jemand bereit und in der Lage ist, seinen Sprachgebrauch bei Bedarf unter kommunikationsethischen Gesichtspunkten zur Diskussion zu stellen. Die einzelnen Teile dieses Vorschlags zur Bestimmung von reflektiertem Sprachgebrauch verstehen sich nicht von selbst, sondern sind durchaus erläuterungsbedürftig. Zunächst scheint mir der Hinweis wichtig, dass Reflexion über den eigenen Sprachgebrauch (und den anderer) nicht der Normalfall in der natürlichsprachlichen Kommunikation ist. Der Normalfall ist vielmehr, dass wir im Sprechen und Zuhören nicht ständig Abstand nehmen von dem, was wir sagen und hören, dass wir nicht ständig innehalten, um über das Gesagte und Gehörte nachzudenken. Mit einer Formulierung von Ludwig Wittgenstein kann man sagen, dass wir unseren sprachlichen Regeln normalerweise „blind" folgen. „Wenn ich der Regel folge, wähle ich nicht. Ich folge der Regel *blind*" (Wittgenstein 1971: § 219). Wir stehen in der normalen Kommunikation nicht beobachtend neben uns, um zu beschreiben, zu analysieren und zu bewerten, was wir sprachhandelnd tun. Der sprachkritische Standpunkt ist im alltäglichen Sprachhandeln also nicht der Normal-, sondern der Ausnahmefall. Sprachkritik ist gefragt, wenn ein Bedarf danach vorhanden ist, normalerweise auch geäußert wird. Wenn beispielsweise jemand über seine letzten Gespräche mit seinem krebskranken, todkranken Freund sagt, er habe ihm damit Sterbehilfe geleistet, so könnte jemand einwenden: „Das ist doch keine Sterbehilfe. *Sterbehilfe* meint eine medizinische

Maßnahme zur Erleichterung des Sterbens." Dieser Einwand könnte ein Anlass für eine sprachkritische Betrachtung über den Ausdruck *Sterbehilfe* sein.

Wenn in der o. g. Bestimmung des reflektierten Sprachgebrauchs davon die Rede ist, man müsse bzw. solle „bereit sein", den eigenen Sprachgebrauch zur Diskussion zu stellen, so liegt der Einwand nahe, es sei doch ein Leichtes und möglicherweise sogar etwas völlig Normales, sich der Bereitschaft zur Reflexion zu verweigern. Wenn ich mich durch die Äußerung eines Freundes beleidigt fühle und ich keine Zweifel habe, dass ich beleidigt worden bin, ist es dann nicht normal, richtig oder „natürlich", auf der Feststellung der Beleidigung zu beharren, und zwar ohne jede Einschränkung, also: ohne Bereitschaft zu einer „relativierenden" Reflexion? Dem wäre entgegenzuhalten, dass es zum sozialen Kern des natürlichen Sprachgebrauchs gehört, dass man den jeweils Anderen anerkennt. Und dazu gehört eine gewisse Aufmerksamkeit gegenüber dem jeweils Anderen. Wenn man die gängige Feststellung, dass die natürliche Sprache intersubjektiv sei, ausbuchstabiert, kommt man nicht umhin, zu sagen, dass eine grundsätzliche Bereitschaft zur gegenseitigen Orientierung unerlässlich ist. In einer Erläuterung zur Anerkennungsphilosophie von Axel Honneth formuliert der Philosoph Martin Seel: „Anerkennung, mit ihrer basalen intersubjektiven Erdung, einschließlich ihrer konstitutiv epistemischen Seite, stellt die Grundform einer nichtinstrumentellen Aufmerksamkeit dar, die aus innerer Konsequenz nicht bei einer allein intersubjektiven Achtung stehen bleiben kann und darf. Nicht nur schließt Anerkennung bestimmte Formen der Aufmerksamkeit ein, in ihrem Kern *ist* sie Aufmerksamkeit" (Seel 2009: 177). Dass hier von einer „nichtinstrumentellen" Aufmerksamkeit die Rede ist, lässt sich m. E. gut so verstehen, dass es um eine kommunikativ orientierte Aufmerksamkeit geht. Eine solche gegenseitige Aufmerksamkeit schließt die Bereitschaft ein, die jeweils eigene Position gegenüber dem jeweils Anderen zu reflektieren. Eine solche Reflexion kann nicht sprachunabhängig sein. Sie ist immer auch eine Reflexion über die sprachlichen Ausdrucksformen für die reziproke Anerkennung. Die hier beschriebene Grundsituation der Reflexionsbereitschaft schließt nicht aus, dass man punktuell – etwa aus taktischen oder strategischen Gründen – seine Reflexionsbereitschaft aussetzt bzw. unterdrückt. Ein solches Aussetzen der Reflexionsbereitschaft kann aber nur befristet sein. Wer es auf Dauer betriebe, wäre sozial tot.

In der Bestimmung des reflektierten Sprachgebrauchs als Ziel der Sprachkritik ist davon die Rede, dass man „in der Lage" sein solle bzw. müsse, den eigenen Sprachgebrauch zur Diskussion zu stellen. Man könnte vermuten, dass hier ganz spezifische, vielleicht sogar fachliche Fähigkeiten zur Sprachbeschreibung und Sprachanalyse angesprochen werden sollen. Das ist aber nicht der Fall. Vielmehr soll mit der Formulierung darauf hingewiesen werden, dass reflektierter Sprachgebrauch eine gewisse Konzentration auf das eigene Sprachhandeln und das der anderen erfordert, auch eine Fähigkeit zum gelegentlichen Innehalten, zum Zögern und Zweifeln. Eine rudimentäre oder basale Fähigkeit zum Reden über den eigenen Sprachgebrauch hat jeder, der eine natürliche Sprache gelernt hat. Und das sind alle Menschen. Zur Bezugnahme auf den eigenen Sprachgebrauch und zu (beschreibenden, vielleicht auch analysierenden) Aussagen über den eigenen Sprachgebrauch ist jedermann in der Lage, weil diese Fähigkeiten Teil der normalen Sprachkompetenz sind (vgl. Wimmer 2009). Jeder hat gelernt, Ausdrücke wie *Wort, Satz, Text* zu gebrauchen. Eine fachliche Spezifizierung und Elaborierung des Gebrauchs solcher Ausdrücke mag für bestimmte Ziele und Zwecke nützlich sein, ist aber keine allgemeine Anforderung an einen reflektierten Sprachgebrauch.

In sprachkritischen Diskussionen machen die Sprecher/innen mit Selbstverständlichkeit ihre eigenen Gebrauchsweisen und Auffassungen von sprachlichen Ausdrücken bzw. Ausdrucksformen geltend. Sie vertreten ihre eigenen kommunikativen Interessen, gewissermaßen zusätzlich zu den selbstverständlich und „blind" (s. o.) befolgten sprachlichen Regeln. Sie orientieren sich dabei u. a. an gesellschaftlichen bzw. sozialen Normen, die sie im Laufe ihres Lebens erworben haben und ständig entsprechend den Anregungen oder auch Anforderungen aus dem kommunikativen Umfeld verändern. So mag sich jemand entschließen, statt des Ausdrucks *Abtreibung* den Ausdruck *Schwangerschaftsunterbrechung* zu verwenden und sich damit im Bezug auf eine akzeptierte (und auch gesetzlich geregelte) Praxis des Schwangerschaftsabbruchs zu positionieren und sich von einem religiös-kirchlichen Sprachgebrauch (verbunden mit einem bestimmten Normverständnis) abzusetzen, nach dem ein Schwangerschaftsabbruch mit dem Ausdruck *Tötung* (oder gar *Mord*) bezeichnet wird. Es ist sinnvoll, in solchen Zusammenhängen strikt zwischen „blind" befolgten sprachlichen Regeln einerseits und (sprachlichen) Normen andererseits zu unterscheiden. Normen sind im Unterschied zu Regeln Vorschriften bzw. Befehle, die eine Normenquelle (z. B. einen Befehlsgeber oder Gesetzgeber) und einen Adressaten (einen Befehlsempfänger oder Gesetzesunterworfenen) haben. Mit Normen sollen bestimmte Interessen (von Gruppen oder Einzelnen) durchgesetzt werden. Wer die Verwendung von *Kindstötung* anstelle von *Schwangerschaftsunterbrechung* durchsetzen will, verfolgt bestimmte soziale bzw. gesellschaftlich-politische Interessen – für jemanden und gegen jemanden. Mit blind befolgten Regeln sind derartige Interessen nicht verbunden. Es sind konventionell-selbstverständliche Regeln, bei deren Befolgung wir uns vor keine Wahl gestellt sehen. Wer das Substantiv *Butter* mit der maskulinen Artikelform *der* verknüpft (*der Butter*) statt mit der regelgerechten femininen Form *die*, vertritt damit keinen normativen Standpunkt, sondern macht einfach nur einen Fehler. Allenfalls könnte man den abweichenden Artikelgebrauch noch symptomatisch deuten, z. B.: Die Sprecherin oder der Sprecher kommt aus einem bestimmten Dialektgebiet.

Sprachkritik ist wesentlich Sprachnormenkritik (vgl. v. Polenz 1982). Das heißt, sie setzt sich mit Sprachgebrauchsweisen auseinander, die aufgrund ihrer Normierung zu kritischer Auseinandersetzung, Beschreibung, Analyse und Bewertung Anlass geben. Die Themen, die in der Öffentlichkeit aufgrund ihres politischen und gesellschaftlichen Gewichts zu exponierten normativen Auseinandersetzungen bzw. Konflikten Anlass geben und die aufgrund geschichtlicher Entwicklungen zu einer Zeit eine besondere Brisanz entwickeln, wandeln sich – naturgemäß, wenn auch nicht wie die Natur, sondern wie die Gesellschaftsgeschichte. Die gesellschaftlichen und sozialen Normen, die sprachkritische Auseinandersetzungen provozieren, wandeln sich entsprechend. In der Bundesrepublik Deutschland konzentrierten sich die Bemühungen um „Sprachkritik und öffentliche Sprachkritik" (vgl. v. Polenz 1999, Kap. 6.8, 294 ff.) nach dem zweiten Weltkrieg wesentlich auf die antifaschistische Sprachkritik (Auseinandersetzung mit der Sprache des Nationalsozialismus) und danach auf Kontroversen um die Friedens-, Umwelt- und Frauenbewegung (vgl. auch Fiedler 2005 und Wimmer 2000). Das Aufkommen von bioethischen Fragen in der öffentlichen, politischen und sprachkritischen Diskussion ist u. a. eine Folge von Fertilitätsrückgang und Mortalitätsrückgang in der Bundesrepublik Deutschland (vgl. Wehler 2008, Kap. II, A, 2 und 3; Domasch 2007).

Die Bearbeitung sprachkritischer Themen – insbesondere wenn es sich um Themen handelt, die großes öffentliches Interesse finden – ist natürlich nicht nur Sache der Sprachwissenschaft, sondern auch vieler anderer Wissenschaften, z. B. der Geschichtswissenschaft, der Politologie, der Soziologie, der Philosophie und der Psychologie. „Brisante" Themen finden immer auch das Interesse der öffentlichen Medien. Journalisten greifen die Themen auf und treiben sie voran. Das war nach dem 2. Weltkrieg so in den Auseinandersetzungen um die Nazi-Sprache, und das ist seit Ende des 20. Jahrhunderts verstärkt so in Bezug auf bioethische Fragen (vgl. z. B. Kamann 2009).

Die Sprachwissenschaft ist nur eine Stimme im Konzert der Sprachkritik im Zusammenhang mit öffentlich brisanten Themen. Alle Fächer und alle Richtungen in der öffentlichen Diskussion entwickeln natürlich ihre eigenen Ziele, Perspektiven und Redeweisen in Bezug auf die Themen, und sie favorisieren in diesem Zusammenhang die Sprachspiele, die ihren zentralen Inhalten und Methoden entsprechen. Das betrifft vor allem auch die Bewertungen der Sprachverwendungen, die Urteile, die auf der Basis von Beschreibungen und Analysen vorgenommen werden. Eine Sprachkritik, die linguistisch begründet ist, nimmt beschreibend vor allem das Vokabular (den Wortschatz, den Fachwortschatz, die zentralen Schlüsselwörter), die Textsorten (z. B. Patientenverfügung, Testament, Rechtstexte, Ratgeber-Texte) und Diskurse (z. B. Arzt-Patienten-Gespräche, öffentliche Diskussionen, Parlamentsdebatten) in den Blick. Sie wendet in den Analysen linguistische Theorien und Methoden an (z. B. aus den Gebieten der Lexikologie und Semantik, der Grammatik, der Text- und Diskurstheorie, der Argumentationstheorie). Und schließlich nimmt die Linguistik auch die Bewertung der Sprachgebräuche unter linguistischen bzw. sprachtheoretischen Gesichtspunkten vor. Bewertungen erfordern normalerweise Begründungen. Dabei wird in unserem Kontext irgendeine mehr oder weniger beliebige Begründung im Ernstfall nicht ausreichen. Wer würde sich in einem solchen Fall schon mit einem Hinweis wie: „Das ist eben meine Meinung" zufrieden geben? Ich habe oben darauf hingewiesen, dass die Sprachkritik zum Ziel hat, den Sprachgebrauch „unter kommunikationsethischen Gesichtspunkten" zur Diskussion zu stellen. Ein solcher Hinweis scheint mir wichtig, weil jede Bewertung im Ernstfall die Frage nach den Maßstäben bzw. Grundlagen der Bewertung aufwirft. Es ist in wissenschaftsorientierten Kontexten nur schwer vorstellbar, dass Bewertungen vorgenommen werden, ohne gegebenenfalls die Grundlagen bzw. Maßstäbe der Bewertungen darzulegen. Die Maßstäbe ihrerseits können natürlich auch wiederum zur Diskussion stehen. Aber das ist eine noch weitergehende Frage.

3. Kommunikationsethische Gesichtspunkte

Wie lassen sich die kommunikationsethischen Grundlagen des Sprachgebrauchs (in einer natürlichen Sprache) fassen? Der Ethikbegriff (entsprechend auch der Moralbegriff) hat eine sehr lange Tradition und entsprechend viele Facetten (vgl. z. B. Tugendhat 1994). Darauf soll und kann hier nicht im Einzelnen eingegangen werden. Auch eine Diskursethik im Sinne von Jürgen Habermas soll hier nicht zur Debatte stehen (vgl. dazu Tugendhat 1994: 169 ff.). Es geht hier um zwei Aspekte des Ethikbegriffs, und zwar einerseits um die Universalisierbarkeit und andererseits um die Begründbarkeit – jeweils bezogen auf die natürliche Sprache (natürliche Sprache im Unterschied zu etwa Kunstsprachen wie Kalküle der Logik oder elaborierte Terminologien in Fachsprachen). Im Alltag und auch in vielen Fächern wird der Ethikbegriff (ähnlich wie der Moralbegriff) häufig mit Bezug auf Regeln und Normen verwendet, die lediglich für bestimmte Situationen, Situationstypen oder Handlungszusammenhänge Geltung beanspruchen können. Beispielsweise mag es sich ein Angestellter zur Regel gemacht haben, die Rede eines Vorgesetzten nicht zu unterbrechen (dem Vorgesetzten nicht ins Wort zu fallen), wenn dieser über wichtige dienstliche Aufgaben spricht. Der Angestellte kann darin eine Sollensnorm oder ein Gebot sehen, das er gut begründen kann: etwa dadurch, dass er auf die Notwendigkeit von Achtung und gegenseitiger Anerkennung im gemeinsamen Berufshandeln hinweist oder auf Höflichkeitsnormen verweist. Eine solche Norm – so gut begründet und empfehlenswert sie „alltagsmoralisch" sein mag – ist jedoch nicht universalisierbar. Denn es lassen sich leicht Umstände denken, in denen es geboten wäre, die Rede des Vorgesetzten doch zu unterbrechen, z. B.: Der Vorgesetzte irrt sich offensichtlich in dem, was er sagt. Oder: Der Vorgesetzte spricht nur vermeintlich über dienstliche Angelegenheiten. Oder: Man kann den Verdacht haben, dass der Vorgesetzte nicht sagt, was er meint. Oder: Man hat überhaupt Zweifel an der implizierten Konstruktion des Verhältnisses von Vorgesetztem und angestelltem Untergebenen. Die möglichen – und kontrovers zu diskutierenden – Umstände deuten darauf hin, dass die oben genannte Norm für den Umgang zwischen Vorgesetzten und Angestellten partikular ist, d. h. an bestimmte besondere Umstände gebunden ist. Sie gilt nicht für alle (möglichen) Umstände und für alle Menschen. Von einer ethischen Norm darf man demgegenüber erwarten, dass sie unter tatsächlich allen Umständen gilt. Ethische Normen (d. h. die Regeln der Moral) sind in einem „anthropologischen Grundtatbestand" (Tugendhat 2006a: 292) fundiert. Das heißt auch: Sie gelten für alle Menschen.

Der – neben der Universalisierbarkeit – zweite Aspekt des Ethikbegriffs, den ich oben in Bezug auf unsere Frage nach einer kommunikativen Ethik hervorgehoben habe, ist der Aspekt der Begründbarkeit von ethischen Regeln. Die Frage ist hier: Lassen sich für den Gebrauch der natürlichen Sprache universale Regeln angeben, die eine kommunikative Ethik begründen können? Gibt es Regeln des natürlichen Sprachgebrauchs, von denen man sagen kann, dass sie in einem „anthropologischen Grundtatbestand" fundiert sind? Man stelle sich vor: James Cook, bekanntester Seefahrer des 18. Jahrhunderts, trifft auf einer Insel auf eine eingeborene Bevölkerung, die bisher nie mit Europäern in Kontakt gekommen ist. Wie ist es möglich, dass Cook und seine Mitreisenden sich bereits nach relativ kurzer Zeit mit den Eingeborenen rudimentär sprachlich verstehen bzw. verständigen können – natürlich unterstützt durch Gesten, die wir ja in der Face-to-face-Kommunikation auch immer zur Verfügung haben? Es ist möglich, weil dem Gebrauch der menschlichen Sprache (von Natur aus: immer) gegenseitige (reziproke) Annahmen zugrunde liegen, nach denen wir immer davon ausgehen, dass ein sprechendes Gegenüber mir etwas sagen will (d. h. informativ sein will), dass es meint, was es sagt (d. h. in diesem Sinne wahrhaftig ist), dass es das Gesagte für relevant hält (d. h. bezogen auf die gegenseitige Orientierung für wichtig hält) und dass es sich mir gegenüber so verständlich wie möglich ausdrückt. Überlegungen und Schlüsse – nicht etwa gedacht als explizite Schlussverfahren – aufgrund dieser vier reziproken Annahmen erlauben es den Seefahrern, herauszubekommen, was die Eingeborenen ihnen zu verstehen geben wollen. Wenn beispielsweise ein Eingeborener ein hölzernes Ackergerät in der Hand hält, es vorzeigt und dabei den Ausdruck „x" äußert, werden die Seefahrer – zunächst hypothetisch – schließen, dass „x" ein Ausdruck für das Ackergerät ist. Fortdauernde gemeinsame Praxis der Seefahrer mit den Eingeborenen führt dann zu fortschreitender reziproker Hypothesenbildung, die dann zu gegenseitigem Verstehen führt – wie kontextgebunden, rudimentär und lückenhaft das zunächst auch sein mag.

Die vier genannten Grundannahmen (Informativität, Wahrhaftigkeit, Relevanz und Verständlichkeit) hat der Philosoph Herbert Paul Grice (vgl. Grice 1979) als Teile bzw. nähere Bestimmungen eines allgemeinen Kooperationsprinzips (KP) angesehen, nach dem man sich kommunikativ angemessen verhält, wenn man sich an dem gemeinsam akzeptierten Zweck und der gemeinsam akzeptierten Richtung der Kommunikation orientiert. Die Grundannahmen hat Grice in Anspielung an Kants kategorischen Imperativ (in einer vielleicht möglichen Formulierung: „Handle so, dass die Maxime deines Handelns ein allgemeines Gesetz werden könnte.") als Maximen formuliert, die im Deutschen knapp lauten könnten: „Sei informativ! Sei wahrhaftig! Sei relevant! Sei verständlich!" Der Formulierungsmodus der Maximen – hier als Befehlssätze mit Ausrufezeichen – darf nicht dazu verleiten, die Maximen als partikulare Normen misszuverstehen, denen man – je nach Situation – folgen kann oder auch nicht. Grice stellt in seinem zentralen Aufsatz (Grice 1979) ausdrücklich den Zusammenhang zur Logik her. Das heißt, die Maximen – wie immer man sie formuliert – kennzeichnen die Natur der sprachlichen Kommunikation zwischen Menschen. „Das GRICEsche KP und die Maximen nehmen also den Status eines allgemeinen Prinzips menschlicher Kommunikation ein: Wenn überhaupt kommuniziert wird, dann diesem Prinzip gemäß; es stellt eine anthropologische Konstante dar, die

Variablen wie ,vernünftig', ,deutlich', ,wahr', ,relevant' usw. enthält" (Harras 2004: 234). Hans Jürgen Heringer hat die Grice`schen Maximen als „eine der größten linguistischen Entdeckungen" bezeichnet, die „uns das Funktionieren menschlicher Kommunikation besser verstehen lassen"; und die Maximen haben für ihn „vielleicht auch den Grund gelegt für eine Ethik der Kommunikation" (Heringer 2004: 70).

Die kommunikative Ethik hat im Rahmen einer linguistisch begründeten Sprachkritik eine wichtige Funktion. In meiner Bestimmung des reflektierten Sprachgebrauchs als Ziel der Sprachkritik (s. o.) habe ich formuliert, dass es darum gehe, den eigenen Sprachgebrauch „unter kommunikationsethischen Gesichtspunkten" zur Diskussion zu stellen. Die kommunikationsethische Perspektive ist deshalb so wichtig, weil es in der sprachkritischen Diskussion, so wie sie hier zur Debatte steht, nicht darum gehen kann, Sprachgebräuche bzw. Sprachverwendungen unter allen möglichen – auch flüchtigen – Alltagsgesichtspunkten zur Diskussion zu stellen. Vorlieben, Geschmacksurteile, Gewohnheiten und Besonderheiten von Einzelnen oder Gruppen im Umgang mit Sprachgebräuchen können nicht als Maßstäbe bzw. Orientierung für eine Sprachkritik dienen, deren Analysen und Wertungen – gegebenenfalls – über den Tag hinaus und gegenüber möglichst vielen Sprachteilhabern rechtfertigbar sein sollen. Mit einer solchen Feststellung sollen die tagtäglichen Urteile über und Bewertungen von Sprachverwendungen, die über die jeweilige Situation hinaus keine Geltung beanspruchen, nicht abgewertet werden. Keineswegs: Sie bestimmen das sprachlich-kommunikative Tagesgeschäft. Sie dominieren selbstverständlich das alltägliche Sprachleben. Im Hintergrund soll aber immer die Möglichkeit stehen, sprachkritische Bewertungen weitergehend und mit Verallgemeinerungsanspruch zu begründen. Für eine sprachorientierte und linguistisch begründete Sprachkritik bieten die Grice`schen Kommunikationsmaximen die Maßstäbe für eine weitergehende Orientierung. Andere Fächer bzw. Disziplinen mögen noch andere Maßstäbe ins Spiel bringen, an die dann aber auch die Frage der Universalisierbarkeit und Begründbarkeit zu stellen wäre.

In der sprachkritischen Reflexion positionieren sich die Sprecher/innen in Bezug auf jeweils Andere. Sie konstruieren – wenn dieser etwas technisch klingende Ausdruck erlaubt ist – ihr eigenes Ich in Relation zu den anderen, die auch „ich" sagen. Das ist - genau genommen – in allen natürlichen Sprachspielen so. Es wird aber besonders augenfällig im Sprechen über bioethisch relevante Themen. Ob jemand einen Suizid mit dem Ausdruck *Freitod* oder *Selbsttötung* oder gar *Selbstmord* bezeichnet, macht einen erheblichen Unterschied und lässt seine Position im Bezug auf wesentliche Lebensfragen erkennen. Und natürlich ist auch der Ausdruck *Suizid* nicht neutral, auch wenn er heute vielen so erscheinen mag. Im Sprachgebrauch zeigt sich, wie sich der Einzelne in Bezug auf Andere „konstruiert", „positioniert" oder einfach: sieht. Diese Konstruktion ist wesentlich nicht solitär, sondern sie kann nur in der Verstehensanstrengung in Bezug auf den Anderen bzw. die Anderen erfolgen. Sie folgt der Logik, die mit dem Grice`schen Kooperationsprinzip beschrieben ist. Die Philosophin Anke Thyen formuliert mit Blick auf das reziproke Verhältnis zwischen dem Ich und dem Anderen: „*Daß* mit anderen Augen erfahren, in anderer Perspektive wahrgenommen werden kann, was wir selbst erfahren und wahrnehmen, macht das *Ich* aus" (Thyen 2007: 216). Und: „In dieser Perspektive erscheint das *Ich* als *inter-subjektive* Aktivität, als *Aktivität eines Inter-Subjekts*" (Thyen 2007: 217). Das Konzept des Ichs als Inter-Subjekt steht dafür, dass die Menschen in reziproken Verstehensbemühungen kooperativ mit den jeweils Anderen ihre eigene Lebensform erkennen, gestalten und – bei Bedarf – rechtfertigen. Die Kooperativität – so wie sie von Grice beschrieben worden ist – ist das Maß, an dem sich die Menschen (man kann sagen: von Natur aus) orientieren. In jeder natürlichen Sprache gibt es ein umfangreiches Vokabular, das sich auf die intersubjektive Gestaltung der Kommunikation bezieht, z. B.: *jemanden respektieren, anerkennen, loben, auszeichnen; jemandem vertrauen; jemanden verletzen, beschuldigen, demütigen, zur Rechenschaft ziehen* (vgl. Thyen 2007: 203 f.). Es ist kein Zufall, dass in der Primatenforschung, in der es um die Genese von rudimentären Kommunikationsformen (vor allem: Zeigegesten) geht, das Grice`sche „Kooperationsmodell" durchgehend als maßstabsetzend angesehen wird (vgl. Tomasello 2009).

4. Viele Aufgaben

Es wäre wirklich sehr vermessen, wenn ich einen auch nur halbwegs umfassenden Überblick über die Aufgaben geben wollte, die sich für die Sprachkritik im Zusammenhang mit bioethischen Fragen stellen. Abgesehen von der praktischen Überforderung wäre das auch aus theoretischen Gründen nicht möglich. Die breite Bioethik-Debatte ist eine Folge von gesellschaftlichen Veränderungen, zu denen z. B. das Älterwerden der Menschen, die Entwicklungen in der Medizin und anderen Biowissenschaften, der Wandel von kulturellen Einstellungen zu „richtigem" Leben und erträglichem Sterben und der politische Umgang mit den Lebensbedingungen der Menschen gehören. Was im Ganzen und im Einzelnen als Wandelphänomen sichtbar, greifbar und beschreibbar wird, ist weder prognostizierbar noch steuerbar. Es ist als Invisible-hand-Phänomen insgesamt nicht überschaubar. Ich glaube zu erkennen, dass die Bioethik-Diskussion heute – abgesehen von den notwendigerweise praxisorientierten Auseinandersetzungen in der Medizin – am intensivsten in der Philosophie geführt wird. Wenn diese Einschätzungen richtig sind, kann es in den folgenden Bemerkungen lediglich darum gehen, einige Hinweise zu geben auf Themen, die für die linguistisch begründete Sprachkritik in Bezug auf bioethische Fragen wichtig sind oder wichtig werden könnten – und zwar ohne jeden Anspruch auf Vollständigkeit.

Ein zentrales Feld der bioethisch orientierten Sprachkritik ist und bleibt natürlich die Wortschatzarbeit: die Beschreibung, Analyse und Bewertung der relevanten Lexik. Auf diesem Feld ist bereits seit langem erfolgreich gearbeitet worden, und es sind neben vielen Einzelanalysen auch Dokumentationen entstanden, die über die herkömmlichen Wörterbücher weit hinausgehen, indem sie öffentliche Diskurse dokumentieren und zeitgeschichtlich einordnen. Ich möchte exemplarisch hinweisen auf die sprachkritischen Dokumentationen, die in den letzten Jahrzehnten unter der Mentorschaft von Georg Stötzel an der Universität Düsseldorf entstanden sind. Beispielsweise finden sich im Register des „Zeitgeschichtlichen Wörterbuchs der deutschen Gegenwartssprache" (Stötzel/Eitz 2002) zahlreiche bioethisch relevante Stichwörter wie *Abtreibung, Babycaust, Beratungsschein, Hirntod, Tötungspille* und *Zellhaufen.* In dem Wörterbuch werden die Gebrauchsweisen der Ausdrücke im Zusammenhang mit gesellschaftlichen Veränderungen oder Auseinandersetzungen beschrieben. Zu den Hauptquellen der Wortbelege gehören Zeitungstexte. „Dabei wird nicht die gesamte Wortgebrauchsgeschichte des betreffenden Stichworts beschrieben, sondern es werden nur Brisanzphasen dargestellt, das heißt Phasen, in denen eine brisante Wortverwendung als Neologismus aufkommt, in denen sie umstritten ist bzw. aus dem öffentlichen Sprachgebrauch verschwindet" (Stötzel/Eitz 2002: 10 f.). Der Ausdruck *brisante Wörter* ist 1982 von Fritz Hermanns eingeführt worden (vgl. Hermanns 1982) und ist schnell in der Lexikographie aufgegriffen worden (vgl. Strauß/Haß/Harras 1989).

Zu den brisanten Wörtern im Rahmen der Bioethik-Debatte gehört heute sicher der Ausdruck *Selbstmord* oder – vielleicht neutraler (?) – *Suizid.* Vielleicht kann man das ganze Wortfeld `Selbsttötung` (mit weiteren Ausdrücken wie *Freitod, Selbstentleibung, freiwilliger Tod, selbstbestimmter Tod*) als brisant in dem oben beschriebenen Sinne bezeichnen. Wenn man das zehnbändige Duden-Wörterbuch zur Gegenwartssprache konsultiert, hat man aufgrund der Belege den Eindruck, dass umgangssprachlich der Ausdruck *Selbstmord* als der neutrale Ausdruck für Selbsttötung verwendet wird. Es finden sich dort Belege wie: „Es wäre glatter Selbstmord, einfach weiterzupaddeln", oder: „Das wäre ein Stück politischer Selbstmord" (Duden 1999, Bd. 8, 3525). Wenn der Ausdruck in „uneigentlicher" Bedeutung im Gebrauch ist bzw.: die existentiell und rechtlich relevante Bedeutung „verblasst", dann ist das ein Hinweis darauf, dass der Ausdruck semantisch produktiv bzw. im Wandel begriffen ist. Auf die Produktivität weisen auch die zahlreichen Komposita hin, die im Duden lemmatisiert sind, z. B. *Selbstmorddrohung, Selbstmordgedanke, Selbstmordkommando, Selbstmordrate, Selbstmordwelle* (Duden 1999, Bd. 8, 3526). Ich vermute, dass sich das hier angesprochene Wortfeld im Laufe der Bioethikdebatte noch deutlich verändern wird.

Der Philosoph Wilhelm Kamlah hat in einer Schrift über die Selbsttötung (vgl. Kamlah 1976) die Frage aufgeworfen, ob wir den Tod verstehen können. *Verstehen* wird hier natürlich nicht in dem alltagssprachlichen Sinne gebraucht, wenn wir beispielsweise sagen: „Ich habe gar nicht verstanden, was du mir eben mitteilen wolltest". Vielmehr geht es Kamlah – da der Tod für jeden Menschen eine existentielle Bedeutung hat – um die Einstellung bzw. Positionierung des Menschen in Bezug auf den eigenen Tod. Er fragt provokativ: „Müssen wir uns das gefallen lassen, daß wir zum Weiterleben auch dann gezwungen werden, wenn wir ein erfülltes Leben nicht mehr führen können?" (Kamlah 1976: 14). Er plädiert für die aus der Antike bekannte „mors voluntaria", den Tod aufgrund freier Entscheidung, durch den freien Willen. Im Unterschied zur Geburt, die keine Handlung, sondern ein „Widerfahrnis" ist, kann der Mensch in Bezug auf seinen Tod handeln. Er muss es sogar; das beginnt mit dem Umgang mit lebensbedrohlichen Krankheiten. Er muss sich erklären. Er muss den Menschen in seiner nächsten Umgebung sagen, was er für relevant hält, wie er zum Tod steht, was für ihn beispielsweise ein „guter Tod" wäre (vgl. auch Lacina 2009: 73 ff.). Der Explizitheitsgrad, der dabei möglich ist, spielt keine große Rolle, ist nicht relevant. Es kommt unter kommunikationsethischen Gesichtspunkten eher auf die Verstehbarkeit und die Wahrhaftigkeit an. Mit dem Bild vom Tod, das man sich erarbeitet, sind viele andere bioethische Fragen verknüpft. Ich habe die Einstellung zu lebensbedrohlichen Krankheiten erwähnt. Weiter wären zu nennen u. a. die Einstellung zur Sterbehilfe (vgl. z. B. Lacina 2009: 75 ff.), Fragen der Palliativmedizin und Einstellungen zur Religion. Unter dem Lemma *Sterbehilfe* verweist das zehnbändige Duden-Wörterbuch auf den Ausdruck *Euthanasie* (Duden 1999, Bd. 8, 3729). Unter *Euthanasie* (Duden 1999, Bd. 3, 1124) wird hingewiesen auf den Wortgebrauch im Nationalsozialismus und auf die systematische Ermordung von kranken und behinderten Menschen unter dem Regime. Nicht zuletzt auf der Grundlage der Erfahrungen im Nationalsozialismus ist Sterbehilfe in Deutschland nach dem Strafgesetzbuch strikt unter Strafe gestellt (vgl. StGB § 216, Tötung auf Verlangen). In anderen Staaten in Europa (z. B. in der Schweiz, in den Niederlanden und in Großbritannien) sind die rechtlichen Bestimmungen z. T. deutlich differenzierter (auch „liberaler"); sie werden vielerorts diskutiert, auch in den öffentlichen Medien (vgl. z. B. Höffe 2010, Rásonyi 2010). Die Sprachkritik kann hier die öffentliche Diskussion um die Genese und Veränderung von bioethischen Rechtsbegriffen beobachten.

Wie oben erwähnt, spielt die Einstellung zur Religion in bioethischen Diskursen eine wichtige Rolle. Zentrale Konzepte, große Teile des Wortschatzes und auch viele Textsorten, die bioethische Diskurse bestimmen, sind von religiösen Vorstellungen geprägt. Alle bioethischen Themen haben auch eine Geschichte in der Religion oder in den Religionen. Solche Aspekte bei Beschreibungen, Analysen und Bewertungen angemessen zu berücksichtigen, stellt für die linguistische Sprachkritik eine große Herausforderung dar, weil die Linguistik – schon aus ökonomischen Gründen – fachorientiert normalerweise das als Orientierung fokussiert, was man die Gemeinsprache nennt.

Das Fokussierungsproblem ist aber kein spezielles Problem der Linguistik. Es zeigt sich etwa für die Philosophie auch in Bezug auf die „Meditatio Mortis" von Wilhelm Kamlah. Beispielsweise hält Hans Jürgen Baden dem Plädoyer von Kamlah in der Tageszeitung „Die Welt" entgegen: „Jedes religiöse Konzept des Daseins, wobei keineswegs an das Christentum allein zu denken ist, gelangt zu anderen Wertungen. Es wird die freie Verfügbarkeit über den Tod verneinen. Auch dort, wo der Mensch altert und leidet, hat er die Möglichkeit, dem unaufhörlichen Schwund seiner Vitalität im Glauben entgegenzutreten und ihn auf einer höheren Ebene der Existenz – durch Geist, Gnade, Hoffnung oder wie immer man diese Kraft nennen mag – auszugleichen" (Baden 1977). Die Herausforderung besteht darin, bei der Behandlung bioethischer Themen verschiedene – zuweilen auch nicht miteinander in Einklang zu bringende – Diskurswelten in Betracht zu ziehen.

Im Vorangehenden habe ich einige Aufgaben im Bereich von Lexik und Semantik angesprochen. Nur kurz möchte ich einige andere Arbeitsfelder andeuten. Natürlich müssen Texte, Textsorten und Diskurse in den Blick genommen werden. In allen Situationstypen, die kulturspezifisch mit Geburt, Krankheit und Tod des Menschen verknüpft sind, gibt es spezifische Textsorten, in denen die je besonderen Kommunikationsbedürfnisse konventionalisiert sind und mit deren Hilfe die Menschen die als Extrem- oder Grenzsituationen erfahrenen Lebensumstände zu bewältigen versuchen. Die Geschichte des Todes (vgl. Ariès 1984) zeigt eine unüberschaubare Fülle von Kommunikationsformen, angesichts derer das heutige Spektrum von Texten und Diskursen keineswegs als ungewöhnlich breit und vielfältig erscheint. Jede Zeit setzt charakteristische Schwerpunkte. Heute gehen die meisten Anstöße zu neuem Nachdenken über Krankheit und Tod von Entwicklungen in der Biomedizin aus. Es gibt zahlreiche Berichte über Erfahrungen z. B. mit der Krebskrankheit, die auch in der Presse präsentiert und diskutiert werden (vgl. z. B. Diez 2009). In zahlreichen Textsorten werden die brisanten Fragen von Leben, Krankheit und Tod behandelt. Auf Textsorten wie Testament und Patientenverfügung habe ich bereits hingewiesen. Weitere relevante Textsorten sind z. B. Kondolenzschreiben, Nachrufe, Todesanzeigen, Gedenkreden, Predigten, Tagebücher, Gespräche, Diskussionen und Erinnerungen. Diejenigen, die einen engeren Begriff von Sprachkritik haben, könnten fragen, inwieweit solche Texte überhaupt Gegenstand von fruchtbaren sprachkritischen Beschreibungen, Analysen und Bewertungen sein können. Sie können es und sind es, insofern solche Texte stark selbst- und sprachreflexive Texte sind, mit denen sich die Textproduzenten existentiell positionieren, und zwar unter den kommunikationsethischen Gesichtspunkten, die ich oben beschrieben habe. In Todesanzeigen und Nachrufen beispielsweise „verbergen" und „verschlüsseln" die Textproduzenten Botschaften, mit denen sie sich in Bezug auf Leben, Tod und Mitmenschen positionieren (vgl. z. B. Stein 2008). Der Philosoph Harald Wohlrapp beispielsweise hat in einer exemplarischen Argumentationsanalyse eines Gesprächs zwischen dem CDU-Politiker und „Lebensschützer" Hubert Hüppe und dem Juristen Reinhard Merkel über das Lebensrecht eines Embryos im Einzelnen vorgeführt, wie die Positionen von Sprechern konsequent ans Tageslicht gefördert werden können (vgl. Wohlrapp 2009: 396-436). Am Ende der detaillierten sprachkritischen Analyse der Diskussion zwischen Hüppe und Merkel kommt Wohlrapp u. a. zu dem Schluss: „Damit ergibt sich folgendes Resultat: Hüppe hat die Diskussion gewonnen, Merkel hat sie verloren" (Wohlrapp 2009: 435). Wohlrapp bemerkt im Vorwort zur zweiten Auflage seine Buches, dass Rezensenten – bezüglich eines solchen Urteils – u. a. kritisiert hätten, seine (Wohlrapps) „Sichtweise" berechtige oder befähige ihn nicht, „solche großen gesellschaftlichen Kontroversen zu entscheiden" (Wohlrapp 2009: IX). Gemeint sind die „großen gesellschaftlichen Kontroversen" um das Lebensrecht von Embryos. Dazu kann ich nur sagen: Wenn sprachkritische (argumentationskritische) Analysen zu so klaren Bewertungen führen, so kann man das nur begrüßen.

Zu den besonderen Herausforderungen der linguistisch-sprachkritischen Arbeit im Zusammenhang mit bioethischen Fragen gehört, dass in vielen Fällen auch Textsorten mit in die Betrachtung und Analyse einbezogen werden müssen, die über die Klasse der sog. Sachtexte hinausgehen. Es erscheint in der Betrachtung von Ausdrucksformen für Gegenstände, die von Leben und Tod handeln, fast unvermeidlich, auch Textsorten in den Blick zu nehmen, die nur in der Literatur zu finden sind. Tugendhat bezieht sich in seinem Traktat „Über den Tod" m. E. nicht zufällig (sondern fast notwendig) auf Texte von Tolstoi, wenn es ihm darum geht, die Sinnhaftigkeit unseres Lebens zu bestimmen, die wir zu verlieren fürchten, wenn wir den Tod fürchten (vgl. Tugendhat 2006b: 45 ff.). Menschliche Grenzerfahrungen können angemessen nicht nur in sog. Sachtexten erfasst werden.

Literatur

Ariès, Philippe (1984): Geschichte des Todes. Zürich: Ex Libris.

Baden, Hans Jürgen (1977): Ein Philosoph sagt seinen Freitod an. Der Wechsel vom Glauben zur Endlichkeit bei Wilhelm Kamlah. In: Die Welt, 25. 6. 1977.

Diez, Georg (2009): Die Krebsattacke. Darf man Bücher schreiben über die Krankheit und das Sterben? In: DER SPIEGEL, Nr. 42, 12. 10. 2009, 138f.

Domasch, Silke (2007): Biomedizin als sprachliche Kontroverse. Die Thematisierung von Sprache im öffentlichen Diskurs zur Gendiagnostik. Berlin, New York: de Gruyter.

Duden (³1999). Das große Wörterbuch der deutschen Sprache in 10 Bänden. Mannheim u. a.: Dudenverlag.

Düwell, Marcus (2008): „Bioethik". Methoden, Theorien und Bereiche. Stuttgart/Weimar: Metzler.

Fiedler, Mark (2005): Sprachkritik am öffentlichen Sprachgebrauch seit 1945. Gesamtüberblick und korpusgestützte Analyse zum „Wörterbuch des Unmenschen". Tönning u. a.: Der andere Verlag.

Grice, Herbert Paul (1979): Logik und Konversation. In: Meggle, Georg (Hrsg.): Handlung, Kommunikation, Bedeutung. Frankfurt a. M.: Suhrkamp, 243 – 265.

Harras, Gisela (²2004): Handlungssprache und Sprechhandlung. Berlin/New York: de Gruyter.

Heringer, Hans Jürgen (2004): Interkulturelle Kommunikation. Tübingen/Basel: Francke.

Hermanns, Fritz (1982): Brisante Wörter. Zur lexikographischen Behandlung parteisprachlicher Wörter und Wendungen in Wörterbüchern der deutschen Gegenwartssprache. In: Wiegand, Herbert Ernst (Hrsg.): Studien zur neuhochdeutschen Lexikographie. Bd. 2. Hildesheim/New York: Olms, 87 – 108.

Höffe, Otfried (2010): Der Tod von eigener Hand. Ein philosophischer Blick auf ein Existenzielles Problem. In: Neue Zürcher Zeitung, Nr. 48, 27. 2. 2010, 22.

Kalitzkus, Vera (2009): Dein Tod, mein Leben. Warum wir Organspenden richtig finden und trotzdem davor zurückschrecken. Frankfurt a. M: Suhrkamp.

Kamlah, Wilhelm (1976): Meditatio Mortis. Kann man den Tod „verstehen", und gibt es ein „Recht auf den eigenen Tod"? Stuttgart: Klett.

Kamann, Matthias (2009): Todeskämpfe. Die Politik des Jenseits und der Streit um Sterbehilfe. Bielefeld: transcript.

Lacina, Katharina (2009): Tod. Wien: UTB.

Pawlik, Michael (2009): Wie will man denn zwischen Leben und Tod eine Abkürzung finden? In: Frankfurter Allgemeine Zeitung, 12. 12. 2009, 34.

Polenz, Peter von (1982): Sprachkritik und Sprachnormenkritik. In: Heringer, Hans Jürgen (Hrsg.): Holzfeuer im hölzernen Ofen. Aufsätze zur politischen Sprachkritik. Tübingen: Gunter Narr, 70 – 93.

Polenz, Peter von (1999): Deutsche Sprachgeschichte vom Spätmittelalter bis zur Gegenwart. Bd. III: 19. und 20. Jahrhundert. Berlin/New York: de Gruyter.

Rásonyi, Peter (2010): Britische Regeln zur Sterbehilfe. In: Neue Zürcher Zeitung, Nr. 49, 1. 3. 2010, 3.

Scarano, Nico/Suàrez, Mauricio (Hrsg.) (2006): Ernst Tugendhats Ethik. Einwände und Erwiderungen. München: Beck.

Seel, Martin (2009): Anerkennung und Aufmerksamkeit. Über drei Quellen der Kritik. In: Forst, Rainer/Hartmann, Martin/Jaeggi, Rahel/Saar, Martin (Hrsg.): Sozialphilosophie und Kritik. Frankfurt a. M.: Suhrkamp, 157 – 178.

Stein, Stephan (2008): Verbergen und Verschlüsseln in Todesanzeigen und Nachruf – Über den Umgang mit Tod und Trauer in öffentlicher Kommunikation. In: Pappert, Steffen/Schröter, Melanie/Fix, Ulla (Hrsg.): Verschlüsseln, Verbergen, Verdecken in öffentlicher und institutioneller Kommunikation. Berlin: Erich Schmidt, 223 – 253.

Stötzel, Georg/Eitz, Thorsten (Hrsg.) (2002): Zeitgeschichtliches Wörterbuch der deutschen Gegenwartssprache. Hildesheim: Olms.

Strauß, Gerhard/Haß, Ulrike/Harras, Gisela (1989): Brisante Wörter von Agitation bis Zeitgeist. Ein Lexikon zum öffentlichen Sprachgebrauch. Berlin/New York: de Gruyter.

Tomasello, Michael (2009): Die Ursprünge der menschlichen Kommunikation. Frankfurt a. M.: Suhrkamp.

Tugendhat, Ernst (²1994): Vorlesungen über Ethik. Frankfurt a. M.: Suhrkamp.

Tugendhat, Ernst (2006a): Erwiderungen. In: Scarano, Nico/ Suàrez, Mauricio (Hrsg.), 273 – 312.

Tugendhat, Ernst (2006b): Über den Tod. Frankfurt a. M.: Suhrkamp.

Thyen, Anke (2007): Moral und Anthropologie. Untersuchungen zur Lebensform ‚Moral'. Weilerswist: Velbrück.

Wehler, Hans-Ulrich (2008): Deutsche Gesellschaftsgeschichte. 5. Bd. München: Beck .

Wimmer, Rainer (2000): Sprachkritik in der Öffentlichkeit seit der Mitte des 20. Jahrhunderts. In: Besch, Werner u. a. (Hrsg.): Sprachgeschichte. Ein Handbuch zur Geschichte der deutschen Sprache und ihrer Erforschung. Band 2.2. Berlin/New York: de Gruyter, 2054 – 2064.

Wimmer, Rainer (2003): Wie kann man Sprachkritik begründen? In: Linke, Angelika/Ortner, Hanspeter/Portmann-Tselikas, Paul R. (Hrsg.): Sprache und mehr. Ansichten einer Linguistik der sprachlichen Praxis. Tübingen: Niemeyer, 417 – 449.

Wimmer, Rainer (2009): Die Sprachkritik kommt aus der Sprache selbst: Reflektiertheit ist gefragt. In: Der Sprachdienst, Heft 3-4/2009, 77 – 90.

Wittgenstein, Ludwig (1971): Philosophische Untersuchungen. Frankfurt a. M.: Suhrkamp.

Wohlrapp, Harald (²2009): Der Begriff des Arguments. Über die Beziehungen zwischen Wissen, Forschen, Glauben, Subjektivität und Vernunft. Würzburg: K & L.

Walter Lesch

Zum Verhältnis von Ethik und Rhetorik – Kommunikationsprobleme in anwendungsorientierten Ethikdiskursen

„Moral predigen ist leicht, Moral begründen ist schwer."
(Arthur Schopenhauer)

„Moral predigen ist schwer, Moral begründen unmöglich."
(Ludwig Wittgenstein)

1. Vorbemerkungen

Was sich am Beispiel der Auseinandersetzung um die ethische Bewertung der Stammzellforschung[1] zeigen lässt, hat zahlreiche Parallelen in anderen Bereichen, in denen heute die Expertise von Ethikern gefragt ist. Die Vermittlung ethischer Positionen geschieht in erster Linie über das gesprochene und geschriebene Wort, so dass es sich eigentlich aufdrängt, dem sprachlichen Aspekt des Argumentierens und Überzeugens besondere Aufmerksamkeit zu widmen (vgl. Treml 2000a, vgl. auch Kettner, Wimmer und Spieß in diesem Band). Doch das ist erstaunlicherweise in der seit mehr als einem Jahrzehnt intensivierten Forschung und Lehre in der Ethik nur selten der Fall. Die Moralphilosophie des vergangenen Vierteljahrhunderts hat sich vor allem im deutschsprachigen Raum auf ambitionierte Begründungsprogramme konzentriert, um die Plausibilität einer rationalen Ethik überhaupt nachvollziehbar zu machen. Bei der konkreten Entscheidungsfindung in kontrovers diskutierten Fragen wirken sich die Grundlagendiskurse nicht unbedingt klärend aus, da sie im Vorfeld der jeweiligen Sachgebiete bleiben. Sobald man sich dann aber in die konkreten Themenbereiche hineinbegibt, fällt die Diskrepanz zwischen dem wortreichen Verkünden und Präsentieren bestimmter ideologischer Positionen und dem vergleichsweise spröden Begründen auf. Irgendwie scheinen die meisten Schachzüge vorher schon bekannt zu sein, so dass im ungünstigsten Fall die moraltheoretische Begründungsarbeit nur eine dienende Funktion bei der Zementierung einer Haltung hat, die intuitiv oder im Deutungskontext einer weltanschaulichen Grundoption festgelegt wurde.

In Ergänzung zur *sprachwissenschaftlichen* Auseinandersetzung mit ethisch aufgeladenen Diskursen möchte ich die *Rhetorik* als weitere Gesprächspartnerin ins Spiel bringen. Das mag als provozierend, zumindest aber als erläuterungsbedürf-

---

1 Dieser Text ist die leicht bearbeitete Fassung eines Beitrags zu einer Fachtagung, die im März 2006 zu Überzeugungsstrategien im Diskurs um die embryonale Stammzellforschung in der Akademie Franz Hitze Haus in Münster durchgeführt wurde.

tig empfunden werden, da ich ganz bewusst an einen Zusammenhang anknüpfe, den es in Theorie und Praxis seit der Antike schon mehrfach gegeben hat, der dann aber zunehmend als problematisch eingeschätzt wurde. Betrachten wir Rhetorik als eine rein strategisch ausgerichtete Lehre von der erfolgreichen Redekunst, dann muss in der Tat der Verdacht aufkommen, die Allianz von Rhetorik und Ethik nur zur besseren Durchsetzung von Positionen zu verwenden, die vielleicht aus ethischer Sicht gar nicht die besten sind. Viele der unzähligen Rhetorik-Ratgeber für Manager gehören zu diesem zweifelhaften Genre populärer Anleitungen zum Erlernen von List und Persuasion. Es ist mir deshalb wichtig, gleich zu Beginn zu betonen, dass ich mich von dem negativen Image der Rhetorik distanziere und mich auf eine Neubelebung einer Tradition beziehe, die eine größere Nähe zur philosophischen Argumentationstheorie als zur Ornamentik des schönen Vortrags hat. Den Vorteil dieser neuen Erprobung einer alten Konstellation sehe ich darin, dass die Rhetorik immer schon mit der normativen Dimension des Sprechens vertraut war, während die moderne Linguistik[2] sich methodisch auf eine deskriptive Haltung beschränkt. Die analytische Kraft dieses wissenschaftlichen Zugangs möchte ich keineswegs gering schätzen. Er ist im Gegenteil von großem heuristischem Wert, wenn es um die objektive Bestandsaufnahme des Diskursgeschehens geht. Darüber hinaus scheint es mir aber aufschlussreich zu sein, die Spuren einer ethisch relevanten Rhetorik zu erforschen, die lange vor der Konstituierung der Felder „angewandter Ethiken" berufsspezifische Erfahrungen mit dem Zusammenhang von Ethik und Sprache gemacht hat, weil sie sich für die rhetorische Kompetenz von Rednern in den Feldern Politik, Recht, Religion usw. interessierte und entsprechende Konzepte für die Gestaltung der politischen Rede, der Gerichtsrede, der religiösen Verkündigungsrede usw. entwickelte.

Mir scheint, dass die Vorbehalte gegen Rhetorik überdies mit einer typisch deutschen Traumatisierung zusammenhängen, die auf den demagogischen Missbrauch von politischer Macht zurückgeht. In fast allen anderen europäischen Kulturräumen ist es ein Qualitätsmerkmal, im politischen und übrigens auch im akademischen Bereich ein guter *„public speaker"* zu sein. In Deutschland vertraut man tendenziell immer noch mehr auf den Kern des guten Arguments in der möglicherweise unbeholfenen oder sogar unzulänglichen Verpackung. Im Wissen um all diese Schwierigkeiten und Vorurteile möchten die folgenden Ausführungen zu einer Neuvermessung eines schwierigen Terrains einen bescheidenen Beitrag leisten.

---

2 Anders jedoch die neben der deskriptiven Diskurslinguistik existierenden Ansätze der Kritischen Diskursanalyse bzw. der Critical Discourse Analysis. Vgl. hierzu Wodak/Meyer (2001), vgl. Jäger (2005) und vgl. Fairclough (1995).

2. Ethikkonjunktur und Ethikkrise

Den Ausgangspunkt bildet die Feststellung einer ungewöhnlichen Nachfrage nach ethischer Orientierung in immer komplexer werdenden Gesellschaften. Das ist bemerkenswert, weil die Moralphilosophie über weite Strecken ihrer Geschichte nicht gerade im Rampenlicht der Öffentlichkeit stand und innerhalb der Philosophie einen eher sekundären Platz neben den theoretischen Disziplinen einnahm. Das hat sich seit einigen Jahrzehnten beträchtlich verändert. Von ethischer Beratung wird erwartet, dass sie in Fragen der Wissenschafts- und Gesundheitspolitik, in wirtschaftlichen und ökologischen Debatten und in vielen anderen Zusammenhängen kompetent eingreift und zur Formulierung von konsensfähigen Normen beiträgt. In diesem Sinne hat es eine bereichsspezifische Ausdifferenzierung gegeben, um die Überlegungen allgemeiner Moralphilosophie in den jeweiligen Sektoren angemessen zur Geltung zu bringen. Die Spezialisierung ist mittlerweile so weit fortgeschritten, dass die Spezialisten eines Sektors, beispielsweise der Medizin, mit den Fachleuten anderer Anwendungsbereiche kaum noch kommunizieren können.

Neben der Hyperspezialisierung gibt es aber auch die Notwendigkeit einer allgemein verständlichen Kommunikation, da die Ergebnisse der ethischen Überlegungen nicht allein kleinen Fachzirkeln vorbehalten bleiben sollen. Es ist wohltuend, wenn immer wieder einzelne Autoren es wagen, sich als Generalisten in komplizierte Zusammenhänge einzumischen und mit essayistischen Beiträgen Diskussionen anzustoßen (vgl. z.B. De Dijn 2003). Deshalb beobachten wir eine in diesem Ausmaß noch nicht gekannte Vervielfachung der moralphilosophischen Textproduktion und der Textsorten, derer sich die Autoren im Umgang mit ganz unterschiedlichen Adressatengruppen bedienen. Das geht von der wissenschaftlichen Abhandlung bis zum journalistischen Essay, vom akademischen bis zum populärwissenschaftlichen Vortrag, von der politischen Rede bis zum Debattenstatement, vom Interview bis zur Teilnahme an Talkshows. All diese Formen erfordern recht unterschiedliche rhetorische Mittel und eine sprachliche Flexibilität, die nicht jedem Autor bzw. Redner in die Wiege gelegt ist und die schon gar nicht Gegenstand akademischer Ausbildung ist. In dieser Hinsicht sind uns viele angelsächsische Universitäten einige Schritte voraus.

Die Ausdifferenzierung der Diskurslandschaft wird ebenso wie die generelle Pluralisierung der Lebensverhältnisse eher als Problem denn als Bereicherung empfunden.[3] So beginnen Beschreibungen der ethischen Situation unserer Zeit oft im Ton der Klage: als sei die unübersichtliche Vielfalt von Optionen ein unüberwindliches Hindernis für eine verantwortungsvolle Orientierung. Ein solch kulturpessimistisches Bild lässt sich aber eigentlich nur zeichnen, wenn man an die Eindeutigkeit moralischer Standpunkte und die absolute Transparenz und zwingende Logik von Geltungsansprüchen glaubt. Nur dann ist die Vielfalt der Denk- und Handlungsmöglichkeiten eine Bedrohung der Klarheit des eigenen Stand-

3 Die folgenden Abschnitte sind einem früheren Text entnommen: Lesch (2004: 40f.).

punktes. Mein Zweifel an dieser ethischen Eindeutigkeit ist nun aber keineswegs mit der Absicht verbunden, im Skeptizismus oder Relativismus Zuflucht zu suchen. Es geht mir nicht um eine falsche Bescheidenheit der Ethik, die eben immer nur eine Position unter vielen zur Diskussion stellen könne und deshalb allen anderen Meinungen mit größtem Respekt zu begegnen habe. Diese prinzipielle Offenheit, die nicht mit Gleichgültigkeit zu verwechseln ist, halte ich in einer demokratischen Gesellschaft für selbstverständlich.

Mein Interesse richtet sich vielmehr auf die Korrektur einer Auffassung von Ethik, die meines Erachtens die Struktur moralischer Konflikte nicht angemessen erfasst und genau deshalb in ihrer Beratungskompetenz stark eingeschränkt ist. Nach den Jahren des so genannten Ethikbooms scheinen wir nämlich durchaus wieder in einer Situation angelangt zu sein, in der gelegentlich mit aller Härte von der Ohnmacht und – aus der Sicht einiger Beobachter – von der Irrelevanz ethischer Diskurse gesprochen werden muss, auch wenn die aufgeregten Akteure davon noch gar nichts gemerkt haben. Ethische Beratung ist mit der noblen Absicht angetreten, normative Probleme zu analysieren, konzeptionell zu klären und zu lösen. In vielen Fällen konnte der Streit zwischen unterschiedlichen Positionen aber nicht geschlichtet werden, sondern wurde nur noch deutlicher sichtbar. Wo die Ethik als Krisenlöserin gerufen wurde, musste sie oft eingestehen, noch mehr Öl ins Feuer gegossen zu haben. Wo um Konsens gerungen wurde, stand am Ende ein noch schärferer Dissens von unversöhnlichen Standpunkten.[4] Das wäre nicht weiter dramatisch und könnte sogar als aufrichtiger Klärungsversuch begrüßt werden, wenn nicht das Unbehagen bliebe, die Konfrontation unvereinbarer Positionen letztlich nur durch eine Mehrheitsentscheidung oder durch einen Akt blinder Dezision auflösen zu können. Das Ergebnis wäre dann eine vermeintliche Eindeutigkeit, die aber das Konfliktpotential der ursprünglichen Gegensätze nicht wirklich aufzufangen vermag.

Es liegt also nahe, die Blickrichtung zu ändern und das Profil der Ethik anders zu definieren. Mein Vorschlag lautet, Ethik als eine Theorie der praktischen Interpretationskonflikte zu entfalten und den Schwerpunkt bei der Analyse von Dissens, Konflikt und Widerstreit und deren sprachlicher Artikulation zu setzen. Mich interessieren jene Bruchstellen der ethischen Diskussion, wo die Plausibilitäten schwinden, wo die von allen Gesprächspartnern geteilten Hintergrundtheorien nicht mehr evident sind und unterschiedliche Interpretationen der Wirklichkeit zu gegensätzlichen Normierungsvorschlägen führen. Der sanfte Zwang der besseren Argumente scheint dort nicht zu überzeugen, wo die Positionen schon ziemlich festgefahren sind. Dann wäre es aber doch von Interesse, jene Voraussetzungen zu rekonstruieren, die eine argumentative Auflösung von Meinungsverschiedenheiten erschweren oder gar unmöglich machen. Den ethischen Pluralismus möchte ich als einen Pluralismus der *Überzeugungen* nachvollziehbar machen. Damit verbinde ich die These, dass sich nicht in erster Linie unterschiedliche Tatsachenurteile, Argumente und Moraltheorien gegenüberstehen, sondern

4 Vgl. zu einigen Aspekten der gegenwärtigen Ethikkrise Taureck (1992).

mehr oder weniger kohärente Weltbilder mit ihren anthropologischen, gelegentlich auch religiösen Hintergrundannahmen.[5] Im Verhältnis zu diesen erkenntnisleitenden Plausibilitäten ist der ethische Diskurs immer erst ein sekundäres Ereignis, das von professionellen Ethikerinnen und Ethikern manchmal für das primäre „Material" der Auseinandersetzung gehalten wird.

Der Ausgangsthese von der Vielfalt der Überzeugungen als dem lebensweltlichen Bezugspunkt der Ethik ist noch die verstärkende Zusatzthese beizufügen, dass die Überzeugungen nicht nur theoretische Konstrukte und rhetorisch zu kommunizierende Positionen, sondern in privaten und beruflichen Kontexten *praktisch gelebte* Haltungen sind. Es geht also bei den meisten ethisch relevanten Konflikten nicht allein darum, ein Problem so oder auch anders aus intellektueller Distanz zu beurteilen, sondern es zu einem bereits praktizierten Ethos und Engagement in Beziehung zu setzen. Wenn wir diesen Zugang wählen, ist die widersprüchliche Vielfalt der individuellen und intersubjektiv geteilten Überzeugungen für die Ethik kein Hindernis, sondern ganz im Gegenteil eine Garantie für die Vitalität der Ethik, die ihre Daseinsberechtigung zu einem wesentlichen Teil den Pluralisierungstendenzen unserer Gesellschaft verdankt. Ethische Diskurse bilden Pluralität ab und haben ihrerseits im Bewusstmachen von Vielfalt noch einmal eine pluralisierende Wirkung.

Eine rhetorisch sensible Ethik könnte meines Erachtens der hier diagnostizierten Situation Rechnung tragen, indem sie die existentielle und gesellschaftliche Bedeutung des Streits um Überzeugungen ernst nimmt. Hinter dem Gegensatz von Überzeugungen verbirgt sich mehr als nur eine Argumentationsblockade, die sich mit den Mitteln der Logik auflösen ließe. Selbst bei der Verständigung der Konfliktparteien auf einen moralischen Standpunkt im Sinne der Berücksichtigung der legitimen Interessen aller Betroffenen bleibt die Diversität der betroffenen Personen und ihrer für normative Fragen unterschiedlichen Bewertungsmaßstäbe eine Quelle heterogener Perspektiven. Die Kunst ethischen Argumentierens im Widerstreit der Überzeugungen besteht nicht in der Kreation einer künstlichen Einheitssprache – eines ethischen Esperanto –, sondern im geduldigen Erlernen der jeweils anderen Sprachen, die prinzipiell übersetzbar sind, wobei im Verlauf der Übersetzungsarbeit gelegentlich mit dem Verlust von Nuancen und mit Missverständnissen zu rechnen ist.

3. Alles nur Rhetorik?

Die von mir soeben vorgenommene Beschreibung steht in Spannung zu einem Wissenschaftsideal, das bei konsequenter Anwendung auf die Ethik zur Schlichtung der Konflikte durch geduldige Sprachanalyse führen müsste. Die ganze Aufgeregtheit ethischer Diskurse wäre demnach zu vermeiden, wenn wir unseren Verstand nicht durch unpräzisen Sprachgebrauch verhexen ließen. Eine aller

5 Für den Bereich der Gentechnologie und Gentherapie ist das sehr erhellend dargestellt in Gelhaus (2006).

rhetorischen Effekte entkleidete Sprache müsste zum eigentlichen Streitpunkt vorstoßen und eine rationale Entscheidungsfindung erleichtern. In der sprachanalytischen Philosophie des 20. Jahrhunderts gab es eine bedeutsame Strömung, die auch die Ethik zu revolutionieren versuchte, indem sie moralsprachliche Ausdrücke auf ihren Gebrauch untersuchte. Jenseits des Moralisierens sollte festgestellt werden, wie die Grundbegriffe unseres ethischen Vokabulars funktionieren, um zu einem kontrollierten Umgang mit der Sprache anzuregen (vgl. Grewendorf/Meggle 1974 und Hare 1983).

Allen guten Absichten zum Trotz hat die werturteilsenthaltsame Vorgehensweise der analytischen Ethik nicht zu einer allgemeinen Verbesserung der ethischen Kommunikation beigetragen. Bis zur Neuentdeckung von Gerechtigkeitsfragen im Umfeld der amerikanischen Bürgerrechtsbewegung in den 60er Jahren und in anderen Kontexten war es sogar zu einem erheblichen Relevanzverlust der analytisch abgeklärten Moralphilosophie gekommen, die sich nicht in die Niederungen aktueller Streitfragen begeben wollte. Zum Glück hat sich die Lage inzwischen erheblich verändert. Auch wenn man der Ethik manchmal noch vorwirft, sie sei nah am Streit angesiedelt (vgl. Luhmann 1990: 26) oder sie neige zur unangemessenen Panikmache (vgl. Ogien 2004: 45-50), so dürfte sich doch die Auffassung durchgesetzt haben, dass es sich bei Ethik um weit mehr handelt als um bloßes Wortgeklingel. Ethische Diskurse sind Antwortversuche im Umgang mit Fragen, die nicht aus reiner Lust am Disputieren in den Raum gestellt wurden oder die allein der Bestätigung oder Widerlegung einer Doktrin dienen. Im besten Fall sind es ernsthafte Fragen, deren Beantwortung nach ergebnisoffenen Untersuchungen und Gesprächen verlangt, weil die gesuchten Antworten nicht automatisch aus obersten Prinzipien abgeleitet werden können. Um den dialogischen Charakter ethischer Problemanalyse zu verstehen, ist es manchmal wichtig, ausdrücklich die Frage nach der Frage zu stellen, auf die die Ethik eine Antwort geben soll.[6] Dieser Frage-Antwort-Zusammenhang geht im Eifer des Gefechts um Überzeugungen oft verloren, so dass nur noch Antwortfragmente dastehen, die ohne die dazugehörigen Fragen wenig Sinn machen.[7]

Hier könnte eine verstärkte Sensibilität für die Pragmatik und Rhetorik ethischen Sprechens Perspektiven eröffnen für die Situierung der jeweiligen Kontroversen in einem Kommunikationszusammenhang, der nicht einfach wie ein Naturereignis gegeben ist, sondern kultiviert werden muss. (Vgl. hierzu Wimmer in diesem Band) Es versteht sich von selbst, dass Traditionen der Redekunst bei der Erfüllung dieser Aufgabe keinen Monopolanspruch haben. Aber sie spiegeln Erfahrungen mit der anspruchsvollen Strukturierung eines Diskursuniversums, das nicht einzig und allein Kriterien wissenschaftlicher Rationalität gehorcht,

---

6 Vgl. dazu Abel (2000). Speziell zur Hermeneutik verschiedene Aufsätze in Gadamer (1993), die als Ergänzungen zu „Wahrheit und Methode" zu lesen sind.

7 Die Ausblendung solcher Zusammenhänge gehört zu den typischen Defiziten jeglicher Art von religiösem Fundamentalismus. Eine amüsante Illustration sah ich auf einer Karikatur, die zwei Personen zeigt: einen religiöser Eiferer, der lautstark bekennt „Christ is the answer", und einen skeptischen Zeitgenossen, der irritiert fragt „What was the question?".

sondern in dem Menschen aus Fleisch und Blut handeln und ihre kognitiven und affektiven Begabungen einbringen. Die Erinnerung an eine jahrhundertealte Parallelgeschichte von Ethik und Rhetorik (vgl. Wils 2006: 327) kann bei einer klassischen Kurzformel anknüpfen, mit der die drei wichtigsten Überzeugungsmittel der Rede zusammengefasst werden: *Ethos, Pathos* und *Logos*. Mit *Ethos* ist die persönliche Überzeugungskraft des Redners gemeint, seine Tugend, seine Authentizität. Dieser Aspekt der Glaubwürdigkeit fließt unweigerlich in die Beurteilung einer Rede ein. *Pathos* zielt auf das Publikum, seine Fragen, Emotionen und Werte. All diese Aspekte werden artikuliert unter den Bedingungen des *Logos*; wir würden heute vielleicht von „Diskursrationalität" oder „Argumentationslogik" sprechen, um diese objektivste Ebene des sprachlichen Geschehens zu charakterisieren. Die Aspekte lassen sich nicht voneinander trennen und ergeben erst im Wechselspiel jenen Reichtum des Ausdrucks, der die Analyse so schwierig und interessant macht.

Die Redekunst verfügt selbstverständlich über keine Kriterien für die Steuerung der gesellschaftlichen Vielfalt. Aber sie bietet durch die Inventarisierung und den dadurch leichteren Vergleich rhetorischer Effekte Analyseinstrumente an, die sich auf die Präsentation von manchmal diametral entgegen gesetzten Überzeugungen und auf Strategien des Überzeugens anwenden lassen. Im Laufe der Neuzeit hat es immer wieder konservative Befürchtungen gegeben, pluralistische Gesellschaften neigten zu chaotischen Verhältnissen, seien unregierbar und erschwerten die Integration der Bürgerinnen und Bürger, da es zu wenige gemeinsame Bezugspunkte gebe. Deshalb werden so gerne die Grundwerte beschworen, die als politische Minimalmoral unverzichtbar seien, um das Auseinanderdriften gesellschaftlicher Gruppen zu verhindern, die sich sonst nur noch zur Verteidigung ganz bestimmter Vorteile organisieren. Der vollständig neutrale Staat erstarre zum bürokratischen Moloch, der formal die Gleichheit der Bürger respektiere, ansonsten aber keine inspirierende Kraft habe und dem Antagonismus der Interessen und der weltanschaulichen Überzeugungen freien Lauf lasse.

Die strikte Trennung zwischen den privaten Überzeugungen und dem neutralen Forum öffentlicher Vernunft ist zwar ein Vorschlag, der sich prinzipiell bewährt hat. Ganz befriedigend ist die darin enthaltene Antwort auf das mit Überzeugungen verbundene Konfliktpotential aber nicht, da es letztlich ja doch wieder Individuen mit ihren persönlichen Werthaltungen sind, die sich in öffentlichen Debatten artikulieren und sich dabei auf die kulturellen Ressourcen ihrer Lebenswelt beziehen. Vielleicht tut sich die deutschsprachige Tradition in besonderer Weise schwer, eine Ethik der Überzeugungen weiterzuentwickeln, weil deren Semantik durch verschiedene kritische Reaktionen auf die Schattenseiten von Überzeugungen belastet ist. Ein Vergleich mit dem französischen und dem englischen Sprachgebrauch lässt dieses dauernd mittransportierte Unbehagen noch deutlicher hervortreten.

Im Deutschen werden *Überzeugung* und *Gesinnung* als Synonyme verwendet, wobei die *Gesinnung* durch Max Webers Gegenüberstellung von Gesinnungs- und Verantwortungsethik eine zweifelhafte Karriere im moraltheoretischen Vokabular gemacht hat und eher mit borniert-kompromisslos vertretenen Positionen in Verbindung gebracht wird. Ähnliches gilt auch vom nach sturen Grundsätzen handelnden Überzeugungstäter. Aber es gibt auch den argumentativen Versuch des Überzeugens, das sich durch die Nachvollziehbarkeit der Gründe und das gelebte Zeugnis vom Überreden unterscheidet. Schwierig wird es erst, wenn Überzeugungen zu unumstößlichen Klarheiten erstarren, über die sich nicht mehr reden lässt, wenn also aus harmlosen Menschen gefährliche Fanatiker werden. Vor starken Überzeugungen müssen wir also auf der Hut sein. Auch wer sich und andere belügt, hat sich die Verdrehung der Tatsachen möglicherweise so zurechtgelegt, dass er oder sie die eigene Sicht der Dinge als einen Ausdruck tiefster Überzeugungen darstellt und sogar als solchen empfindet.

Schauen wir in die Tradition der angelsächsischen Aufklärungsphilosophie, so begegnen wir im Umgang mit Überzeugungen einer größeren terminologischen Gelassenheit, die sich am zentralen Stellenwert der *beliefs* im Werk David Humes studieren lässt, im Pragmatismus fortwirkt und in der analytischen Tradition des 20. Jahrhunderts erneut zu Ehren kommt. Dabei ist schon bemerkenswert, dass ein theologisch konnotierter Begriff unbefangener benutzt wird. Für ein im Empirismus wurzelndes Denken ist es immerhin interessant, dass gerade nicht die Möglichkeit eines direkten Zugriffs auf Tatsachen behauptet wird, sondern eine kritische Auseinandersetzung mit unseren Konstruktionen von Wirklichkeit, deren empirische Grundlagen in der emotionalen Verfasstheit unserer Welterschließung liegen. Damit sind wichtige Weichenstellungen für Wahrheitstheorien gemacht, deren Diskussion die Gemüter bis heute erhitzt.

Spuren des analytischen Denkens gibt es inzwischen längst in der französischen Philosophie, die das englische *belief* folgerichtig mit *croyance* übersetzt und damit ebenso den Zusammenhang mit dem Glauben herstellt, der im deutschen Wort *Überzeugung* nur durch die semantische Nähe zum religiösen Bezeugen herzustellen ist. Ansonsten dominiert im Französischen gegenwärtig das Wort *conviction* als Inbegriff einer auf Evidenzen beruhenden persönlichen Gewissheit.[8] Eine *conviction* hat den Charakter des Bekenntnishaften, der mit Nachdruck vertretenen Auffassung, die zur Identität der Person gehört, zu ihrem Anspruch auf Glaubwürdigkeit und Wahrhaftigkeit. Wer eine Überzeugung mitteilt, gibt etwas von sich preis, macht sich einerseits angreifbar und verletzlich, appelliert andererseits aber auch an die Offenheit der Gesprächspartner, den Standpunkt zu hören und vielleicht auch zu übernehmen. Damit kommt die werbende, missionarische, persuasive Komponente ins Spiel, die mit starken Überzeugungen verbunden ist.

Den Vergleich der Überzeugungssemantik im Deutschen, Englischen und Französischen habe ich nicht angestellt, um daraus voreilige Schlussfolgerungen hinsichtlich unterschiedlicher Kommunikationskulturen zu ziehen. Mir genügt die Feststellung, dass in allen drei Sprachen mit dem Verweis auf Überzeugungen und die Rhetorik des Überzeugens ein neuralgischer Punkt ethischer Kommuni-

---

8 *Conviction* gehört auch zum englischen Sprachgebrauch. Das deutsche *Konviktion* als Überführung eines Angeklagten durch geeignete Beweismittel ist veraltet. Im französischen *pièce à conviction* (Beweisstück) gibt es diese juristische Verwendung noch.

kation getroffen ist. Offensichtlich greifen die üblichen Unterscheidungen zwischen kognitivistischen und emotivistischen Theorien zu kurz, da Überzeugungen ihre kommunikative Kraft gerade im irritierenden Spannungsfeld zwischen Vernunft und Gefühlen entwickeln. Darin sind Überzeugungen den Wünschen verwandt, einem anderen vernachlässigten Thema der Moraltheorie. Die ernsthafte Bearbeitung solcher Fragen scheint mir im Wesentlichen dadurch behindert oder sogar blockiert zu sein, dass die Artikulation von Überzeugungen immer wieder in den privaten Bereich persönlicher Werthaltungen abgeschoben wird, weil sie dort angeblich kein Unheil anrichten können, in öffentlichen Auseinandersetzungen aber zum Sprengstoff werden. Ich halte diese Strategie angesichts der Frontstellungen in vielen ethischen Fragen für unangemessen. Gerade wer an der Fähigkeit moderner Gesellschaften zu Konsensfindung und Integration unterschiedlicher weltanschaulicher Orientierungen interessiert ist, kann die Augen vor der Vielfalt der Überzeugungen nicht verschließen.

Der Weg der Ethik angesichts der Angst vor dem Relativismus und dem Zweifel an der Rationalität in normativen Zusammenhängen führt also notgedrungen in die Erforschung von Überzeugungen als einem Kristallisationspunkt von typischen Konflikten pluralistischer Gesellschaften. Um es zusammenfassend zu sagen: Vor Menschen mit Überzeugungen ist zu warnen, vor Menschen ohne Überzeugungen auch. Mit anderen Worten: Für die ethische Reflexion führt an Überzeugungen kein Weg vorbei. Das gilt, wie noch zu zeigen sein wird, in besonderer Weise für die Bioethik.

4. Ein Blick zurück in die Antike und deren Rezeptionsgeschichte

Philosophiegeschichtliche Rückblicke haben für das Verständnis unserer heutigen Probleme meist nur einen begrenzten Erklärungswert. Es ist jedoch von Interesse, dass die Frage nach dem Verhältnis von Ethik und Rhetorik in der griechischen Antike ziemlich früh eine wichtige Rolle gespielt hat. Konkret handelt es sich um eine unter der Bezeichnung ‚Sophistik' zusammengefasste Philosophengruppe, die in der vorsokratischen Periode, die auch als ‚griechische Aufklärung' bezeichnet wird, für eine ganz neuartige Präsenz der Philosophie in den öffentlichen Angelegenheiten der Polis sorgte (vgl. Taureck 1996). Sokrates war vermutlich auch ursprünglich dieser Reformbewegung der Weisheitslehrer zuzuordnen. Viele Spuren sind jedoch verwischt, weil wir diese spannende und innovative Phase des Denkens und Disputierens vor allem durch die Brille Platons wahrnehmen, der aus seiner Ablehnung der Sophisten keinen Hehl macht. Bezeichnenderweise ist in unserem Sprachgebrauch das Wort ‚Sophisterei' ein Synonym für ‚Haarspalterei'.

Die negative Einschätzung der Sophistik bezieht sich auf einen aus heutiger Sicht ungewöhnlich ‚modernen' Denkansatz in den Strukturen der antiken Polis. Die Sophisten traten nämlich mit dem Anspruch auf, vorgegebene Denkmuster kritisch zu hinterfragen und die großen Autoritäten der Tradition zu relativieren. Sie lehnten es ab, die unabänderliche Ordnung eines nach den Gesetzen der Natur in jeder Hinsicht durchstrukturierten Kosmos anzuerkennen und verwiesen stattdessen auf die von Menschen gemachten Regeln im rechtlichen und moralischen Bereich. Wenn es sich bei diesen Regeln um kontingente Setzungen handelt, dann können auch Änderungen vorgenommen werden, sofern sich überzeugend dafür argumentieren lässt. Es kann nicht verwundern, dass diese Haltung radikaler Aufklärung bei einigen Sophisten auch eine religionskritische Spitze hatte. Die Götter seien Erfindungen der Menschen, die mit der Fiktion einer übernatürlichen Ordnung gesellschaftliche Kräfteverhältnisse absichern wollen. Dagegen steht der bekannte *Homo-mensura-Satz* des Protagoras: „Der Mensch ist das Maß aller Dinge" (vgl. dazu Taureck 1996: 98-111).

Ein so kritisches, flexibles und strategisch einsetzbares Denken war für die Austragung von Interessen- und Überzeugungskonflikten in der Polis von unmittelbarem praktischem Wert. Mit der Hilfe der sophistischen Redekunst glaubten einflussreiche Bürger ihre Anliegen noch besser vertreten zu können, indem sie Skeptiker und Gegner für ihre Sicht der Dinge gewannen und Mehrheiten organisieren konnten. In diesem Zusammenhang wurde gegen die sophistische Politikberatung der Vorwurf erhoben, letztlich mit den Mächtigen im Bunde zu sein und sich für die Entwicklung durchsetzungsfähiger Konzepte letztlich sogar kaufen zu lassen. Dieses wenig schmeichelhafte Image hat sich bis in unsere Zeit gehalten und spiegelt sich in gewisser Weise in negativen Äußerungen über Auswüchse ethischer Beratung in der modernen Demokratie. Damit steht die Vermutung im Raum, ethische Expertise ließe sich instrumentalisieren. Gegen unliebsame Gutachter werden Gegengutachter aufgeboten. Kommissionen können strategisch besetzt werden, um gewünschte Ergebnisse zu präjudizieren.

Nach diesem unkonventionellen historischen Start der Parallelgeschichte von Ethik und Rhetorik kann es nicht länger verwundern, dass die Rhetorik ein schwieriges Erbe hat, von dem aber auch eine eigenartige Faszinationskraft ausgeht. Die Anthropozentrik und die Moralkritik der Sophisten waren kalkulierte Tabubrüche in einer von Traditionen bestimmten Welt. Ohne diese Impulse wäre die klassische Periode, die wir mit den Namen Sokrates, Platon und Aristoteles verbinden, überhaupt nicht denkbar gewesen. Alle verbindet das Interesse an vernünftigem Argumentieren und dialogischer Wahrheitsfindung, eine Fixierung auf den Gebrauch der Sprache, außerhalb derer sich keine Verständigung erzielen lässt. Es war Platon, der mit dem angeblichen Opportunismus und den Verführungsstrategien der Sophisten scharf ins Gericht ging. Für ihn galt es als selbstverständlich, dass Sprache nicht zu Herrschaftszwecken instrumentalisiert werden darf. Deshalb begegnen wir in seinen Dialogen so häufig den Porträts, oft auch Zerrbildern von Sophisten, die als Kontrastfolie für die aufrichtige Wahrheitsliebe im Sinne der platonischen Ideenlehre dienen.

Dass Platons Verdikt über die Rhetorik nicht das letzte Wort haben sollte, verdanken wir seinem Schüler Aristoteles, der ein in der philosophischen Rezeption lange Zeit an den Rand gedrängtes Buch zur Rhetorik vorgelegt hat, in dem er zu einer deutlich anderen Einschätzung kommt als Platon. Für Aristoteles verliert die Rhetorik das Anrüchige und wird zu einem Experimentierfeld „angewandter Ethik" (vgl. zu dieser Charakterisierung Höffe 1996: 62) vor allem in der politischen Arena. Mit der Auflistung stilistischer Mittel, die zur Überzeugungsarbeit eingesetzt werden können, nimmt der Autor spätere rhetorische Handbücher vorweg und wirbt für den Wert, den eine genaue Kenntnis solcher Ausdrucksformen für mündige Bürger hat. Hier wird unmissverständlich dargelegt, dass Kommunikation sich in den Bahnen realer sprachlicher Gegebenheiten vollzieht und nicht in einem direkten und privilegierten Zugriff auf das, was emphatisch als Wahrheit bezeichnet wird. Aristoteles ist also gewissermaßen ein Sprachpragmatiker *avant la lettre* und ein Fortsetzer der sophistischen Aufklärung unter neuen ethischen Prämissen, die gegen den niemals ganz auszuschließenden Manipulationscharakter der Rhetorik gerichtet sind.

Mit der von Aristoteles begründeten Tradition war eine Wertschätzung der Redekunst ermöglicht, die sich bildungspolitisch durch die Jahrhunderte ziehen sollte: von den Klassikern der lateinischen Antike (Cicero, Quintilian) über die mittelalterlichen *artes liberales* bis zu den Humanisten der Renaissance (z.B. Erasmus von Rotterdam). Sie alle haben an der Erforschung von rhetorischen Mitteln mitgewirkt, die sich konkret in der Ausbildung für bestimmte Berufe bewährte. Um eine komplizierte Geschichte in äußerster Verkürzung zu erzählen, muss daran erinnert werden, dass der Makel des Missbrauchs wortgewaltiger Rede niemals ganz von der Rhetorik gewichen ist, die sich zuletzt nur noch als bildungsbürgerliches Relikt einer längst vergangenen Zeit in die Gegenwart retten konnte. Doch es hat erfolgreiche Versuche der Wiederbelebung gegeben. Ich möchte zwei Beispiele nennen, denen ich mich in besonderer Weise verbunden fühle. Das eine ist die Tübinger Schule um Walter Jens, der mit dem Seminar für Allgemeine Rhetorik seit 1967 einen Ort geschaffen hat, der interdisziplinäre Studien zur Sprache der Wissenschaften und der Medien in Kooperation mit den traditionellen Kulturwissenschaften angeregt hat (vgl. Ueding/Steinbrink 1986: 186-189). Das zweite Beispiel ist das im deutschsprachigen Raum erst noch intensiv zu entdeckende Werk des in Warschau geborenen belgischen Logikers, Juristen und Philosophen Chaim Perelman (1912-84), der seit den 50er Jahren eine Argumentationstheorie entwickelt hat, die auf Elemente der aristotelischen Rhetorik zurückgreift und mehr zu sein beansprucht als eine Stillehre. Perelman entwickelte die regulative Idee eines universellen Auditoriums, das von Geltungsansprüchen nur dann überzeugt werden kann, wenn verallgemeinerungsfähige Argumente vorgetragen werden.[9] Perelmans Programm wird heute an der *Université libre de Bruxelles* von Michel Meyer, einem renommierten Aristoteles-Forscher und Rhetorik-Spezialisten, fortgesetzt (Meyer 2004).

---

9 Der erstmals 1958 publizierte Grundtext der „nouvelle rhétorique" ist jetzt in deutscher Übersetzung zugänglich, wodurch der Rezeptionsprozess hoffentlich beschleunigt wird: Perelman/Olbrechts-Tyteca (2004). Es ist nicht übertrieben, dieses Buch als einen Vorläufer der Diskursethik von Apel und Habermas zu betrachten.

5. Ethik und Sprache: zur Vermittlung von Überzeugungsstrategien

Eine für rhetorische Effekte sensibilisierte Ethik hätte den Vorteil, den jedes Gespräch im Keim erstickenden Kult der Unmittelbarkeit zu vermeiden. Wir stoßen niemals direkt zum Kern der Dinge vor, sondern nähern uns im Medium der Sprache und in nicht sprachlichen Medien. Die Kenntnis dieser Vermittlungsebenen schärft den Blick für typische Argumentationsfehler, die oft ohne böse Absicht unterlaufen. Im Anschluss an Alfred K. Treml nenne ich nur einige dieser Muster (Treml 2000b):

- Argumente ad hominem (Wechsel von der Sachebene auf die persönliche Ebene, z.B. durch Hinweise auf die Biographie eines Betroffenen);
- Wortmagie (z.B. negativ besetzte „Kältemetaphern" wie „Sozialtechnologie");
- Bahnungseffekte (allgemeine und affirmative oder negative Urteile, die auf eine bestimmte Bewertung sowohl von Details als auch von größeren Zusammenhängen einstimmen);
- Leerformeln (gegen Kritik immune und nicht diskutierbare Allgemeinplätze);
- Essentialismus (gegen Kritik immunisierender Wechsel von konkreten Beobachtungen zum vermeintlichen Wesen einer Sache);
- Naturalistischer Fehlschluss (Schluss vom Sein auf das Sollen).

Bei einer klugen Nutzung rhetorischer Potentiale unterstützen sich Ethik und Rhetorik wechselseitig in der Korrektur ihrer jeweiligen Sehschwächen. Die Ethik bedarf der rhetorischen Aufklärung, um Geltungsansprüche adäquat artikulieren zu können. Und die Rhetorik bedarf der ethischen Aufklärung, um nicht blind Techniken anzuwenden, die auch der Verfolgung nicht akzeptabler Ziele dienen.

Eine rhetorisch informierte Ethik ist offen für die Erweiterung der Diskursrationalität in den Bereich der Emotionen und Passionen, die gerade auch in einer deliberativen Demokratie zum Stil der Auseinandersetzung gehören (vgl. Walzer 1999: 66-94). Die Allianz von Ethik und Rhetorik verstehe ich als Beitrag zur Erziehung zu mehr Sprachkompetenz (auch im Sinne der oben angesprochenen „ethischen Mehrsprachigkeit") und zur Befähigung zur Sprachkritik, mit der sich einerseits Argumentationsfehler weitgehend vermeiden lassen, andererseits die Entfaltung impliziter normativer Gehalte vorantreiben lässt. Denn nur wenn die offenen oder versteckten normativen Aspekte einer Meinung, Behauptung oder Überzeugung explizit gemacht werden, kann der faire Streit um die besseren Argumente gelingen (vgl. Brandom 2000). Sonst bleibt es nur bei einem Schlagabtausch unverrückbarer Positionen.

6. Rhetorische Herausforderungen „angewandter" Ethik am Beispiel der Bioethik

Von allen sektoriellen Ethiken[10] ist die Bioethik in den vergangenen Jahren am stärksten ins öffentliche Bewusstsein getreten, weil es hier um Debatten geht, die einerseits hochgradig spezialisiert sind, andererseits aber an existentielle Fragen von Leben und Tod, Glück und Leiden, Planbarkeit und Endlichkeit, Gestaltungsmacht und Unverfügbarkeit rühren.[11] Die Kontroversen um Stammzellforschung und Embryonenschutz (vgl. Lesch 2005) wurden zum Austragungsort von grundsätzlichen Positionierungen, die aus dem Gegensatz der Expertenmeinungen einen Konflikt der Weltanschauungen machten, bei dem extrem starke Wertungen ausgesprochen wurden, die eine Konsensfindung beinahe unmöglich machten. Unter diesem Druck kam die Bioethik selbst auf die Anklagebank, da ihr unterstellt wurde, keine ergebnisoffene Beratung anzubieten, sondern Lobbyarbeit für bestimmte Positionen zu leisten und entsprechende Legitimierungsstrategien zu erarbeiten. In solchen Situationen ist die Kunst des ethischen Kompromisses fast nicht zu realisieren, obwohl es aufschlussreiche Beispiele gibt, wie das am 1. Juli 2002 in Deutschland in Kraft getretene Stammzellgesetz zeigt.

Hier wurde im Vorfeld mit harten rhetorischen Bandagen gekämpft, um Gefühle zu mobilisieren, Gegner zu dämonisieren und die Unausweichlichkeit des eigenen Standpunkts zu unterstreichen. Es gibt im klinischen Alltag zahlreiche ethische Fragen, deren Beantwortung weitaus mehr unter den Nägeln brennt als die Regelung des Umgangs mit embryonalen Stammzellen. Doch die öffentliche Aufmerksamkeit und die politische Agenda folgen anderen Kriterien. Eines ist sicher: Der Faszination der Publikationen über die noch relativ junge Forschung an Stammzellen kann man sich nicht entziehen. Der nüchternen Welt wissenschaftlicher Fakten gibt es einen fast schon mythologischen Glanz, mit der Hypothese nahezu uneingeschränkt einsetzbarer Zellen zu arbeiten, die krankes Gewebe regenerieren helfen und damit die Sehnsucht nach ewiger Jugend oder – etwas prosaischer ausgedrückt – einer höchst effizienten Reparaturmedizin wecken. Neben dem Sensationswert, der mit der Dialektik des Fortschrittsmythos zu tun hat, transportiert die Diskussion über Stammzellen eine symbolische Dimension, die sich aus dem äußerst sensiblen Thema der Embryonenforschung ergibt, die wiederum an Emotionen rührt, die nicht leicht in einen rationalen Diskurs überführt werden können. Wer sich als interessierter Laie zum Thema Stammzellen zu Wort meldet, spricht meist nicht nur über eine pragmatische Regulierung der Forschung, sondern zugleich und in oft wenig strukturierter Weise über mehrere grundlegende Themen der Ethik und Anthropologie und über eigene Präferenzen und Ideale. Das macht diese Debatte auch über den biopolitischen Regelungsbedarf hinaus interessant.

---

10 Vgl. zu Grundsatzproblemen „angewandter Ethik" die Beiträge in Kettner (2000) und Ott (1996).

11 Vgl. zu den damit verbundenen Tabuisierungen und Liberalisierungen die Beiträge in Birnbacher (2000).

Mit dem Streit um die Stammzellforschung hatte die Ethik unter veränderten Vorzeichen erneut eines ihrer Standardthemen zu bearbeiten: die normativen Unklarheiten beim Schutz des beginnenden menschlichen Lebens. Während einerseits die Schutzwürdigkeit des Lebensanfangs eine moralische und rechtliche Selbstverständlichkeit ist, stellten sich doch bei der Definition und Bewertung dieses neuen Forschungsgebiets einige Fragen, deren Beantwortung nicht ohne Rückwirkung auf die üblichen Positionen bleiben sollte. Es ging nicht einfach um eine Konfrontation zwischen unerbittlichen Lebensschützern und hemmungslosen Forschern, die keinen Respekt vor dem Wert des unter besonderem Schutz stehenden Lebensanfangs haben. Die Argumente waren subtiler und unterliefen die bekannten Gegensätze.

Stark vereinfachend könnte man sagen, dass sich die Konzepte einer „Ethik der Würde" und einer „Ethik der Interessen" gegenüberstehen. Da der Verweis auf die Menschenwürde speziell im Kontext der frühen Embryonalentwicklung auf Schwierigkeiten stößt, erlebt nach meiner Wahrnehmung der internationalen Debatte die Legitimierung einer Ethik der Forschungs- und Heilungsinteressen einen weiteren Plausibilisierungsschub, der die Kräfteverhältnisse auf dem Gebiet der politisch durchzusetzenden ethischen Überzeugungen deutlich verändert.

Um die aufgeregte Debatte im Kontext der Stammzellforschung zu verstehen, müsste der Tabubruch präzise beschrieben werden, der den ambitionierten Forschern, die auf grünes Licht für ihre Projekte warten, zum Vorwurf gemacht wird. Ist denn wirklich ein Dammbruch passiert, der sich von allen bisherigen Arbeiten im Bereich der Embryologie radikal unterscheidet? Dies scheint insofern nicht der Fall zu sein, als der umstrittene Zugriff auf die begehrten Zellen mit der Technik der Befruchtung *in vitro* längst gegeben ist. Wer prinzipiell der Möglichkeit zustimmt, Embryonen aus reproduktionsmedizinischen Gründen einer genaueren Untersuchung, etwa dem Test der Präimplantationsdiagnostik (PID), zuzuführen, begibt sich auf den Weg eines selektiven Umgangs mit diesen frühen Formen menschlichen Lebens. Nicht aus jeder befruchteten Eizelle entsteht ein neuer Mensch, auch nicht auf dem natürlichen Weg der Fortpflanzung. Falls die PID dabei hilft, das moralische Problem des Schwangerschaftsabbruchs zu vermeiden, dürfte sie sich eher als Beitrag zum Schutz des vorgeburtlichen Lebens empfehlen.

Warum, so fragen die Befürworter der Forschung an embryonalen Stammzellen, sollte es verwerflich sein, an Embryonen, die ohnehin nicht mehr zum Transfer in den Uterus vorgesehen sind, Untersuchungen vorzunehmen, die das Verständnis der embryonalen Entwicklung und die Aussichten auf die Heilung von Krankheiten in einem ungekannten Ausmaß vermehren werden? Dazu wird kein menschliches Leben manipuliert, kein Mensch getötet, kein neuer Mensch gezüchtet. Es geht lediglich um die Nutzung eines Gewebes, dessen Potential für die Entwicklung zu einem Fötus überhaupt nicht bestritten wird, für das es aber offensichtlich kein „elterliches Projekt" gibt, so dass es zur Konservierung eingefroren oder zur Vernichtung freigegeben würde.

Die Empörung über die Anliegen der Stammzellforschung ist nur zu verstehen, wenn von Anfang an ein starker Missbrauchsverdacht im Raum steht und wenn dem bedingungslosen Schutz der embryonalen Lebensform absolute Priorität eingeräumt wird. Die Fronten sind dann leicht definiert. Auf der einen Seite steht die medizinische Wissenschaft, die nicht vor der Zerstörung von embryonalem Gewebe zurückschreckt, um wertvolles „Material" zu gewinnen. Auf der anderen Seite steht das Ideal eines umfassenden Lebensschutzes, bei dem es gerade angesichts des Menschseins in seiner zerbrechlichsten Form keine Kompromisse gibt. Embryonen bzw. embryonale Zellen wären aus dieser Sicht niemals als Forschungsmaterial in Erwägung zu ziehen.

Die einzelnen Schachzüge in der Gegenüberstellung der Argumente sind sattsam bekannt. Ich vermute dennoch, dass mit dem großen therapeutischen Versprechen der Stammzellennutzung eine neue ethische Dimension erreicht ist, die zu einer Veränderung der Standardpositionen führen könnte. Anders als bei der Abtreibung oder bei den möglichen Konsequenzen genetischer Tests (innerhalb oder außerhalb der Gebärmutter) geht es ja bei dem Zugriff auf die Stammzellen nicht um die Absicht, die Geburt eines konkreten Menschen mit einer bestimmten genetischen Ausstattung zu verhindern. Es geht auch nicht um die „Herstellung" eines Menschen, sondern um die Kultivierung von noch undifferenzierten Zellen zu differenzierterem Gewebe, das therapeutische Funktionen im Interesse Dritter erfüllen kann. Insofern hat dieser medizinische Eingriff in den Embryo nichts mit irgendwelchen Selektions- oder Züchtungsabsichten zu tun.

In der Ethik des Embryonenschutzes galt es bisher als ein Minimalkonsens, dass die medizinisch assistierte Entstehung menschlichen Leben nicht mit der ausdrücklichen Absicht gekoppelt sein darf, das entstehende Leben als Forschungsobjekt und Ersatzteillager zu verwenden. Es ist eine häufig verwendete Strategie zur Entschärfung ethischer Konflikte, die als problematisch eingeschätzte Praxis ganz einfach neu zu beschreiben. In diesem Zusammenhang ist etwa zu hören, dass es sich bei dem Entwicklungsstadium nach der Verschmelzung von Ei- und Samenzelle und ersten Zellteilungen um einen *Prä-Embryo* handele, also um eine Vorform des nach rechtlichen und moralischen Kategorien zu schützenden Zustands. Bezogen auf das Verfahren der *in vitro*-Befruchtung (IVF) bedeutet dies, dass insbesondere der Schritt von der Existenz in der Petrischale zum Transfer in die Gebärmutter ein moralisch bedeutsamer Einschnitt ist. Die moralischen Konsequenzen eines Anspruchs auf möglichst umfassenden Lebensschutz wären somit *sprachpolitisch* entschärft. Doch wer verfügt eigentlich über die für diesen Schritt erforderliche Definitionsmacht?

Es ist ein für das Verständnis bioethischer Kontroversen wichtiger Punkt, die Wechselwirkungen zwischen Beschreibungen und Bewertungen genau zu verfolgen. Durch angeblich objektive Beschreibungen kann man nämlich Wertungen einfließen lassen bzw. unbequeme Wertungen zum Verschwinden bringen. Mit der sprachlichen Differenzierung zwischen *Embryonen* und *Prä-Embryonen* ist die normative Frage nach deren jeweiligem Status jedoch noch nicht beantwortet. Dennoch stimmen wir intuitiv zu, dass es Abstufungen von Schutzwürdigkeit gibt, und begeben uns damit im Unterschied zu einer absoluten „Ethik der Würde" auf das heikle Gebiet, auf dem Interessen und Präferenzen ausgehandelt werden.

Im Bemühen um die Balance zwischen restriktiven rechtlichen Regelungen und einer offenen Hintertür für die Forscher, die mit der Abwanderung ins Ausland drohen, ist es zu interessanten Ausweichmanövern gekommen. Erwähnenswert ist die deutsche Zulassung eines kontrollierten Stammzellenimports zur Vermeidung eines Konflikts mit dem Embryonenschutzgesetz. Eine solche Doppelmoral dürfte aber, so ist vor allem aus dem Ausland immer wieder zu hören, langfristig schwer zu rechtfertigen sein. Wieso sollte die Medizin in Deutschland von Erkenntnisfortschritten profitieren, deren Gewinnung sie nach strengen Maßstäben für verwerflich hält? Aus meiner Sicht ist dieser Spagat ein Beispiel dafür, wie im Bemühen um Kohärenz eine neue Inkohärenz geschaffen wird und der nächste Schritt zur Aufweichung einer restriktiven Rahmenordnung schon vorprogrammiert ist.

Ob es der Ethik gefällt oder nicht: Medizinische Forschung findet unter Wettbewerbsbedingungen statt, die zur Koppelung von wissenschaftlicher Reputation und ökonomischem Erfolg führen. Normalerweise wird aber weder der eine noch der andere Aspekt direkt geltend gemacht, da sich beide Anliegen als therapeutisches Versprechen viel besser vermitteln lassen. Angesichts der mit diesem „therapeutischen Imperativ" legitimierbaren Interessen gerät eine mahnende und bremsende Ethik zunehmend unter Druck, weil ihr Beharren auf dem Schutz der Würde gegen sie selbst gewendet werden kann, indem man auf die Würde der Kranken verweist, die dank der neuen Forschungen auf Heilungschancen hoffen dürfen.

Im Bemühen um Kohärenz in der Anwendung der bereits geltenden Vereinbarungen zeichnet sich für die Stammzellforschung ein Weg ab, der über die *verwaisten Embryonen* führen wird, denen nun über die neuesten Entwicklungen in der Forschung ein unerwartetes Schicksal zuteil wird. Bislang galten sie vor allem als Inbegriff der negativen Seiten einer Reproduktionsmedizin, die aus pragmatischen Gründen auf die Befruchtung mehrerer Eizellen setzte, diese aber nicht alle einpflanzte, um das Risiko einer Mehrlingsschwangerschaft so gering wie möglich zu halten. Die nicht transferierten Embryonen warten tiefgefroren auf eine spätere „Aktivierung" oder werden zur Reduzierung der „Vorräte" und zur Verhinderung unerlaubter Forschung vernichtet. Im Vergleich zu dieser Praxis kann man es als ein geringeres Übel akzeptieren, der direkten Zerstörung eine Forschung mit moralisch unbedenklichen therapeutischen Zielen vorzuziehen, die zwar auch zur Zerstörung des Embryos führen wird, die aber vielleicht einige Zellen dieses Embryos zum Ausgangspunkt einer wertvollen Gewebekultur macht. So lässt sich jedenfalls kurz zusammengefasst die Position umschreiben, die in den meisten medizinischen Zentren, in denen IVF praktiziert wird, nun auch den Schritt zu einem Engagement in der Stammzellforschung erlauben wird. Die Universität, an der ich arbeite, hat an ihrer Medizinischen Fakultät in Brüssel ebenfalls diesen Weg beschritten.

Freilich lässt sich auch an dieser vorläufigen Lösung des Stammzellendilemmas die Schwierigkeit einer glaubwürdigen Kohärenz des vertretenen Standpunkts ablesen. Während man mit einer gewissen Erleichterung zur Kenntnis nimmt, dass die überzähligen Embryonen, um es salopp zu sagen, nun doch noch für etwas zu gebrauchen sind, dürfte es eine irritierende Information sein, dass man aus Unbehagen an den IVF-Nebenfolgen an Techniken arbeiten könnte, die eine Erzeugung und Konservierung überzähliger Embryonen überflüssig machen. Mit anderen Worten: Die Stammzellforschung profitiert vorläufig von den technischen und moralischen Unsicherheiten im Umgang mit den Folgen eines anderen Forschungs- und Therapieproblems (der reproduktionsmedizinischen Erfüllung des Kinderwunschs). Wohin aber soll forschungspolitisch die Reise gehen, wenn jetzt nur eine Übergangslösung gefunden wird?

Aus sozialethischer Sicht halte ich eine weitere Überlegung für bedenkenswert, die generell mit dem Status „überzähliger Lebewesen" zu tun hat. Unsere Welt ist voller Menschen, die nach den Kriterien des ökonomischen Effizienzdenkens als „überflüssig" gelten, weil sie keine Teilnehmer am globalen Spiel der Warenflüsse und Finanzmärkte sind. Zumindest als Gedankenexperiment dürfte die Frage erlaubt sein, ab wann wir uns den Zynismus gestatten, die Kategorie des Überflüssigen auf andere Menschen anzuwenden. Was ist eigentlich mit den geborenen Kindern, für die kein „elterliches Projekt" mehr besteht? Stehen diese Kinder unter einem geringeren menschenrechtlichen Schutz als die Kinder, die in „normalen" Familien aufwachsen? In der Theorie selbstverständlich nicht, de facto in den meisten Fällen wohl schon. Daraus wäre aber nie abzuleiten, dass sie bevorzugt zu medizinischen Experimenten herangezogen werden können. Selbstverständlich wird man mir sagen, dass die konstruierte Parallele zwischen Embryonen und Kindern ohne elterliches Projekt ja gerade den Unterschied zwischen einem geborenen Menschen und dem Embryo ignoriere. Die Stammzellforschung wird die Ängste in weiten Kreisen der Bevölkerung um so leichter entkräften, wenn es gelingt, die in den Köpfen weiterhin vorherrschende Verbindung zwischen embryonalem Gewebe und einem späteren Kind (man denke nur an Lennart Nilssons atemberaubende Photos, die niemanden gleichgültig lassen und die seit Jahrzehnten unsere Vorstellungen prägen) aufzulösen. So viel Sentimentalität wäre für die Embryonenforschung nur hinderlich.

Seit den ersten Erfolgen der Reproduktionsmedizin Ende der 70er Jahre erleben wir eine permanente Ausweitung der medizinischen Eingriffe in den Lebensbeginn und einen ethischen Diskurs, der ständig unter Zugzwang steht. Bedenken gegen die Befruchtung im Reagenzglas wurden damit zerstreut, dass es sich ausschließlich um ein Behandlungsangebot für unfruchtbare Paare handele. Vor allem aber hätten Fortpflanzungsmedizin und Gentechnik nichts miteinander zu tun. Dies änderte sich mit der Einführung genetischer Tests sehr schnell. Heute stehen wir vor neuen Konsequenzen der prinzipiellen Verfügbarkeit medizinisch interessanter Zellen, deren Status nicht allein eine Frage der naturwissenschaftlichen Definition ist.

Es führt kein Weg an der Feststellung vorbei, dass der ethische Diskurs über Stammzellen die Einschätzungen zum Status des Embryos nachhaltig verändern wird. Der rhetorische Bannfluch gegen die Arbeit an embryonalen Stammzellen und die Einladung zur Intensivierung der unproblematischen Forschung an den adulten Stammzellen lenkt nur davon ab, dass längst der Kampf um eine Liberalisierung der Embryonenforschung begonnen hat. Die PID ist ein Beispiel dafür, dass es schwierig sein dürfte, ein kategorisches Verbot solcher genetischer Tests auszusprechen. Denn es lassen sich immer Einzelfälle finden, in denen die Verweigerung dieser Diagnostik als ein Akt der Unbarmherzigkeit empfunden wird. In diesem Sinne entschieden sich die Abgeordneten des Deutschen Bundestages am 7. Juli 2011 mehrheitlich für eine begrenzte Zulassung der PID in streng zu regelnden Extremfällen.

Die ethische Diskussion ist also trotz der derzeit sich abzeichnenden Aufweichung einer restriktiven Haltung noch lange nicht an ihr Ende gekommen und wird im Interesse aller von der Entscheidungsfindung betroffenen Personen noch intensiviert werden müssen. Auf dem Weg dorthin wäre eine Ethik wünschenswert, die bei der exakten Überprüfung von Argumentationsstrategien nicht locker lässt und in diesem Zusammenhang auch ihre eigene Lernbereitschaft unter Beweis stellt. Gleichzeitig bedarf es einer medizinischen Wissenschaftskultur, die sich nicht erst durch Katastrophen in ihrer Selbstsicherheit erschüttern lässt. Ansonsten bliebe es nur beim Austausch schon vorgefasster Meinungen, deren Durchsetzung eine Frage des Lobbyismus und der jeweiligen Machtverhältnisse ist. Die Stammzellforschung scheint mir ein typisches Beispiel für eine Herausforderung zu sein, bei der die Entscheidung über den medizinischen Nutzen und die ethische Akzeptierbarkeit zur Zeit noch offen bleiben sollte, obwohl die Bedenken nicht gering sind. Obwohl sich bei den Regelungsversuchen, die in mehreren europäischen Ländern auf den Weg gebracht sind, einige Konvergenzen abzeichnen, u.a. bei der Freigabe der Forschung an verwaisten Embryonen, ist noch nicht zu sehen, wie eine internationale Harmonisierung der Forschungsrichtlinien gelingen könnte, da die Gesetzgebungsverfahren doch noch sehr von nationalen Diskussionskontexten abhängen. Umso wichtiger ist der selbstkritische Umgang mit den sprachlichen Mustern, derer wir uns in Texten und Reden bedienen.

Literatur

Abel, Olivier (2000): L'éthique interrogative. Herméneutique et problématologie de notre condition langagière. Paris: Presses Universitaires de France.

Birnbacher, Dieter (Hg.) (2000): Bioethik als Tabu? Toleranz und ihre Grenzen. Münster: LIT Verlag.

Brandom, Robert B. (2000): Expressive Vernunft. Begründung, Repräsentation und diskursive Festlegung. Frankfurt a. M.: Suhrkamp.

De Dijn, Herman (2003): Taboes, monsters en loterijen. Over ethiek in de laat-moderne tijd. Kapellen: Pelckmanns.

Fairclough, Norman (1995): Critical Discourse Analysis. The Critical Study of Language. Harlow/Essex: Longman Group.

Gadamer, Hans-Georg (1993): Gesammelte Werke 2. Tübingen: Mohr.

Gelhaus, Petra (2006): Gentherapie und Weltanschauung. Ein Überblick über die gen-ethische Diskussion. Darmstadt: Wissenschaftliche Buchgesellschaft.

Grewendorf, Günther/ Meggle, Georg (Hrsg.) (1974): Seminar: Sprache und Ethik. Zur Entwicklung der Metaethik. Frankfurt a. M.: Suhrkamp.

Hare, Richard M. (1983): Die Sprache der Moral. Frankfurt a. M.: Suhrkamp.

Höffe, Otfried (1996): Aristoteles. München: C.H. Beck.

Jäger, Siegfried (2005): Diskurs als „Fluß von Wissen durch die Zeit". Ein transdisziplinäres politisches Konzept. In: Aptum. Zeitschrift für Sprachkritik und Sprachkultur, H. 1, 52-72.

Kettner, Matthias (Hrsg.) (2000): Angewandte Ethik als Politikum. Frankfurt a. M.: Suhrkamp.

Lesch, Walter (2004): Die Vielfalt praktisch gelebter Überzeugungen als Voraussetzung und Gegenstand der Ethik. In: Lob-Hüdepohl, Andreas (Hrsg.): Ethik im Konflikt der Überzeugungen. Freiburg i. Ue. u. a., 40-58.

Lesch, Walter (2005): Der Embryo als lebendige Metapher. Zum Bildgehalt einer Anthropologie und Ethik der Menschenwürde. In: Zeitschrift für medizinische Ethik 51, 331-342.

Luhmann, Niklas (1990): Paradigm lost: Über die ethische Reflexion der Moral. Frankfurt a. M.: Suhrkamp.

Meyer, Michel (2004): La rhétorique. Paris : Presses Universitaires de France.

Ogien, Ruwen (2004): La panique morale. Paris: Grasset.

Ott, Konrad (1996): Vom Begründen zum Handeln. Aufsätze zur angewandten Ethik. Tübingen: Attempto.

Perelman, Chaim/Olbrechts-Tyteca, Lucie (2004): Die neue Rhetorik. Eine Abhandlung über das Argumentieren, 2 Bände. Stuttgart-Bad Cannstatt: Frommann Holzboog.

Taureck, Bernhard H. F. (1992): Ethikkrise – Krisenethik. Analysen, Texte, Modelle. Reinbek bei Hamburg: Rowohlt.

Taureck, Bernhard H. F. (1996): Die Sophisten zur Einführung. Hamburg: Junius.

Treml, Alfred K. (2000a): Sprache der Ethik – Ethik der Sprache. In: Ethik & Unterricht 11, Heft 4, S. 2-10.

Treml, Alfred K. (2000b): Kleines Wörterbuch häufiger Sprach- und Argumentationsfehler. In: Ethik & Unterricht 11, Heft 4, 22-24.

Ueding, Gert/Steinbrink, Bernd (1986): Grundriss der Rhetorik. Geschichte – Technik – Methode. Stuttgart: Metzler.

Walzer, Michael (1999): Vernunft, Politik und Leidenschaft. Defizite liberaler Theorie. Frankfurt a. M.: Fischer.

Wils, Jean-Pierre (2006): Rhetorik/Redekunst. In: Hübenthal, Jean-Pierre/Hübenthal, Christoph (Hrsg.): Lexikon der Ethik. Paderborn: Ferdinand Schöningh, 327-330.

Wodak, Ruth/Meyer, Michael (Hrsg.) (2001): Methods of Critical Discourse Analysis. London et.al.: Sage.

Matthias Kettner

Die Stammzellforschung in der öffentlichen Diskussion – Eine Kulturreflexion

1. Der Sinn der Reflexion von kulturellem Sinn

Kulturelle Prozesse sind anders als alle anderen möglichen Arten von Prozessen in sich bereits auf gedankliche Reflexion angelegt. Weil und soweit Steuerungen, Orientierungen und Antriebe kulturell sind, können sich Personen, deren Erleben und Verhalten von diesen Steuerungen, Orientierungen und Antrieben getragen wird, fragen, warum sie erleben, was sie erleben, warum sie sich verhalten, wie sie sich verhalten, und ob es auch anders und womöglich besser gehen könnte. Diskurstheoretisch könnte man dieses Phänomen auch so fassen: Alles Kulturelle bildet in sich einen Raum von Gründen aus.[1]

Wir treiben „Kulturreflexion" in Fortsetzung von Reflexion, die in kulturellen Prozessen selbst immer schon operiert, also gewissermaßen von innen und außen, nie nur von außen, – wie für bloße „Beobachter" bzw. aus systemtheoretischer Sicht bloße „Beobachter erster Ordnung" – und auch nie nur von innen – wie die von einer kulturellen Praxis bloß vereinnahmten „Teilnehmer". In der Reflexionsperspektive wird auch der praktische Wert von Kulturreflexion klar: Die kulturelle Dimension einer Gesellschaft bestimmt, welchen Sinn, welche Bedeutung die Aktivitäten der Menschen tatsächlich gewinnen und für sie haben könnten. Für Personen, die zweckvoll zusammenwirken, gleich in welcher Form und in welchem Bereich des gesellschaftlichen Lebens, stellt geteilte Kultur die kostbarste, nicht substituierbare Ressource dar. Alles, was wir richtig, wichtig, wertvoll, wahr finden (oder im Gegenteil unrecht falsch, irrelevant, wertlos, unwahr), können wir nur mittels geeigneter symbolischer Formen unserer Kultur so (oder umgekehrt) werten und unterscheiden.

Im Folgenden wird mit dieser Einstellung eine Teilrekonstruktion der kulturellen Deutungsmuster versucht, die der öffentlichen Diskussion über die Stammzellforschung seit mehr als einem Jahrzehnt Sinn geben. In dem Maße, wie wir verstehen, wie bestimmte Schritte und Züge dieser Debatte möglich sind, wächst auch unser Bewusstsein darüber, dass und wie sie anders möglich sind und gewesen wären. Günstigstenfalls vermehren solche Einsichten die Freiheitsgrade in sinnhaften Verweisungszusammenhängen, die wir dann vielleicht mit überprüfbar guten Gründen, und das heißt rational, ausfüllen können.

---

1 Zum Hintergrund dieser forschungsmethodischen Position siehe den Beitrag des Verfassers in dem von ihm zusammen mit Dirk Baecker und Dirk Rustemeyer herausgegebenen Sammelband *Über Kultur. Theorie und Praxis der Kulturreflexion*, Bielefeld: transcript Verlag 2008.

2. Das offensive Deutungsmuster der Stammzellforschung

Die führenden Tumorforscher und Krebstherapeuten seit Anfang der 80er Jahre haben kaum Versprechungen gemacht. Aber wir verdanken ihnen Resultate, deren ärztlicher Wert gar nicht hoch genug veranschlagt werden kann. Anders die Pioniere der medizinisch orientierten („roten") Gentechnologie und, seit neuestem, der Stammzellforschung: Sie haben an Therapieerfolgen für Patienten bis heute wenig vorzuweisen, was diesen Namen verdiente, schaffen aber in der Öffentlichkeit große Erwartungen über nahe Erfolge. Unbeeindruckt von spektakulären Fällen von Wissenschaftsbetrug (vgl. Hollricher 2006: 18-24) und keineswegs verlegen angesichts der gewaltigen Diskrepanz von Propaganda und Realität (vgl. Donner 2006), reagieren sie offensiv. Die Vorwärtsverteidigung bedient sich eines gedanklichen Musters, dessen argumentative Elemente sich folgendermaßen zusammenfassen lassen:

> Stammzellforschung gilt international als der Schlüssel für die regenerative Medizin und Biotechnologie der Zukunft. Sie wird hoch konkurrent international vorangetrieben. Die bisher ethisch sorgsam markierten Unterschiede, die zwischen Stammzellsorten und entsprechenden Forschungsinteressen gemacht werden können, verhindern, dass wir ein wertvolles medizinisches Anwendungspotential ausschöpfen. Um dieses Potential zu realisieren und kranken Menschen zu helfen, bedarf es vergleichender Forschung über die markanten Unterschiede zwischen Zellarten hinweg. Denn was zum Beispiel an einer Maus („murine Stammzellen") beobachtbar ist, lässt sich womöglich auf den Menschen („humane Stammzellen") nicht übertragen; und ob der Umformungsspielraum von Stammzellen erwachsener Menschen („adulte" Stammzellen) an den von Stammzellen aus der frühesten Phase der Entwicklung menschlichen Lebens („embryonale" Stamm- und Keimzellen) oder von Nabelblutstammzellen heranreicht, wissen wir leider noch nicht. Und so gilt: Kein schneller Fortschritt in der Entwicklung neuer Therapiemöglichkeiten ohne solide Fortschritte in der Forschung; keine soliden Forschungsfortschritte, wenn nicht an Menschen und Mäusen, an Embryonen und Erwachsenen gleichermaßen geforscht werden darf. Wer das therapeutische Anwendungspotential der Stammzellforschung erschließen und für die Krankenbehandlung möglichst schnell dienstbar machen will, muss daher auch wollen, dass eventuell bestehende moralisch relevante Unterschiede zwischen Zellsorten übergangen und durchkreuzt werden – natürlich nur in dem für die erwünschten Anwendungen nötigen Ausmaß. Und wer nicht will, dass die Stammzellforschung in Deutschland gegenüber der teils öffentlich teils privat geförderten Stammzellforschung im Ausland zurückfällt, muss daher auch wollen, dass die relevante Rechtslage in Deutschland, vor allem das Embryonenschutzgesetz (1991) und das Stammzellgesetz (2002), der Stammzellforschung möglichst wenig Standortnachteile auferlegt.[2]

---

2 Das 2002 erlassene Stammzellgesetzes (http://bundesrecht.juris.de/stzg/index.html) hat zum Zweck, das grundrechtlich geschützte Rechtsgut Forschungsfreiheit im Licht der grundrechtlichen Garantie der Achtung und des Schutzes der Menschenwürde so zu spezifizieren, dass (1) die Einfuhr und die Verwendung embryonaler Stammzellen grundsätzlich verboten sind, (2) dass vermieden wird, dass von Deutschland aus eine Gewinnung embryonaler Stammzellen oder eine Erzeugung von Embryonen zur Gewinnung embryonaler Stammzellen veranlasst wird; und (3) dass Ausnahmebedingungen bestimmt werden, unter denen die Einfuhr und die Verwendung embryonaler Stammzellen ausnahmsweise zu Forschungszwecken zugelassen sind.

Ein Teil dieses Musters ist in der öffentlichen Debatte als „Ethik des Heilens" reflektiert worden. Die ärztliche Absicht, zu heilen, ist eine prima facie moralisch gute Absicht, aber offensichtlich heiligt sie nicht jedes probate Mittel. Das hier rekonstruierte Argumentationsmuster ist allerdings reichhaltiger als das der „Ethik des Heilens". Von einem „großen Anwendungspotential" ist bereits in der Stellungnahme der Deutschen Forschungsgemeinschaft vom Mai 2001 die Rede. Die DFG machte 2001 unter Berücksichtigung wissenschaftlicher, rechtlicher und ethischer Aspekte Vorschläge für die Forschung an menschlichen embryonalen Stammzellen und empfahl vor dem Hintergrund des damaligen Wissensstandes vor allem die Erforschung des Potenzials gewebespezifischer adulter Stammzellen. In der damaligen Stellungnahme wird aber auch die Notwendigkeit unterstrichen, Forschung an humanen embryonalen Stammzellen innerhalb von eng gesteckten und scharf kontrollierten Rahmenbedingungen in Deutschland zu ermöglichen. Nach einer kontroversen Debatte verschob der Bundestag am 11.04.2008 einmalig den Stichtag von embryonalen Stammzell-Linien, die für Forschungszwecke importiert werden dürfen, auf den 1. Mai 2007, um deutschen Forschern den Zugang zu neueren Zell-Linien zu ermöglichen. Die Deutsche Forschungsgemeinschaft hatte im Jahr 2006 in ihrer zweiten großen Stellungnahme zur Stammzellforschung beklagt, dass die bisherigen gesetzlichen Restriktionen eine Arbeit mit diesen Stammzellen unmöglich machten.[3]

Wie stichhaltig das oben typisiert dargestellte Argumentationsmuster unter rationalen und moralischen Bewertungsgesichtspunkten wirklich ist, sei zunächst dahingestellt. Hierfür wäre es dem diskursiven Test an normativen Einwänden auszusetzen.[4] Dazu später mehr. Im Erkenntnisinteresse einer empirisch-hermeneutischen Kulturreflexion, in der Besinnung auf Sinn, der sich in bestimmten kulturellen Deutungsmustern ausgedrückt findet, ist zunächst zu fragen: Wie ist dieses Argumentationsmuster möglich? In welchem Sinnhorizont macht dieses Argumentationsmuster überhaupt einen prägnanten Sinn und erzielt kommunikativ einen hohen Kurswert?

3. Der phantasmagorische Anteil

Man kann diesen Bedeutungshintergrund ausloten, indem man fragt, wie die Stammzellforschung in sprachlichen und anderen Medien präsentiert wird. Welche Formulierungen endlos wiederholt werden, welche Assoziationen, welche Phantasien mobilisiert werden welche affektiven Bedeutungen. Dabei sieht man schnell:

---

3 Die aktualisierte Druckfassung dieser Stellungnahme wurde von der Senatskommission für Grundsatzfragen der Genforschung herausgegeben (2007): Stammzellforschung in Deutschland – Möglichkeiten und Perspektiven/ Stem Cell Research in Germany – Possibilities and Perspectives, Verlag Wiley-VCH, Wiesbaden.

4 Einen guten Einblick in die normativen Problemkonstellationen bietet Hauskeller (2002).

Auch Bürger, die nahezu nichts über Stammzellen wissen, aber als Zeitungsleser, Rundfunk- und Internetnutzer mit der öffentlichen Stammzelldebatte in Berührung stehen, kommen kaum um die „Kenntnis" herum, dass die biomedizinische Forschung offenbar faszinierende Zellen entdeckt hat, die sich *uneingeschränkt vermehren* und *ewig lebendig* bleiben können, dabei *wandlungsfähig* bleiben und daher zu einer *unerschöpflichen Spenderquelle* für die Organe transplantierende und Gewebe erneuernde Medizin werden sollen.

Das ist keine Kleinigkeit. Denn solche „Kenntnis" verbindet sich sofort mit der Furcht vor schlimmen Krankheiten und der Hoffnung auf die Verhinderung und Heilung krankheitsbedingten Leids. Diese Furcht und diese Hoffnung sind zeitlos. Doch unter den Bedingungen moderner Gesellschaften werden die vorherrschenden Ideen eines guten Lebens radikal diesseitig. Vorstellungen vom guten Leben werden in den Horizont *individueller, einmalig gegebener biologischer Lebensspannen* gestellt. Es gibt kein Leben nach dem individuellen Tod, was bis dahin nicht passiert ist, wird mich selbst nicht mehr betreffen. So erhalten auch Krankheit und Leiden eine für unsere Gegenwart spezifische Intensität. Diese Intensität ist sonst nur von Heilsvisionen bekannt. Die Bereitwilligkeit, mit der solche Visionen geglaubt werden, ist die Kehrseite der gewaltig gewachsenen Angst vor Beeinträchtigung oder sogar sinnloser Zerstörung dieser absolut kostbaren Lebensspanne durch die letzte Dämonie der ansonsten weitgehend entzauberten Natur: Krankheit und Tod.

Neue Organe für Nierenkranke, Knochenmark für Leukämiepatienten, insulinproduzierende Zellen für Diabetiker und Herzmuskelersatz für Infarktopfer. Mit diesen und ähnlichen rhetorischen Formeln werden von 2001 bis 2011 die inszenierungswirksamen Äußerungen von Stammzellforschern belegt. „In den leuchtendsten Farben preisen sie die Allmacht der embryonalen Stammzellen und ihre fast zauberhafte Fähigkeit, sich in die unterschiedlichsten Gewebe und Organe zu differenzieren."[5] Unbeschadet ihres Sachverstands treffen sich wissenschaftliche Experten (in Deutschland z. B. Oliver Brüstle) mit wissenschaftlichen Laien offenbar in einer gemeinsamen Sprache, der Sprache medizinischer Heilungsversprechungen. Suggestive Ausdrücke wie *Totipotenz* und *Pluripotenz,* denen die Eingeweihten und die Uneingeweihten gewiss nicht dieselben begrifflichen Bedeutungen zuweisen, tun ein Übriges, um Stammzellen und ihrer Erforschung etwas Zauberhaftes zu geben:

Stammzellen sind Meister der Metamorphose – und bald werden sie auf unser Kommando hören. Solche Zellen können sich in eine Vielzahl spezialisierter Zelltypen, wie Herz- oder Skelettmuskelzellen, Nervenzellen, Zellen des blutbildenden Systems etc. umbilden („Transdifferenzierung"), voraussichtlich sogar in alle der ungefähr dreihundert Zelltypen, die der menschliche Organismus beinhaltet - und sie benötigen dazu „nur die richtigen Befehle". Die werden wir ihnen schon noch geben. Stammzellen sind „regenerative Vorläuferzellen [...], die

5 Siehe z.B. im "Wissensmagazin" scinexx des Springer Verlags unter der Überschrift "Heilsbringer Embryo?" (http://www.g-o.de/dossier-detail-50-7.html zuletzt besucht am 1.2.2011).

gewissermaßen in Lauerstellung auf ihren Einsatz warten" in den „Zellersatzstrategien" der zukünftigen Biomedizin.[6]

Durch die einschlägige Symbolik, an die hier pars pro toto erinnert wurde, zieht sich ein einfaches Motiv: Wir befinden uns im Krieg, den unsere Medizin gegen die Krankheit führt, und die Stammzellen sollen starke Verbündete sein.

Verweist diese Symbolik nicht auch darauf, dass Stammzellen, die unsterblichen Produzenten von zellulärem Nachschub in jeder gewünschten Form, gleichsam das gute Gegenteil zu den unkontrollierten Wucherungen bösartiger Krebszellen darstellen? Ein Teil der Faszination, mit der die Stammzellforschung öffentlich wahrgenommen wird, erklärt sich wahrscheinlich kulturreflexiv, nämlich aus der für Menschen, deren Psyche durch die vorherrschenden einschlägigen kulturellen Deutungsmuster geprägt ist, weit verbreiteten und tief sitzenden Ängsten vor Krebs.[7]

4. Faszination der Heilerfolgserwartungen

Die folgende sozialpsychologische Hypothese erscheint plausibel und könnte im Prinzip auch empirisch mit qualitativen Methoden überprüft werden:

Ohne die Spekulation auf dramatische Verbesserungen der ärztlichen Heilkunst würden die ebenso dramatischen Zumutungen, die die Stammzellforschung im moralischen Empfinden vieler Menschen darstellt, soweit Embryonen für sie verbraucht oder erzeugt werden müssen, nicht hingenommen.

Diese Vermutung über die Akzeptanz schaffende, moralische Bedenken relativierende rhetorische Wirkung von Heilungsversprechungen lässt sich wohl auch auf andere Zweige der biotechnologischen Spitzenforschung übertragen, etwa auf das „therapeutische Klonen" im Unterschied zum reproduktiven und die genetische „Keimbahntherapie" im Unterschied zur somatischen Gentherapie.

Natürlich hat die Spekulation über Verbesserungen der ärztlichen Heilkunst auch eine ökonomische Entsprechung: Heilmittel z. B. gegen Multiple Sklerose und andere Myelinmangelkrankheiten, gegen Parkinson und Alzheimer, wären außerordentlich lukrativ. Die zukünftigen Stammzellmedikamente werden *Megablockbuster* werden. Was aber, wenn sich diese Spekulationen – Spekulationen der Patienten auf Heilung, Spekulationen der Investoren auf Rendite, Spekulationen der Forscher auf bessere Förderung – nicht erfüllen? Was, wenn sie sich als spekulative Blasen herausstellen, als unhaltbare Überbewertungen, wie vor einem

---

6 Empfehlungen der Deutschen Forschungsgemeinschaft zur Forschung mit menschlichen Stammzellen, 3. Mai 2001, im PDF-Dokument S. 6 und S. 9.

7 Vgl. die Umfrage zur Häufigkeit von Krebsangst bei Deutschen, die die Deutsche Angestellten Krankenkasse durchgeführt hat. Das Forsa-Institut führte für die DAK im Oktober 2010 eine bundesweite und repräsentative Befragung von 3.015 Männern und Frauen durch, die ergab, dass ungefähr zwei Drittel aller Deutschen Angst vor Krebs haben, deutlich mehr als vor Herzkrankheiten, obwohl letztere eine sehr viel häufigere Todesursache in Deutschland darstellen (http://www.lifepr.de/pressemeldungen/ deutsche-krebsgesellschaft-ev/boxid/199603 zuletzt besucht am 1.2.2011).

Jahrzehnt die Aktien von High-Tech Unternehmen der „Neuen Ökonomie" und vor drei Jahren das Hypothekengeschäft im internationalen Bankwesen?

Aus diesem nicht unrealistischen Gedankenexperiment mit kulturellen Konstellationen lassen sich moralisch-normative Einschätzungen gewinnen. Das Gedankenexperiment macht nämlich klar, dass zwischen dem Spiel mit hochfliegenden Gewinnerwartungen und dem Spiel mit hochfliegenden Therapieerwartungen ein moralisch bedeutsamer Unterschied besteht: Anlegern von Risikokapital geschieht moralisch kein Unrecht, wenn sie ihren Einsatz verlieren. Patienten aber, deren Erwartungen die medizinische Forschung erst weckt und dann enttäuscht, geschieht moralisch ein Unrecht, jedenfalls dann, wenn die Forschung mit Heilungsversprechungen aufwartet, die sie überhöhen, um Akzeptanz für ihre eigenen Zielen zu schaffen, die sie andernfalls so gar nicht finden würde.

Die Faszination, mit der die Stammzellforschung sich und ihren Gegenstand umgibt, hat also nicht nur eine symbolische, eine sozialpsychologische und eine ökonomische Seite, sondern auch eine moralische. Die Verbesserung der medizinischen Versorgung des Menschen ist sicherlich eine Aufgabe, der die medizinische Forschung im Licht des ärztlichen Ethos (das die Hauptzwecke der Medizin moralisch legitimiert) verpflichtet ist. Neben der moralischen Anerkennungswürdigkeit freier Forschung überhaupt ist das ja der einzige *besondere* Grund, auf den sich die *medizinische* Forschung immer dann beruft, wenn sie moralisch unter starken Beschuss gerät.

5. Das Dilemma der Menschenwürde

Die moralische *Kritik* an der Stammzellforschung und an anderen Zweigen biotechnologischer Forschung ist dort am stärksten, wo unter Berufung auf die Menschenwürde argumentiert wird, diese Art Forschung sei moralisch verwerflich.[8] Aber auch die moralische *Rechtfertigung* solcher Forschungen ist dort am stärksten, wo unter Berufung auf die Menschenwürde argumentiert wird, sie sei moralisch geboten. Denn Forschung ist ein öffentliches Gut, das im Interesse aller Menschen liegt, jedenfalls idealiter, und alle Menschen haben deshalb einen menschenrechtlichen Anspruch, in den Genuss dieses Guts, des wissenschaftlich-technologischen Fortschritts, zu kommen: „Jeder hat das Recht, am kulturellen Leben der Gemeinschaft frei teilzunehmen, sich an den Künsten zu erfreuen und am wissenschaftlichen Fortschritt und dessen Errungenschaften teilzuhaben." So jedenfalls steht es im Artikel 21 der Allgemeinen Erklärung der Menschenrechte. Zudem ist die wissenschaftliche Forschung gemäß Artikel 5 Grundgesetz „frei".

Ähnlich wie einst in der Debatte über die gesetzliche Neuregelung des Schwangerschaftsabbruchs fundamentale moralische Ansprüche der Ungeborenen und der Schwangeren gegeneinander angeführt wurden (Lebensschutz für

---

8 Vgl. Wodarg (2010: 15-41) sowie Graumann (2010: 122-143).

Ungeborene versus Selbstbestimmung von Schwangeren), so können in Kontroversen über die moralische und rechtliche Zulässigkeit der Stammzellforschung fundamentale moralische Ansprüche zueinander in Gegensatz gebracht werden, moralische Schutzansprüche der Ungeborenen und moralische Hilfsansprüche der Kranken. Dilemmatisch zugespitzt geht es in den moralisch aufgeladenen Kontroversen speziell über die embryonale Stammzellforschung, solange für diese Embryonen „verbraucht" werden, um *Lebensschutz für Embryonen* versus *medizinische Hilfsansprüche von Kranken*. Ein absoluter Lebensschutz für alle Stadien menschlichen Lebens erzeugt eine moralische Paradoxie, sobald er mit den berechtigten Lebensinteressen lebensbedrohlich kranker Personen kollidiert.

Die medizinischen Hilfsansprüche, um die es geht, sind von einer Art, die nur auf dem Wege wissenschaftlicher Forschung irgendeine Aussicht auf Erfüllung haben. Und der wissenschaftlichen Forschung steht es nach unserem Verständnis frei, die Ansprüche von Kranken auf medizinische Hilfe aufzugreifen und sich in den Dienst solcher Ansprüche zu stellen. Auf diese Weise spielt auch noch der moralische Schutzanspruch für die Freiheit von Wissenschaft und Forschung in die Kontroverse hinein und erzeugt normativ eine doppelte Zwickmühle.

Die Analyse dieser normativen Konstellation führt auf eine nahe liegende Frage: Kann der Abwägungsprozess zwischen Grundrechtsgütern wie z.B. Lebensschutz und dem Grundrechtsgut Forschungsfreiheit im Konfliktfall jemals zugunsten der Forschungsfreiheit ausgehen? Ja, wie die Embryonenschutzdebatte in England, aber auch in Deutschland zeigte. Aber selbstverständlich nur dann, wenn die betreffenden Forschungsziele als hochrangige Ziele anerkannt sind.

Die Anerkennungswürdigkeit, um die es hier geht, kann sich nicht einfach auf Anerkennung innerhalb der Wissenschaftlergemeinschaft beziehen. Innerhalb dieser Expertengemeinschaft, das zeigen geschichtliche Beispiele (z.B. die Entwicklung der Neuronenbombentechnologie), kann als anerkennungswürdig gelten, was jenseits der Grenzen dieser Gemeinschaft auf wenig Anerkennung stößt. Die Anerkennungswürdigkeit, um die es geht, bezieht sich vielmehr auf die politische Öffentlichkeit aller Staatsbürger. Als ein in diesem Sinne hochrangiges Forschungsziel wird die klinische medizinische Forschung angenommen – und zutreffend, wie Umfragen immer wieder belegen. Die *anerkannt hochrangigen Forschungsziele* sind also Ziele der Erfüllung von Ansprüchen von Gruppen von Kranken auf medizinische Hilfe bzw. auf ein Bemühen, durch Forschung „echte Chancen auf deren Realisierbarkeit" zu schaffen, wie es in den Empfehlungen der Deutschen Forschungsgemeinschaft zur Forschung mit menschlichen Stammzellen vom 3. Mai 2001 unter Ziffer 9.2 heißt.

6. Das Dilemma der Faszination

Doch wie und von wem wäre zu unterscheiden zwischen bloßen Heilungsversprechen und „echten Chancen auf Realisierbarkeit"? Angenommen, die Versprechungen erhalten nur wenig Leuchtkraft, dann bekommt die moralische Anforderung, dass die Gesellschaft Kranken zu helfen hat, in der Waagschale der

Abwägung womöglich geringeres Gewicht, als sie eigentlich verdient hätte. Nehmen wir umgekehrt an, die Versprechungen werden sehr faszinierend ausgemalt, dann erhält diese moralische Anforderung womöglich ein viel zu hohes Gewicht, jedenfalls mehr Gewicht, als sie verdient. Um aber herauszubekommen, was die Versprechungen wirklich wert sind, müsste man eben jene Forschung zulassen, deren Zulässigkeit doch erst abgewogen werden sollte. Das ist das Dilemma der Faszination. Das Dilemma der Faszination macht das moralische Dilemma, dass man sich Pro und auch Contra (embryonale) Stammzellforschung auf Menschenrechte berufen kann, nicht leichter. Beide Zwickmühlen verstärken sich gegenseitig.

An diesem Punkt öffnet sich in der vorgetragenen kulturreflexiven Analyse von Deutungsmustern in der öffentlichen Diskussion über Stammzellforschung, die bisher beschreibend war, ein Raum für normative Argumente, um eine eigene Stellungnahme zu markieren. Ich meine: Dem moralischen Dilemma der zwiespältigen Berufung auf Menschenrechte kann man nicht durch Verleugnung entkommen. Wer ausschließlich die Würde der menschlichen Embryonen sieht und die Unantastbarkeit der Menschenwürde zudem mit der Unantastbarkeit des Lebens der Embryonen kurzschließt, der übersieht einfach die Menschenwürde ihrer genetischen Väter und Mütter ebenso wie die Menschenwürde all jener Menschen, die an möglicherweise heilbaren schweren Krankheiten leiden. Deren Therapiehoffnung und Vertrauen auf die biomedizinische Forschung ist, wie gesagt, ebenfalls menschenrechtlich fundiert.

7. Moralische Bewertung einiger Argumente

Im Zusammenhang der öffentlichen Diskussion um die Stammzellforschung, so scheint mir, muss aus diskursethischen Gründen die folgende Forderung nach Konsequenz angemahnt werden: Man kann nicht nach dem „moralischen Status" des Embryos fragen, ohne gleichermaßen nach dem moralischen Status des Embryonenforschers zu fragen.

Allerdings darf man Zweifel hegen, ob das moralische Statusdenken in diesen Fragen überhaupt weiterführt. Schließlich geht es doch weniger um den *Status* von einzelnen Lebewesen als vielmehr um belangvolle menschliche *Beziehungen*: Beziehungen zwischen frühen Menschen-im-Werden und Eltern, zwischen Ärzten, Kranken, Wissenschaftlern und, nicht zu vergessen, Beziehungen zwischen Unternehmern und Investoren, ohne die die medizinische Forschung kaum vorankäme. Kurz aber nicht unzulässig vereinfachend gesagt, geht es um die Festlegung unserer Überzeugungen, unter welchen Bedingungen wir die unterschiedlichen Interessen, die in allen diesen Beziehungen verfolgt werden, in ihrem gesamten komplexen Zusammenspiel für moralisch zulässig halten dürfen oder für moralisch verwerflich erklären müssen.

Wenn dies der angemessene Leitfaden für eine ethische Einschätzung der Lage ist, dann hat die kulturreflexive Rekonstruktion der Debatte hiermit einen Standard aufgedeckt, an dem sich die in der Debatte kursierenden ethischen Bewertungsversuche messen lassen müssen. Unterkomplexe ethische Einschätzungen führen zu unterkomplexen Moralurteilen, die aus offensichtlichen Gründen ihrerseits moralisch fragwürdig sind, nämlich dann, wenn sie einseitig, blickverengend und partisanenhaft ausfallen.

Bleiben wir noch einmal im Modus der normativen Argumentation, um ein weiteres argumentatives Teilstück innerhalb der kulturellen Deutungsmuster zu bewerten, die der Stammzellforschung in der öffentlichen Debatte Sinn geben. Dort taucht gelegentlich ein bestimmter Einwand gegen Forschungsrestriktionen auf, der Einwand der moralischen Heuchelei: Es wäre heuchlerisch und falsch, hierzulande Forschung zu ächten, deren Ergebnisse man überall und auch hierzulande gleichwohl nutzt.

Wenn Befürworter des Primats von Forschungsfreiheit vor Embryonenschutz denjenigen, die es umgekehrt sehen, den Vorwurf der moralischen Heuchelei machen, dann setzen sie voraus, dass die Ergebnisse der Forschung auf jeden Fall überall genutzt würden und *deshalb* auch überall als unproblematisch gelten müssten – als erteile die Globalisierung der wissenschaftlichen Forschung dieser Forschung eine Generalabsolution. Diese Voraussetzung ist aber nicht triftig. Die Nutzung therapeutisch wünschenswerter Ergebnisse einer Forschung, die in Deutschland gesetzlich für unrecht erklärt würde, kann durchaus im deutschen Rechtsgebiet durch Sanktionen erschwert werden – in einem Maß, das vernünftigerweise dem Maß entsprechen sollte, für ein wie großes Unrecht uns die diesbezügliche Forschung gilt. Dass damit ein „Therapietourismus" in Kauf genommen wird, ähnlich dem zynisch so genannten „Abtreibungstourismus" in den Fünfzigerjahren und dem heutigen „PID-Tourismus", trifft zu, ist aber moralisch kein schlagender Einwand. Denn solange unser moralisches Urteil nicht so einhellig, wie es eine gesetzlich bindende demokratische Entscheidung erforderte, die betreffende Forschung und ihr Ergebnis verurteilt, gebietet unsere im Grundgesetz einhellige politische Moral auch die Toleranz gegen die moralisch Andersdenkenden unter uns. Und Toleranz meint die durch den Wert des gesitteten Zusammenlebens bedingte Hinnahme von Handlungsweisen Anderer, die man im eigenen moralischen Urteil für unrecht erklärt.

8. Demokratie oder noch ein Dilemma?

Wenn wir die im vorigen Abschnitt begonnene moralisch-normative Einschätzung der Diskussion nun verlassen, die dort gewonnene normative Prämisse aber weiterhin mitführen, können wir eine politisch interessante Frage aufwerfen: Welche absehbaren Konsequenzen hätte die Leitfrage nach der moralischen Integrität *aller* Akteure im Zusammenhang der Stammzellforschung? Die Einführung und Bearbeitung dieser Leitfrage in der öffentlichen politischen Diskussion würde innerhalb der immerzu knappen öffentlichen Aufmerksamkeit einen heiklen Diskussionsbedarf schaffen. Wir müssten uns als Staatsbürger fragen: Aus welchen Gründen könnten überhaupt in Demokratien bestimmte medizinische Behandlungswünsche frustriert und Behandlungsangebote unterbunden werden, unabhängig davon, wie viele StaatsbürgerInnen diese Wünsche und Angebote unterstützen?

Krankenversicherte Personen haben in Deutschland bekanntlich keinen sozialgesetzlichen Anspruch auf die beste aller möglichen Behandlungen, die die wissenschaftliche Medizin bieten mag, sondern nur auf eine *umfassende* medizinische Vorsorgung unabhängig von ihrem Einkommen und Alter. Die Normativität des Sozialgesetzbuchs bestimmt aber nicht die Bahn der medizinischen Forschung für die Zukunft. Wenn die Mehrheit der Bürger wirklich oder nur angeblich zukunftsweisende medizinische Forschung an embryonalen Stammzellen zulassen will, und die Stimme der Experten die Hoffnung auf zukünftige große Vorteile für die Krankenbehandlung eher unterstützt als zurückweist, welche überzeugenden Gründe stehen dann überhaupt noch zur Verfügung, um ein Verbot zu autorisieren? Falls sich aus der Verpflichtung aller staatlichen Gewalt in Deutschland, die unantastbare Würde des Menschen zu achten und zu schützen, keine zwingenden rechtsmoralischen Gegengründe ergeben, dann wäre für den Gesetzgeber aus allen moralischen Einwänden, die im Rahmen von besonderen religiösen oder sonstigen Weltanschauungen womöglich formulierbar und für die Anhänger der betreffenden Weltanschauungen vielleicht auch von großem Gesicht sein mögen, keinerlei starke normative Begrenzung solcher mehrheitsfähigen Wünsche zu ziehen. Starke normative Begrenzungsgründe könnten sich dann allenfalls noch in Form ökonomischer Gründe geltend machen, dann nämlich, wenn die mehrheitlich gewünschten medizinischen Forschungsrichtungen zu teuer und in der Konkurrenz mit Ausgaben für andere Forschungsziele zu einem nicht vertretbaren Nutzenentgang führen würden.

Politischer Diskussionsbedarf besteht zudem über den Stellenwert von Standortargumenten. Im Zusammenhang der Stammzellforschung, aber natürlich nicht nur dort, begegnen solche Argumente teils in moralischer Verbrämung (*es wäre heuchlerisch, in Deutschland nicht zu erlauben, wovon wir andernorts profitieren*), teils offen ökonomisch (*wenn wir nicht sofort aufspringen, ist der Zug abgefahren*).

9. Zellhaufen und menschliches Leben

Nicht nur in der öffentlichen Debatte über Stammzellforschung ist eine semantische Konstruktion zu beobachten, mit der sich die Verteidiger des Werts und der Würde embryonalen „menschlichen Lebens" einen Gegner schaffen, der stattdessen nur „Zellhaufen" sehen will. Die eindrucksvolle polemische Wirkung dieser Polarisierung ist bekannt.

Kulturreflexiv, an dieser Stelle mit den Mitteln des philosophischen Pragmatismus, lässt sich das Entweder-Oder dieser semantischen Konstruktion jedoch einleuchtend auflösen. Von *Zellhaufen* und von *embryonalem menschlichen Leben* sprechen wir legitim zu verschiedenen Zwecken: Was für die Zwecke der Gewebekultivierung, Mikromanipulation usw. ein Zellhaufen ist, ist für andere Zwecke, die wesentlich mit der Fortsetzung unserer menschentypischen Lebensform zu tun haben, eben menschliches Leben.

Die Praxisrelativität der Semantik ist in diesem Fall sowenig anstößig wie dass ein und dasselbe etwas sowohl H_20 sein kann (nämlich für Chemiker und die Zwecke der Chemie) und auch Wasser (nämlich für alltagspraktische Zwecke). Daran ist auch nichts geheimnisvoller, als dass ein und dasselbe etwas sowohl ein *Gefühl der Lust* sein kann beim Stillen von Durst mit kühlem Wasser, und zugleich auch ein *neuronales Geschehen* im Zentralnervenssystem des Trinkenden, je nach dem Weltverhältnis, in dem eine Person sich selbst situiert, wenn sie bestimmte Ziele, Zwecke, Interessen im Rahmen bestimmter etablierter kultureller Praktiken verfolgt.

Ein populäres Beispiel für die Entschärfung von Dualismen bietet bekanntlich das Licht. Ist Licht eine Bewegung elektromagnetischer Wellen oder eine Bewegung elementarer Teilchen? Hier haben wir uns inzwischen daran gewöhnt, das Entweder-Oder als die falsche Form der Frage zu begreifen. Licht ist das eine, wenn bestimmte Fragen physikalisch beantwortet werden sollen, und Licht ist das andere, wenn wir andere physikalische Fragen zufrieden stellend beantworten wollen. Was Licht *wirklich* sei, erweist sich als die Zukurzform einer Frage, deren vollständige grammatische und logische Form eigentlich lautet: Welche Zwecke verfolgen wir im vorliegenden Zusammenhang, und als was müssen wir Licht begreifen, wenn wir diese Zwecke so vernünftig verfolgen wollen, wie das in unserer Macht liegt?[9]

Mit anderen Worten: Die Frage „Zellhaufen oder menschliches Leben?" ist nicht die grundlegende Frage, sondern eine abgeleitete und in diesem Sinne nachrangige Frage. Die zugrunde liegende Frage, von der sie sich herleitet, ist die folgende: Welche Zwecke und Praktiken wollen wir verfolgen, welche Zwecke und Praktiken wollen wir auseinanderhalten, welche miteinander verbinden, und welche Anpassungen unter unseren vielfältigen Zwecken mit ihren vielfältigen Wertigkeiten wollen wir zulassen, welche auf gar keinen Fall?

Diese Frage der gemeinschaftlichen Meinungs- und Willensbildung zu stellen setzt Menschenwürde und Menschenrechte nicht außer Kraft, sie setzt sie vielmehr voraus. Dass wir von uns wie von allen übrigen Menschen fordern, Menschen als Menschen nicht so zu behandeln, als wären es Dinge, Ressourcen, Material, sondern alle Menschen so zu behandeln, dass wir uns alle gleichermaßen als Mitglieder einer Gattung von moralfähigen Wesen begreifen, dies ist Ausdruck langer, leidvoller geschichtlicher, gemeinschaftlicher, unabgeschlossener Lernprozesse, die immer neu die Einsicht der Menschenrechtskultur festigen, dass wir in einer Welt, in der die moralische Idee der Menschenwürde Geltungskraft für alle menschlichen Zwecke und Praktiken hat, besser fahren als in einer Welt, der diese Kraft fehlt.

---

9 In der Konsequenz dieses – von John Dewey bis Hans Lenk ausgearbeiteten – Gedankens liegt natürlich auch, dass das, was unsere Praktiken wirklich sind, konstitutiv abhängig ist von wiederum unseren Praktiken. Hierin liegt keine fatale Paradoxie, sondern nur die Einsicht, dass dies, wie wir einen ersten Set von Praktiken P1 begreifen, mehr oder weniger stark davon abhängen kann, wie wir einen anderen Set von Praktiken P2 begreifen, und so weiter.

Literatur

„Heilsbringer Embryo?" In: Wissensmagazin" scinexx online unter: http://www.g-o.de/dossier-detail-50-7.html zuletzt besucht am 1.2.2011).

Baecker, Dirk/Kettner, Matthias/Rustemeyer, Dirk (Hrsg.) (2008): Über Kultur: Theorie und Praxis der Kulturreflexion. Bielefeld: transcript Verlag 2008.

Donner, Susanne (2006): Der Stand der Forschung zu und Potentiale von embryonalen und adulten Stammzellen. Ausarbeitung, Deutscher Bundestag, Wissenschaftliche Dienste (WD8 - 235/06).

Empfehlungen der Deutschen Forschungsgemeinschaft zur Forschung mit menschlichen Stammzellen, 3. Mai 2001, im PDF-Dokument S. 6 und S. 9. (http://www.dfg.de/download/pdf/dfg_im_profil/reden_stellungnahmen/download/empfehlung_de_030501.pdf)

Graumann, Siegrid (2010): „Präimplantationsdiagnostik, embryonale Stammzellforschung und das Regulativ der Menschenwürde". In: Kettner, Matthias (Hrsg.): Biomedizin und Menschenwürde. Frankfurt: Suhrkamp, 122-143.

Hauskeller, Christine (Hrsg.) (2002): Humane Stammzellen. Therapeutische Optionen – ökonomische Perspektiven – mediale Vermittlung. Lengerich: Pabst Science Publisher.

Hollricher, Karin (2006): Nach Hwangs Betrug. Die große Inventur. *Bild der Wissenschaft*, Nr. 6, 18-24.

Senatskommission für Grundsatzfragen der Genforschung (Hg.) (2007): Stammzellforschung in Deutschland – Möglichkeiten und Perspektiven / Stem Cell Research in Germany – Possibilities and Perspectives, Verlag Wiley-VCH, Wiesbaden.

Kettner, Matthias (Hrsg.) (2010): Bioemedizin und Menschenwürde, Frankfurt: Suhrkamp.

Wodarg, Wolfgang (2010): „Diesseits des Rubikon? Politische Standortbestimmung im Streit um die rechtliche und moralisch Auslegung der Menschenwürde". In: M. Kettner (Hg.): *Biomedizin und Menschenwürde*. Frankfurt: Suhrkamp, 15-41.

Giovanni Maio

Menschheitsfragen auf dem Bildschirm – Zur Darstellung der Sterbehilfe im Massenmedium Fernsehen

1. Einleitung

Unsere Wahrnehmung bioethischer Probleme ist zweifelsohne von deren Darstellungsweise in den Medien geprägt. Daher drängt sich die Frage auf, was die impliziten Botschaften sind, die die Massenmedien transportieren, wenn sie über bioethische Fragen berichten. Es ist ein steter Topos, die Medien zu kritisieren, doch in den meisten Fällen bleibt es bei einer pauschalen Verurteilung, die den Medien am Ende nicht gerecht werden kann. In jedem Fall wäre es verkürzt, wollte man annehmen, die Medien propagierten eine partikulare Weltsicht und bestimmten damit das kollektive Bewusstsein unserer Gesellschaft. Zum einen belegen viele Untersuchungen, dass der Einfluss der Medien auf die Werthaltungen der Menschen generell überschätzt wird. Zum anderen wäre es eine vereinfachte Sicht der Dinge, wollte man die Botschaften der Medien als autochthone Medien-Botschaften begreifen, denn gerade Massenmedien stehen in einer solchen Abhängigkeit zu den Erwartungs- und Sehgewohnheiten ihrer Rezipienten, dass die Botschaften der Medien am Ende von den Zuschauern selbst geprägt, ja gar bestimmt werden.

Dieses Wechselverhältnis zwischen Medien, Medizin und Gesellschaft soll im Folgenden am konkreten Beispiel der Sterbehilfe aufgezeigt werden; dies soll mit der Brille des Ethikers erfolgen, der sich für die Grundfragen des Menschseins interessiert. Konkret wird sich der Beitrag auf folgende Fragen konzentrieren: Worin bestehen nun konkret die Berührungspunkte von Fernsehen und Bioethik? Was unterscheidet der mediale Zugang auf medizinethische Probleme vom philosophisch-ethischen Zugang? In welcher Weise ist die Bioethik, wie sie im Fernsehen vermittelt wird, eine mediale Konstruktion, und welche Implikationen hat diese Bioethik-Konstruktion für die Ethik selbst?

2. Berührungspunkte von Bioethik und Massenmedien

Schon ein flüchtiger Blick auf das Fernsehprogramm macht deutlich, dass bioethische Fragen ein dankbares Objekt der Fernsehberichterstattung sind. Zu den evidenteren Gemeinsamkeiten von Fernsehen und Bioethik gehört deren thematische Ausrichtung. Auf der einen Seite sind es die von der Ethik schwerpunktmäßig behandelten *Menschheitsfragen*, die existentiellen und jeden Menschen betreffenden Grundfragen des Lebens, die gerade wegen ihrer Universalität von sich aus als telegen bezeichnet werden können. Es liegt auf der Hand, dass die Fragen nach den Kriterien für den Lebensbeginn oder für das Lebensende von so allgemeiner Bedeutung sind, dass diese weniger strukturelle Zugangsprobleme zum Fernsehen haben als beispielsweise die Frage nach der Rolle von Enzymen oder Mediatoren. Eng mit dieser Komponente ist die zweite thematische Gemeinsamkeit verknüpft, die darin besteht, dass gerade bioethische Probleme einen *narrativen Zugang* ermöglichen wie es viele andere wissenschaftliche Disziplinen nicht tun. So ist die Frage nach dem Schwangerschaftsabbruch, nach genetischer Diagnostik oder nach Sterbehilfe sehr leicht in eine Geschichte zu packen, weil sie auf menschliche Krisen- und Grenzsituationen rekurriert. Diese Zugänglichkeit für die Narration stellt daher eine zentrale Verbindungslinie von Bioethik und Fernsehen dar. Die dritte Komponente der gemeinsamen thematischen Ausrichtung von Bioethik und Fernsehen besteht in der beiderseitigen *Affinität für das Neue.* Auch wenn das Neue von der Bioethik anders aufgegriffen wird als vom Fernsehen, so liegt es doch auf der Hand, dass Bioethik wie Fernsehen dazu neigen, sich auf neue Entwicklungen zu stürzen. Gerade das Fernsehen ist darauf angewiesen, sich als Medium der Aktualität zu präsentieren, und so ist es kein Wunder, dass die technischen Innovationen in Medizin und Naturwissenschaften für sich genommen schon telegen sind.

Waren die genannten verbindenden Elemente thematischer Natur, so zielt die zweite Verbindungslinie von Bioethik und Fernsehen auf *gemeinsame ideologische Grundmuster.* Seit der Einführung des dualen Systems im Jahre 1984 ist das deutsche Fernsehen noch mehr als zuvor auf die Einschaltquote angewiesen, und dieses Angewiesensein führt unweigerlich zur Anpassung des Programms an den „Mainstream". Diese Anpassung muss nicht zwangsläufig mit einer – wie oft beklagt wird – Verelendung der Kultur einhergehen. Ganz sicher aber geht die Kommerzialisierung des Fernsehens mit der Tendenz einher, noch mehr als zuvor die Optik des „Durchschnittsverbrauchers" aufzusetzen und sich thematisch an dessen Bedürfnisse und Sehgewohnheiten anzupassen. In Bezug auf bioethische Themen bedeutet dies, dass das Fernsehen dazu neigt, eher die Sicht des Kranken zu „vermarkten" als die Sicht der Ärzte, denn der Zuschauer vermag sich als potentiell Kranker eher in der Sichtweise des Patienten wieder finden denn in der Sichtweise des Arztes. Nun ist es bemerkenswert, dass gerade diese Ausrichtung auf die Sichtweise des Patienten ein besonderes Charakteristikum auch der Bioethik gewesen ist. So war es auch und vor allem die Emanzipation des Patienten, es war das erwachte Selbstbewusstsein des mündigen Bürgers, das in den späten Sechzigerjahren den ethischen Diskurs einforderte und eine Rekonzeptualisierung des medizinischen Handelns erzwang (vgl. Maio 1997). Die Zeit und die Kultur, in der die Bioethik aufkam, legte ihre Betonung auf die Rechte des Patienten, und gerade in der Ausrichtung auf die Interessen und Perspektive des Kranken ist eine wichtige Verbindungslinie zwischen Bioethik und Fernsehen zu sehen, die sich letztlich auch in der latenten Medizinkritik widerspiegelt, welche für die bioethische Literatur genauso symptomatisch ist wie für die Medizinberichterstattung.

3. Beispiel einer Dokumentation zum Thema Wachkoma[1]

Die Frage nach den fernsehspezifischen Darstellungsweisen von Bioethik möchte ich an einem konkreten Beispiel erörtern, wobei es mir hier lediglich um eine Exemplifizierung und nicht um Repräsentativität gehen kann. Als Exempel sei das Problemfeld der Therapiebegrenzung beim Apallischen Syndrom (Wachkoma) herangezogen, ein Problemfeld, das sich für unsere Fragestellung deswegen eignet, weil es ein vergleichsweise gängiges medizinethisches Problem darstellt, das die bioethische Diskussion seit ihren Anfängen begleitet und in den letzten Jahren auch in Deutschland kontrovers in der Öffentlichkeit diskutiert wird. Es gibt verschiedene Schichten des Sprechens über das Thema der Therapiebegrenzung beim Apallischen Syndrom, verschiedene rhetorische Register, verschiedene argumentative Strategien. Darum ist es nützlich, die verschiedenen Arten zu untersuchen, in denen es thematisiert wird. Arten des Sprechens über einen Gegenstand sind zugleich Arten, ihn zu diskursivieren, ihn in die Kommunikation einzugliedern, an Erfahrung und persönliche Betroffenheit anzubinden oder ihn dagegen zu blockieren. Die rhetorischen Unterschiede im Sprechen über Sterbehilfe korrespondieren daher mit der Art und Weise, das Thema zu kontextualisieren (vgl. hierzu auch Müller, Domasch und Wimmer in diesem Band). In unterschiedlichen Kontexten entstehen unterschiedliche Argumente. Man sieht schnell, dass die Fernsehbeiträge zum Thema immer wieder mit Fallbeispielen arbeiten. Das Beispiel ist einer der Königsschritte der Rhetorik, die Kasuistik eine ihrer größten Disziplinen. Aber Beispiele haben Haken und Ösen. Nicht immer belegen sie, was sie scheinbar belegen. Sie entfalten eine eigene Dynamik, artikulieren eine eigene Stimme zum Gegenstand. Und sie enthalten eine Wertdimension, die das Sprechen mit Beispielen immer auch zu einem Sprechen mit Werthorizonten macht. Dies sei im Folgenden an einem konkreten Filmbeispiel dargelegt.

Aus den zahlreichen Sendungen zur Thematik sei eine Episode aus der Dokumentation *„Leben oder sterben lassen"* herausgegriffen, einer Dokumentation, die im Rahmen eines Arte-Abends zum Thema „Todesschmerz: Sterbebegleitung kontra Todesspritze" am 11.09.1997 ausgestrahlt wurde. In diesem Beitrag wird eine Fallgeschichte in mehreren Schritten erzählt, die im Folgenden mithilfe des Wortprotokolls genauer analysiert werden soll:

---

1 Mir liegt daran, Hans Jürgen Wulff vom Institut für Neuere Deutsche Literatur und Medien in Kiel für zahlreiche Anregungen herzlich zu danken. Dieser Beitrag konnte nur auf dem Boden eines regen Austausches mit ihm entstehen. Ergebnisse dieser Untersuchung sind erstmals publiziert worden in Maio 2000.

(Erster Akt: Exposition)

[*Kreischendes Geräusch von Bremsen und quietschenden Reifen*]

Sprecherin: August 1989. Ein junger Motorradfahrer verunglückt. Mit einem Schädelhirntrauma wird er ins nächste Krankenhaus eingeliefert. Schon am zweiten Tag werden die Angehörigen vor eine höchst befremdende Alternative gestellt.

Mutter: Er hat zu uns gesagt [...], Ihr Sohn ist schwer krank, und er ist gehirntot, wir haben das festgestellt, dass er gehirntot ist, und dass das alles nichts mehr wird, und stellen Sie sich vor, Sie sehen im Wald einen Affen, und er kommt wieder zu sich, genauso, hat er gesagt, dann macht er hhh-hhh-hhh, denn mehr kann er nicht mehr. Und wir sollen uns entscheiden, wegen seiner Niere, die haben wir schon untersucht, die ist einwandfrei. Und da waren wir im Moment natürlich geschockt. Man weiß in so einer Situation und zwei Tage nach dem Unfall sowieso nicht, was man machen soll, da ist man sowieso kopflos. Äh. Und dann sind wir heimgefahren, voller Sorge, was zu tun, was ist richtig, was nicht.

Sprecherin: Bei dem Gespräch mit dem Oberarzt waren auch Ulrike Eismanns jetziger Mann und Herberts Vater anwesend. Sie sollten sofort die Zustimmung zur Organ-Entnahme unterschreiben. Der Oberarzt spricht immer wieder von dem „Volldepp", der zu erwarten sei, wenn Herbert wieder zu Bewusstsein käme. Die Angehörigen sind geschockt. Sie lehnen eine Organentnahme ab.

(Zweiter Akt: Konfrontation)

Mutter: Und dann sind wir heruntergefahren und haben das dem Doktor [Name unkenntlich gemacht] gesagt, da hat er uns wieder in ein Extrazimmer kommen lassen, und von da an hat er mich ganz schlecht behandelt. Da hat er nur noch schriftlich – da war hinten, da war so ein Tisch, und da hat er nur schriftlich alle Tage, was so anfällt, so hingelegt. Und in der dritten Woche, wo der Herbert unten gelegen ist, in dem Intensiv-Zimmer, da hab ich gefragt: Na, was ist jetzt, was meinen Sie zum Herbert? Das hab ich Ihnen doch schon gesagt, da brauchen Sie mich doch gar nicht mehr fragen! Sie wissen's doch schon! Ich hab Ihnen die Antwort doch schon am zweiten Tag gegeben.

Interv.: Ist er denn bei der Prognose geblieben, dass nichts mehr wird?

Mutter: Ja, da ist er hundertprozentig bei geblieben, das einzige, was wir gehört haben von diesem Tag an ist, was das denn kostet!

Sprecherin: Immer wieder weist der Oberarzt darauf hin, wie unverantwortlich teuer die nutzlose Behandlung des Jungen sei. Eine diagnostische Prognose, die sich als fatale Fehleinschätzung erweisen sollte.
Heute, acht Jahre nach dem Unfall, ist Herbert fast vollständig rehabilitiert. Außer einer Gehbehinderung und einem schlechten Kurzzeitgedächtnis ist bei dem jetzt Dreißigjährigen nichts zurückgeblieben.
In der Klinik hatte die Mutter mit Argusaugen darüber wachen müssen, dass ihr im Koma befindlicher Sohn nicht als lebendiger Leichnam behandelt wurde, bei dem jede Therapie vergeblich ist – erst wurde eine Lungenentzündung unzureichend behandelt, dann ein gebrochener Arm.

Mutter: Der Herbert hatte den Arm bei seinem Unfall gebrochen, aber – ein kleiner Bruch war das nur, und – als ich eines Tages wieder die Treppen hochkam und klingelte, da kamen mir zwei Pflegerinnen entgegen, und da hab ich mir gedacht: Mei, warum kommen die mir heute alle beide so schleichend entgegen, vielleicht ist jetzt der Herbert doch gestorben. Nein, da haben sie dem Herbert den Arm noch einmal gebrochen.

Interv.: Und warum?

Mutter: Und – äh – das, weil sie Spastik haben, und in dem Moment, wo die Spastik kam, das haben mir alle erzählt, da ziehen sie die Arme so hoch, die haben das wahrscheinlich nicht gewusst und wollten den Arm mit Gewalt wieder runterreißen – und haben sie ihn gebrochen. Und dann haben sie den Herbert aber nicht gleich in den OP, zum Operieren, sondern haben ihn im Bett liegen lassen, und dann haben sie ihn wieder raus in den Stuhl, und der Herbert, der war ja da noch im Koma, und er hat da aber immer gejammert, gejammert, gejammert, und da hab ich gesagt „Ja operiert's ihn doch endlich – der hat doch wahnsinnige Schmerzen" – „nein, der hat keine Schmerzen, der ist gehirntot, der merkt nichts, der merkt überhaupt nichts". Nein hab ich gesagt, der ist bis jetzt immer ganz still im Bett gelegen, und seit ihr ihm den Arm gebrochen habt, seitdem jammert er doch, also muss er doch Schmerzen haben, er muss sie doch spüren.

[*Musik*] **(DRITTER AKT: AUFLÖSUNG)**

Sprecherin: Die Mutter sollte Recht behalten. Nach sechs Wochen fängt Herbert, zur Verblüffung des Klinikpersonals, wieder selbstständig an zu atmen. Doch weiterhin lässt ihm der Oberarzt hohe Dosen von Valium verabreichen, damit er keine spastischen Krämpfe bekommt, wie es heißt.
Auf Betreiben der Angehörigen kommt Herbert schließlich in eine Spezialklinik für Komapatienten. Dort schlägt man wegen der hohen Valium-Dosierungen bei einem Apalliker die Hände über dem Kopf

zusammen. Herbert muss erst einmal von Valium entzogen werden. Der Junge ist auf 37 Kilogramm abgemagert und in einem erbarmungswürdigen Zustand. Doch mit der richtigen Pflege geht es langsam bergauf. Nach drei Monaten im Wachkoma kommt Herbert langsam wieder zu Bewusstsein. Sein Zustand bessert sich von Tag zu Tag. Er kann noch sprechen, schreiben, rechnen und lesen. Nach fünf Jahren Klinikaufenthalten kommt er endlich wieder nach Hause. Jetzt wohnt er in einer eigenen Wohnung.

[*Ende der Musik*] (**EPILOG: IMPLICATIO**)

Interv.: Wie ist das jetzt eigentlich für Sie, freuen Sie sich an Ihrem Leben, obwohl sie noch leicht gehbehindert sind, macht es Ihnen Spaß?

Herbert: Na klar, ja, es macht mir Spaß, ich war sogar im Urlaub schon, letztes Jahr, in Frankreich. Es macht mir Spaß, ich gehe fort ins Kino mit den Kumpels. Essen geh ich manchmal, chinesisch Essen. Also das Leben macht mir Spaß, muss ich sagen.

Sprecherin: Seine Mutter glaubt fest daran, dass Herbert mit einer richtigen Therapie bald wieder alleine laufen kann. Gibt es heute noch Situationen, in denen Herbert mit seinem Schicksal hadert?

Herbert: Na klar, das hat ja wohl jeder. Wieso gerade ich? Das hätte ja jedem anderem passieren können, aber das ist schlecht, dass das einem anderen passieren könnte, das wünscht man keinem.

Interv.: Meinen Sie, dass Sie überlebt hätten, wenn sich Ihre Mutter und Ihr Vater nicht so für Sie eingesetzt hätten?

Herbert: Nein, dann hätte ich gewiss nicht überlebt. Wenn niemand zu einem hält, dann ist man verloren.

Betrachtet man diese Sequenz allein im Hinblick auf ihre narrative Struktur, so lässt sich unschwer eine klassische Handlungsabfolge erkennen, eine Anordnung der Erzähleinheiten, wie sie sonst in der Theater- oder Spielfilmdramaturgie üblich ist. Der Drehbuchautor Syd Field hat für den Bereich der Spielfilmnarrationen ein etabliertes Schema dramaturgischer Abfolge beschrieben, das sich in Anlehnung an den antiken Dreierakt aus den drei Komponenten (I) Exposition (II) Konfrontation (III) Auflösung zusammensetzt (vgl. Field 1996: 14). Und genau dieses standardisierte Grundmuster des Spielfilms lässt auch die ausgewählte Dokumentation bzw. die herausgegriffene Sequenz erkennen.

(I) In der **Exposition** wird Handlung, Zeit und Ort festgelegt und das Personengefüge etabliert. Konkret wird in diesem ersten Akt nach dem Unfall als auslösendes Ereignis der Konflikt zwischen dem Protagonisten Mutter und dem Antagonisten Klinik/Oberarzt aufgebaut. Der Kranke selbst ist hier die aktionsunfähige Figur, die in die Position des Kindes gerückt wird (Stichwort „Junge"). Das Motiv ist das der Prognose, letztlich also das der Prophezeiung, speziell der Prophezeiung gegen die Hoffnung. Perspektivisch taucht dieses Motiv der Prophezeiung als Entscheidungsdilemma der Mutter auf, und zwar im semantischen Raum der Gegenüberstellung von Affe und Mensch. Auffällig an diesem ersten Akt ist die Verwendung des rhetorischen Stilmittels der „insinuatio", die sich darin ausdrückt, dass am Texteingang Informationen gegeben werden, die die Emotionen des Rezipienten in die Richtung lenken, die der beabsichtigten Meinungsbildung entsprechen (vgl. Kanzog 1997: 90). Die Entscheidung der Mutter gegen den groben Oberarzt wird in dieser Strategie als nachvollziehbare Ablehnung präsentiert. Damit sichert sich der Erzähler die Sympathie des Rezipienten für die Mutter und verstärkt die Glaubwürdigkeit der zugrundeliegenden Botschaft, die darin besteht, dass die Medizin kein guter Anwalt des Patienten sei.

(II) Auf die Exposition folgt die **Konfrontation** als Charakteristikum des zweiten Aktes. Die dramaturgische Einheit der Konfrontation funktioniert meist nach dem Schema, dass das Ziel der Hauptfigur bekannt ist und hier Hindernisse aufgebaut werden, die den Protagonisten davon abhalten sollen, sein Ziel zu erreichen. Spannung entsteht, wenn es unwahrscheinlich ist, dass der Sympathieträger einer bösen Lage entkommen kann. Die Episode mit dem Armbruch und die Intensivierung des Schmerzes dienen gerade diesem dramaturgischen Zweck, die Hürde zu erhöhen und die Betonung von Widerständen und Machtansprüchen zu erreichen. Vor dieser Erzähleinheit wird in unserem Filmbericht die Chronologie der Erzählung aufgegeben. Der „outcome" der Geschichte ist erzählt, das Ende also rhetorisch abgesichert. Von dieser Position aus ist kein Einwand mehr formulierbar. Darum geht es: der Status der Geschichte als Beweismittel für die Entmündigung des Patienten in der Klinik und für die Missachtung der Pflicht der Medizin zur Hilfe. Die folgende Rückkehr zum Konflikt zwischen Klinik und Mutter/Komapatient intensiviert die thematische Orientierung auf diesen Konflikt. Er bildet die Grundlage der dramatischen Struktur. Natürlich vereinnahmt der Erzähler den Zuschauer für das hilflose Opfer. Selbst die unzulängliche Flüssigkeit im Umgang mit der Fachsprache authentifiziert die Position der Mutter als Anwältin und Sprecherin ihres hilflosen Sohns, weil sie die Differenz von Laien-Patienten und Profi-Doktoren verschärft und radikalisiert.

(III) Die dritte Erzähleinheit, die **Auflösung** der Geschichte ist die wohl augenfälligste Allusion an konventionelle narrative Strukturen, wie sie in den Mythenerzählungen genauso repräsentativ sind wie in der Dramaturgie gängiger Spielfilme. Die Auflösung der Geschichte ist hier nichts anderes als das Motiv des wundersamen Umbruchs. Mit diesem Wunder als „happy end" wird der hohe Einsatz der Mutter legitimiert und zugleich die Inkompetenz des Oberarztes unterstrichen. „Die Geschichte des Films ist die Geschichte des Helden, der allen Widrigkeiten zum Trotz sein Ziel erreicht", so hat Syd Field das Grundmuster dramatischer Struktur beschrieben (vgl. Field 1996: 105), und genau dies liefert der dritte Akt unseres Filmbeispiels.

(IV) Im Anschluss an die Auflösung hat der Erzähler einen **Epilog** eingebaut. Diese abschließende dramaturgische Einheit entspricht der klassischen „Moral von der Geschichte", der rhetorischen „implicatio". Der Epilog lenkt signifikanterweise von der Konkretheit des Falles ab und formuliert eine ganz unspezifische Feier der Bedeutung familiärer Nähe. Mit dieser Anstimmung auf das Hohelied der elterlichen Liebe wird eine idealisierte Sicht der Familie als Wiege allen Glücks vermittelt. Eine Geschichte wie die, die der Film enthält, wird kaum jemand ablehnen – der Sieg der Mutter über die Klinik und die Rettung des Sohnes, das ist ein Liebesbeweis, wie er intensiver kaum ausgestaltet werden könnte. Für den rhetorischen Wert der Erzählung ist dieser Ausgang allerdings wichtig. Was würde das Beispiel sagen, wenn Herbert nicht wieder zu Bewusstsein gekommen wäre? Allein durch diese Veränderung des Endes würde die Geschichte ihren kommunikativen Wert verlieren. Hierauf wird noch zurückzukommen sein.

4. Medial konstruierte Moral

Die wiedergegebene Fallgeschichte mag zwar eine zufällig herausgegriffene sein, doch angesichts der Ähnlichkeit dieser Dokumentation mit vielen anderen gesichteten Dokumentationen zu diesem Thema erscheint es gerechtfertigt, diese Fallgeschichte als ein Beispiel für viele zu nehmen und danach zu fragen, welche charakteristischen Merkmale der fernsehmedialen Darstellung bioethischer Themen hier erkennbar werden, charakteristische Merkmale, die in ihrer Gültigkeit über diese eine Fallgeschichte hinausgehen. Ich möchte fünf charakteristische Darstellungsmerkmale herausarbeiten, die alle mehr oder weniger miteinander in Zusammenhang stehen.

4.1 „Hollywoodisierung" der Moral

Wir haben gesehen, dass unser Beispiel eine einfache Erzählstruktur aufweist: Der Held gerät – auf Hilfe angewiesen – in eine Institution, die ihn zu verschlingen droht; doch es gelingt ihm, sich zu wehren und am Ende der Gefahr zu entkommen. Das Beispiel folgt dem Muster einer einfachen Alltagserzählung. Es ist die Geschichte einer Mutter, die sich heldisch gegen die Institution der Klinik und die Autorität eines bösen Oberarztes gestellt und gewonnen hat. Die Geschichte handelt so eigentlich nur mittelbar von der Frage der Behandlung von Wachkoma-Patienten. Im Grunde ist es eine „success story", in der der Helfer sich durchsetzt, die Objekt-Person gerettet wird und der Opponent Oberarzt unterliegt; und am Ende wird die bedingungslose Liebe des Helfers, sein Schutz und seine Fürsorge belohnt. Die Medienwissenschaftlerin Anne Karpf hat für diese Form den treffenden Begriff des „romantic little-person-against-the-state stories" geprägt (vgl. Karpf 1988: 60). Im Gegensatz zur Philosophie kann das Fernsehen abstrakte Ideen nicht diskursiv darstellen; daher ist es darauf angewiesen, Ideen zu visualisieren und vor allem zu dramatisieren. Fernsehberichte werden somit nach den Gestaltungselementen der Dramaturgie und nach medienästhetischen Darstellungskonventionen stilisiert. So ist es zu erklären, dass nicht nur fiktionale Sendungen, sondern auch Fernsehdokumentationen im Vermittlungsprozess dramaturgische und inszenatorische Mittel als eine gängige Struktur verwenden, Strategien, die ihren Ursprung im antiken Theater oder zumindest im klassischen Spielfilmmuster haben. Medizinethische Themen werden im Fernsehen durch Krisen und Konflikte, Spannung und Lösung verdichtet und vertieft, jeweils nach dem dramaturgischen Diktat von "active, intense and immediate" (Kottlorz 1993: 113) oder – um beim antiken Theater zu bleiben - durch das Setzen auf die Affekte der Rührung (eleos) und der Furcht (phobos). Das Fernsehen hollywoodisiert auf diese Weise die Konflikte, es interpretiert sie im Horizont des Kinos und eben nicht im Horizont des ethischen Diskurses.

Hieraus wäre zu folgern, dass die fernsehmedial vermittelte Bioethik nur ein Teilspektrum der philosophischen Bioethik sein kann, da das Fernsehen vornehmlich Themen aufgreift, die auch dramaturgisch zugänglich und vermittelbar sind. Die bioethischen Themen, die nicht inszeniert werden können, fallen somit aus dem Fernsehraster heraus. Wenn wir also festhalten können, dass allein schon die Selektion der Themen eine fernsehmediale Konstruktion ist, so stellt sich die Frage, ob auch die Darstellung der Themen spezifischen fernsehmedialen Mechanismen folgt. Diesem inhaltlichen Aspekt sind die nächsten Punkte gewidmet.

4.2 Moralische Entscheidung durch mythische Narrationsstrukturen

Gerade der Film von Silvia Matthies weist einige narrative Strukturen auf, die eine deutliche Motivbindung an antike Mythen erkennen lassen. Da ist unübersehbar das Motiv des David gegen Goliath auszumachen, das Bestehen des „kleinen" Patienten gegen die Macht der Medizin und gegen die Wahrscheinlichkeit des Sterbens. Und da ist das mythische Motiv des Orpheus und Eurydike, der Beweis der Liebe und die Wiedererweckung des/der toten Geliebten. Die Verbindung unserer Fallgeschichte mit dem Mythos kommt schon in der dargelegten Handlungsstruktur zum Ausdruck. Denn die erwähnte 3-Akt-Abfolge lässt eine deutliche Parallelität zum narrativen Aufbau der Mythen erkennen, den Joseph Campbell in der Abfolge von Aufbruch, Initiation und Rückkehr beschrieben hat (vgl. Campbell 1999). Aufbruch – Initiation – Rückkehr, dies sind auch die Handlungsabfolgen unserer Fallgeschichte. Wenn wir also annehmen können, dass sich das Fernsehen bei der Vermittlung medizinethischer Themen mythischer Narrationsstrukturen bedient, so hat dies mehrere Implikationen für die Moral, die durch diesen Zugang transportiert wird:

4.2.1 Bewertung über Symbole

Die Funktion des Mythos besteht vor allem darin, Sinn zu stiften. Sinnstiftende Geschichten aber bedienen sich nicht der Sprache der Differenzierung, der Argumentation, der Begründung. Vielmehr setzen mythische Grundmodelle darauf, beim Zuschauer Erinnerung und Identifikation auszulösen. Sie müssen eine Brücke zur Alltagssicht schlagen, knüpfen daher an prototypische Geschichten, an individuelle Erfahrungen an und sprechen den Menschen eher auf der unbewusst assoziativen Ebene denn auf der rationalen Ebene an (vgl. Bleicher 1999; Newcomb/Hirsch 1983). Folgt man dieser Mythos-Konzeption, so resultiert für die Moral, dass eine gute Entscheidung in der mythischen Narration demnach nicht die durch gute Argumente fundierte Entscheidung ist, sondern die Entscheidung des „Guten an sich", das nicht begründet, sondern fest postuliert wird. Daher erscheint es gerechtfertigt, die Moral, die durch den Mythos verkündet wird, als eine symbolisch vermittelte Moral zu betrachten. Ab dem Moment also, wo sich das Fernsehen mythischer Erzähleinheiten bedient, entwickelt es damit Vermittlungsformen, die ein über die Handlung hinausreichendes symbolisches Potential enthalten. Und gerade über diese Symbolik werden bestimmte Verhaltens- und Lebensmodelle propagiert, denn die Mediensymbole werden eher durch ihre ästhetische denn durch ihre moralische Kraft wirksam. Die Bilder und Symbole implizieren also schon in ihrer Ästhetik eine moralische Vorentscheidung. In unserem Fall bekommt der Zuschauer wenig über den moralischen Konflikt vermittelt; dafür aber wird ihm über den Symbolcharakter bestimmter Handlungs- und Bildmotive (z.B. fürsorgende Mutter; im Stich gelassenes Kind; Industrieschlote; Neonlicht; Blumen) ein bestimmtes Weltdeutungsmodell angeboten, dem er sich kaum entziehen kann. Dem Zuschauer werden auf diese Weise zwar Eindrücke, aber keine Hintergründe vermittelt, denn die Fallgeschichte dient vorrangig als Exemplifizierung einer bereits vorbestimmten Sinnstiftung.[2]

Der Fernsehbeitrag steht also in einem diskursiven Horizont, in einem Feld von Thematisierungen. Er setzt diesen Horizont voraus, er ist die Folie für seine Bedeutung. Der Beitrag ist in Beziehung zum diskursiven Feld positioniert und perspektiviert, er gehört einem „locus" der Rede zu. Und er interagiert mit Werthaltungen, die oft nur angespielt werden müssen - weil die Beiträge auf einer affirmativen Beziehung zwischen eingenommenem „locus" und Voreinstellung des Adressaten fußen. Gerade dies ist das Charakteristische des Fernsehens: Es ist darauf angewiesen, nicht nur über die Welt der Tatsachen zu berichten, es muss die Tatsachen, die es aufgreift, mit dramaturgischen und inszenatorischen Mitteln wertend interpretieren, um ihnen dadurch eine allgemeine Bedeutung zu geben (siehe Kepplinger 1996), und diese Weltdeutung erfolgt über Symbole.

---

2 Bourgeois hat dies sehr schön in folgenden Worten ausgedrückt: "Les symboliques dégagent l'horizon, elles ouvrent des voies, mais elles n'aident pas forcément à réaliser." (Bourgeois 1993: 166)

4.2.2 Bestätigung etablierter Weltdeutungen

Schon die etablierte Handlungsstruktur des Mythos, wie sie in der Aufteilung der narrativen Grundeinheiten von Aufbruch, Initiation und Rückkehr zum Ausdruck kommt,[3] gibt bereits vor, dass das Ziel des Mythos als überzeitliche Erzählung nur in der Erlösung oder in der Versöhnung liegen kann. Diese Zielrichtung kommt auch in unserem Beispiel sehr deutlich zum Ausdruck, stand doch am Ende die „Versöhnung" mit der Familie im Mittelpunkt. „Das Fernsehen erfüllt die Funktion religiöser Vergewisserung, Stabilisierung und Tröstung", so die Publizistin und Theologin Johanna Haberer (Haberer 1993: 131), und solange Fernsehnarrationen an mythische Erzählstrukturen anknüpfen, vermitteln sie damit unwillkürlich kollektive Vorstellungen und Wertestrukturen (vgl. Newcomb/Hirsch 1983). Solange das Fernsehen diese Funktion erfüllt, wird es also kaum etablierte Welterklärungs- und Weltdeutungsmodelle kritisch beleuchten können. Die Funktion des Mythos ist daher weniger die kritische Infragestellung, sondern vielmehr die Bestätigung etablierter Weltdeutungen – und gerade diese Scheu vor der grundsätzlichen Infragestellung des scheinbar Selbstverständlichen ist vielleicht der markanteste Unterschied zur Ethik als philosophische Disziplin, wobei sich der stabilisierende Charakter des Fernsehens auf die jeweiligen Kernaussagen bezieht, nicht aber auf die einzelnen Handlungsstrukturen.

Für das Apallische Syndrom wäre aus philosophisch-ethischer Sicht bedeutsam, beispielsweise den Begriff der Sondennahrung zu hinterfragen und die Frage zu erörtern, ob die Gabe einer Sondenkost als Ernährung betrachtet werden müsse oder ob die Subsumierung der Sondennahrung unter den Begriff der Medikation überhaupt zulässig sei. Diese ethisch entscheidende Frage wird in all den gesichteten Fernsehdokumentationen nicht gestellt, denn zu sehr sind die etablierten Bedeutungsmuster der Zuschauer geprägt von der Vorstellung der Nahrungsgabe – und damit auch der Sondennahrung – als Symbol für die Anerkennung und Wertschätzung des ernährten Menschen als Zugehöriger einer Gemeinschaft. Und diese symbolische Bedeutung wäre fernsehmedial nur durch eine andere symbolische Bedeutung zu relativieren, kaum aber durch abstrakte Rationalitätsansprüche an die Definition von Ernährung. Daher gibt das Fernsehen konstitutiv bereits eine Vorentscheidung über das Ergebnis der „Fernsehethik" vor, und das Ergebnis ist eine „Ethik", die populäre Überzeugungen bestätigt und verstärkt und die damit zugleich ein popularisiertes Wissen schafft (vgl. Seel/Born 1976: 91). Fernsehen ist hier also nicht nur Rezipient etablierter Mythen, es verfestigt diese Mythen und schafft allein dadurch eine neue Realität.

---

3 Eine ähnliche Grundstruktur mythischer Erzählungen hat Silverstone in der Handlungsabfolge von "pollution - guilt - purification - redemption" vorgelegt (siehe Silverstone 1990: 22).

4.3 Verengung der Moral auf kontrastierende Charakterisierungen

Die kontrastierende Figurengestaltung ist ein altes Konzept der Theaterdramaturgie. Mit der Kontrastierung ist insbesondere die Stereotypisierung und Schematisierung verknüpft, die letztlich dazu dienen, die Verständlichkeit visueller Codierungen zu unterstützen. Dies hat nicht zuletzt mit dramaturgischen Notwendigkeiten zu tun, denn Spannung wird gerade durch den groben Widerspruch der Charaktere erzeugt und dadurch eine Reizverstärkung evoziert. Die Überzeichnungs- und Vergröberungstendenzen des Fernsehens implizieren eine Einbuße an Differenziertheit, und auch hierin ist ein besonderer Unterschied zum philosophischen Zugang auszumachen. In unserem dargelegten Fallbeispiel kommt die kontrastierende Charakterisierung deutlich zum Ausdruck, vor allem in der Dichotomie von: „Oberarzt lässt sterben" kontra „Familie lässt leben". Aber auch auf der visuellen, auf der filmästhetischen Ebene fällt das Stilmittel der Kontrastierung auf; so ist vor allem die Kontrastierung Natur/Blumen gegen Industrie/Technik auffallend. Die Kommentare über die Klinik werden mit Metaphern unterlegt wie Industriearchitektur, Neonlicht und rauchende Schlote, die das negative Klinik-Bild transportieren sollen. Dem gegenüber stehen Bilder von Blumen und Wiesen, mit einem Aufschwenk auf den wundersam Geretteten. Ähnlich auch die visuelle Rhetorik in der Gegenüberstellung vom kalten Kliniksetting mit viel technischem Gerät und die durch die Nahaufnahme vermittelte intime warme Atmosphäre der häuslichen Pflege, die kalte Klinik-Patient-Beziehung hier und die heiße Mutter-Kind-Beziehung dort. Diese Kontrastierung wird noch verstärkt durch den Einsatz der Musik: Musik der Ruhe und der Entspannung zu den Naturaufnahmen, Musik der Spannung und der Drohung zu den Klinik- und Industriebildern. Mit diesen Stilisierungen wird die moralisch als richtig erachtete Entscheidung oder Handlung ästhetisch geschönt, während die „falsche" Haltung kontrastiv dargestellt wird.

Durch den Einsatz all dieser Stilmittel wird die Neigung des Fernsehens erkennbar, ethische Probleme vorzugsweise in der Dichotomie von Pro und Kontra darzustellen, ohne der komplexen Situationsbeschreibung und den vielen Nuancen ausreichend Raum zu lassen.[4] Unverkennbar trägt auch unser Exempel zur Akzentuierung von Meinungsverschiedenheiten bei, er betont die Differenzen und verringert die Konsens- und Kompromissbereitschaften. Auch dies also ein wesentlicher Unterschied zum philosophischen Zugang. Dennoch – und dies muss an dieser Stelle ausdrücklich betont werden – kann man das Fernsehen nicht als Realitätsverzerrer betrachten, denn letztlich ist jeder Filmautor darauf angewiesen, die Realität zu stilisieren, die irgendwo in der Lebenswelt oder auch nur in der kognitiven Welt der Zuschauer beheimatet ist. Henri Bourgeois bringt dies treffend wie folgt zum Ausdruck :

---

4 Siehe zu diesem Problemfeld der Medien Bourgeois (1993: 30).

„La télévision grossit les traits, focalise les intérêts, mais elle n'invente pas le monde dans lequel elle intervient. Elle le fait voir, elle le fait entendre et pressentir, elle le module ou le transpose, elle le dramatise ou le poétise, elle ne le crée pas." (Bourgeois 1993: 194)

4.4 Transportierung von Werten durch Personenbindung

Eng mit den ersten genannten Gestaltungsmerkmalen von Fernsehdokumentationen ist auch das dritte Merkmal verknüpft, wonach der darzustellende ethische Sachverhalt im Horizont handlungstragender Personen vermittelt wird. Die Dramaturgie verlangt, dass die zu erzählende Geschichte nicht an abstrakten Theorien festgemacht, sondern dass sie anhand der Erlebniswelt der Protagonisten vermittelt werde (siehe Maio 2008). Diese Vermittlung der Inhalte in Form von personengebundenen Handlungsverläufen hat mehrere weitreichende Implikationen für die fernsehmediale Darstellung der Bioethik:

4.4.1 Identifikation mit dem Protagonisten

Eine entscheidende Konsequenz besteht darin, dass durch die Personenbindung dem Zuschauer eine sachlich begründbare eigene Meinungsbildung verwehrt wird, da die Entscheidung des Zuschauers vor allem durch die Identifikation mit den Protagonisten zustande kommt und nicht durch die Abwägung von Argumenten. Die Protagonisten personifizieren bestimmte Lebensmodelle und Handlungsideale. Sie dienen oft als Projektionsfläche für die Wünsche der Zuschauer (vgl. Bleicher 1999: 245). Sie haben dadurch Vorbildcharakter, und dieser Vorbildcharakter hat Einfluss auf das moralische Urteil des Zuschauers.[5] Über diese Vorbild-Protagonisten werden Empfindungen transportiert, die je nach Intensität so „übertölpelnd" wirksam werden können, dass sie allein durch ihren Erlebnischarakter den Zuschauer für die intendierte Wirkungsabsicht vereinnahmen. Genau dies geschieht ja bei unserem Fallbeispiel, bei dem das Wertgefüge, nach dem die Mutter sich verhält, mit dem Wertgefüge korrespondiert, das der Beitrag vorträgt. Die „intuitive" Entscheidung des Zuschauers gegen eine Therapiebegrenzung wird nur auf dem Boden des Identifikationsappells mit Herberts Mutter gefällt, dem sich der Zuschauer kaum entziehen kann. Gerade diese kasuistische Argumentation ist jedoch eine höchst fragile, denn dem einen Beispiel stehen andere entgegen. Darum ist die Argumentation mit Beispielen oft darauf angewiesen, das Einverständnis des Adressaten implizit herzustellen. Das kann geschehen, indem Vorurteile durch das Beispiel bestätigt und moralische oder politische Positionen für den Adressaten angeboten werden, die er kaum ablehnen kann. Die fernsehmedial vermittelte Moral ist also immer eine Moral für ganz spezifische Konstellationen, nie aber eine Moral, die eine über die gewählte

5 Siehe zu diesem Aspekt Merscheim (1984: 46).

spezifische Konstellationen, nie aber eine Moral, die eine über die gewählte Kasuistik hinaus geltende Gültigkeit beanspruchen könnte. Hier liegt eine weitere Differenz zur philosophischen Ethik, die ja gerade nach allgemeingültigen Prinzipien sucht.

4.4.2 Komplexitätsreduktion

Dadurch, dass die Fernsehthemen an individuelle Erfahrungen geknüpft werden, begrenzt die Perspektive des jeweiligen Protagonisten für sich schon den Weltausschnitt, der damit vermittelt werden soll (vgl.Bleicher 1999: 176), so dass man sagen kann, dass die Personengebundenheit fernsehmedialer Vermittlungsformen zu einer Ausblendung komplexerer Zusammenhänge neigt, die außerhalb des Identifikationsspektrums liegen. Auf diese Weise trägt das Fernsehen also dazu bei, öffentliche Debatten einzuengen und nur die Aspekte zu betonen, die an privaten Geschichten festgemacht werden können, ohne dabei den sozialen Kontext mit zu thematisieren, denn „es ist leichter zu zeigen, was jemand macht, wie jemand aussieht, worüber gesprochen wird, als wie eine Vielzahl von Menschen über größere räumliche, soziale und zeitliche Distanzen hinweg wechselseitig voneinander abhängig sind" (Ludes 1993: 361). Das Fernsehen neigt in seiner Darstellungsweise dazu, nur vereinzelte Ausschnitte aus nur noch vage zu erahnenden größeren Zusammenhängen darzubieten. Diese Fragmentierungstendenz führt in der Kombination mit der Ereignisorientiertheit des Fernsehens dazu, dass letztlich vordringlich die ethischen Probleme fernsehmedial bearbeitet werden, für die eine klare, unmittelbare und vor allem am Individuum darstellbare Lösung angeboten werden kann, denn die Lösung als solche ist für das Fernsehen entscheidender als die Argumente. Dies ist der Grund dafür, dass beispielsweise das Problemfeld der Organtransplantation verhältnismäßig oft in Fernsehdokumentationen aufgegriffen wird. Denn gerade die Transplantation ist 1. ein spektakuläres Ereignis am Individuum, 2. eine unmittelbare Lösung für das Individuum, 3. eine ideale Helfergeschichte von Individuum zu Individuum, 4. eine mythenbesetzte Wunderheilung an einem Individuum und 5. eine stabilisierende Geschichte der Hoffnung für alle (Karpf 1988). Wenn das Fernsehen die Transplantation im Horizont solcher Narrationen vermittelt, so bleibt sozusagen systemimmanent das abstraktere Problemfeld der Allokation und aller sozialen Implikationen jedoch weitgehend außer Acht. Und so wird auch in unserem Beispiel aus dem Problemfeld der Sterbehilfe eine private Story gemacht, ohne dass ein Wort über die sozialen und (gesundheits)politischen Bedingungen dieses Problemfeldes fällt. Durch die an der Personenbindung orientierte Erzählstruktur werden somit Welten illuminiert, die nicht nur in ihren narrativen Dimensionen, sondern auch in ihren Wertedimensionen einfache Welten sind.

4.4.3 Psychologisierung der Konflikte

Mit der Personenbindung ist schließlich eine weitere Konsequenz für die fernsehmediale Vermittlung von Bioethik verbunden, nämlich die Tendenz zur Psychologisierung der Konflikte. Ethische Probleme werden dadurch zum einen nur im Horizont individueller Dilemmaerlebnisse dargestellt, zum andern liegen auch die fernsehmedialen Lösungsvorschläge meist eher im Bereich privater Phronesis als im Bereich des Sozialen oder Politischen.[6] In unserem Fernseh-Fallbeispiel kommt gerade diese Individualisierung und Psychologisierung deutlich zum Ausdruck, denn ganz offensichtlich wird bei Silvia Matthies das Problem der Sterbehilfe zu einem Kommunikationsproblem stilisiert. Gerade im Umgang mit der Sterbehilfe ist die fernsehmediale Zentrierung auf individuelle Erfahrungen von besonderer Bedeutung, denn auf diese Weise werden nur die Argumente vermittelbar, denen ein positiver „Outcome" zugrundegelegt werden kann. Wie z.B. sollte man eine Geschichte erzählen, deren Ende nicht wundersam, sondern in Siechtum und Tod bestünde? In unserer Geschichte ist daher die Mutter die Erzählerin und zugleich die Sympathieträgerin; doch wenn der Patient nicht wieder genesen wäre, so hätte die Geschichte ihren Sinn verloren, und daher erscheint für den Problembereich des Apallischen Syndroms das Argument für den Therapieabbruch – auch unabhängig von der symbolischen Bedeutung der Nahrung – wesentlich schwerer für eine fernsehmediale Aufbereitung zugänglich als das Argument gegen den Therapieabbruch.[7] Dies ist ein Hinweis darauf, dass die „Ethik" im Fernsehen als eine fernsehmediale Konstruktion zu betrachten ist, die über die Produktions- und Selektionsprinzipien des Mediums definiert wird und sich nicht aus der Thematik selbst ergibt. Und diese Prinzipien bedingen auch die Formulierung einer ganz spezifischen Moral, die ich im nächsten Abschnitt thematisieren möchte, nämlich eine Moral des privaten Glücks.

4.5 Das private Glück als Bewertungsmaßstab

Welche Werte – so unsere Frage – werden denn nun durch die erarbeiteten Charakteristika der fernsehmedialen Darstellung vorrangig vermittelt? Freilich würde es der Vielfalt der Filmautoren, aber auch der Vielfalt der Sendeformen nicht gerecht werden, wollte man hier allzu Unterschiedliches auf einen gemeinsamen

6 Wenn wir gerade in Dokumentationen der letzten Jahre diese Tendenz zur Individualisierung und Psychologisierung erkennen können, – und dies sei der Differenziertheit halber ausdrücklich betont – so liegt dies freilich nicht allein am spezifisch fernsehmedialen Zugang, sondern die Tendenz des Fernsehens zur Personenbindung paart sich gerade in den letzten Jahren mit einer allgemeinen Tendenz zur Betonung innerer Erlebniswelten, eine Tendenz, die eindeutig die ehemals gesellschaftskritische Post-68er-Haltung abgelöst hat. Zu dieser Tendenz siehe näher Maio (2001a und b).

7 Dies gilt allerdings nur für den bewusstlosen Patienten. Der Tod auf Verlangen hingegen ist ein in der Filmgeschichte sehr verbreiteter Topos; er gehört geradezu zu den beliebtesten Motiven im Horizont der Sterbehilfe.

inhaltlichen Nenner bringen. Doch am Beispiel des Apallischen Syndroms zeigt sich, dass sich die für die Fernsehberichterstattung ausgesuchten Geschichten auffällig ähneln. Die eine Ähnlichkeit ist das immergleiche Ende der „wundersamen Heilung", die andere Ähnlichkeit die latente Medizinkritik, eine weitere die Glorifizierung familiärer Fürsorge, und gerade letztere ist von besonderer Bedeutung für den normativen Charakter der Fernsehberichte. Einen Hinweis darauf, welche Wertvorstellung der Geschichte implizit zugrunde liegt, liefert beispielsweise das Ende des dritten Aktes, der Aufschluss über die Grundannahmen eines geglückten Lebens gibt. Die Interviewerin fragt Herbert, ob das Leben ihm auch Spaß mache. Der Befragte bestätigt dies in doppelter Weise und liefert zwei persönliche Definitionsmodelle von persönlichem Glück an. Mit ihrer Frage verweist die Interviewerin implizit darauf, dass für die Filmautorin nicht die Frage nach dem „Was soll ich tun?" im Vordergrund steht, sondern vielmehr die Frage „Wie kann ich glücklich werden?". Der Akzent liegt hier also auf dem individuell definierten Glück, und die Geschichten entstehen durch die Bedrohung dieses Glücks. Deswegen sind ja Krankheiten ein beliebtes Motiv der Dramen, weil die Krankheit gut in die Rolle der Gefährderin des privaten Glücks passt. Gerade in der Gegenüberstellung von privatem Glück und der Tragik der Krankheit wird in unserem Beispiel das ethische Problem konstruiert. Und die Lösung des „ethischen" Problems liegt in der Wiederherstellung des verlorenen Glücks, wobei für diese Wiederherstellung wiederum – wie bereits erwähnt – vor allem die individuell-private Lösung vom Fernsehen präferiert wird. Dadurch nun, dass die Lösungsvorschläge des Fernsehens für ethische Probleme im Bereich des Privaten liegen, beziehen sich die moralischen Appelle, die das Fernsehen kultiviert, insbesondere auf die persönliche Aufopferung und auf die gegenseitige Hilfe, auf Caritas und Empathie. „ [...] la culture médiatique insiste en ce sens sur la générosité ou la charité", so hat der Medienwissenschaftler Bourgeois diesen Umstand treffend ausgedrückt (Bourgeis 1993 : 178). Berg-Walz hat in Zusammenhang mit den Fernsehbotschaften von einer „sinnlichen, sinnfälligen, gefälligen Vereinzelung" (Berg-Walz 1995: 314) gesprochen, und damit ist ein wesentliches Charakteristikum der „Fernseh-Moral" benannt, eine Moral, die dem privaten Glück verhaftet bleibt.

5. Zur impliziten und suggestiven Moral des Fernsehens

Das dargestellte Beispiel mag verdeutlichen, dass das Fernsehen Bioethik konstruiert, indem es eine eigene Fernseh-Bioethik schafft, die als Produkt eigener Darstellungskonventionen betrachtet werden muss. Das Fernsehen ist darauf angewiesen, Geschichten zu erzählen. Nicht nur der Spielfilm, sondern auch die Fernsehdokumentation interpretiert die Konflikte im Horizont der Narration und nicht primär im Horizont des philosophischen Argumentierens. Die Moral, die durch die Geschichte verkündet wird, ist oft eine implizite Moral, eine Moral, die von der Abstraktheit spezifischer Konflikte ablenkt und dafür an bestimmte Archetypen von Vorstellungen und Normen anknüpft. Die untersuchte Dokumentation bettet das Apallische Syndrom in den breiteren Bedeutungskreis für den Menschen. Das Apallische Syndrom wird in Verbindung gebracht mit der Bedeutung der familiären Fürsorge, mit der Bedeutung des Glaubens, mit der Tragkraft der Hoffnung, mit der Bedeutsamkeit der Liebe zu einem Menschen. Diese Form der Erzählung weitet den Blick auf das Apallische Syndrom und macht dieses zu einer Menschheitsfrage, die sie auch tatsächlich ist. Die rationale Abwägung von Bewertungskriterien ist fernsehmedial schwer zu vermitteln, aber dafür kann das Fernsehen durch die sinnliche Darstellung lebensnaher Erlebnismomente Sinnzusammenhänge und damit auch Wertestrukturen schaffen, wozu Sachzusammenhänge alleine nicht fähig wären. Das Fernsehen hat gerade durch die audiovisuelle Sinnlichkeit ein großes Potential, Einsicht und Verständnis in spezifische Situationen und Erlebniswelten zu wecken. Will man dem Medienwissenschaftler Peter Kottlorz folgen, so kompensiert das Fernsehen die rationalistischen Strukturen der Gesellschaft, und seine Bildhaftigkeit deutet Kottlorz in Anlehnung an Alois Huter als „epochale Antwort unserer Kultur auf die einseitige Betonung der Verstandeskultur" (Kottlorz 1993: 162). Fakten können für sich genommen keine Einsicht in die Bedeutsamkeit bestimmter Haltungen oder Handlungen gewähren. Hierfür bedarf es einer Deutung der Fakten, einer Sinnzusprechung, und diese Rolle erfüllt das Fernsehen. Das Fernsehen erzählt die Geschichte, die notwendig ist, um die Welt zu deuten. Und auch die Ethik wird ohne diese deutenden Momente nicht auskommen. Was die Ethik vom Fernsehen vor allem unterscheidet, ist die Kenntlichmachung der Vorannahmen, der gewählten Deutungsmuster und der Hinweis auf alternative Deutungsmuster. Das Fernsehen legt sich meist auf ein bestimmtes Deutungsmuster fest und vermittelt dieses eher implizit – über die Übertölpelung der Bilder oder der gewählten Kasuistik. Gleichwohl verweist das Fernsehen auf die Fragen, die für den Menschen von zentraler Bedeutung sind, so dass gesagt werden kann, dass das Fernsehen in seiner Orientierung am Mainstream zugleich auch Seismograph für Zeitströmung ist. Eine gute Ethik wird vor allen Dingen unzeitgemäß denken müssen und sich dem Zeitgeist gerade nicht anbiedern, aber in dieser seismographischen Erspürung des Zeitgeistes kann sie vom Fernsehen viel lernen.

Literatur

Berg-Walz, Benedikt (1995): Vom Dokumentarfilm zur Fernsehreportage. Berlin: Wissenschaft und Forschung.

Bleicher, Joan Kristin (1999): Fernsehen als Mythos. Poetik eines narrativen Erkenntnissystems. Opladen: Westdeutscher Verlag.

Bourgeois, Henri (1993): La télévision nous fait-elle la morale? Paris: Centurion.

Campbell, Joseph (1999): Der Heros in tausend Gestalten. Frankfurt: Insel.

Field, Syd (1996): Das Drehbuch. In: Field, Syd/Mähtesheimer, Peter/Längsfeld, Wolfgang (Hrsg.): Drehbuchschreiben für Fernsehen und Film. Leipzig: List, S. 11-120.

Haberer, Johanna (1993): Die verborgene Botschaft. Fernsehmythen – Fernsehreligion. In: Kortzfleisch, Siegfried von/Cornehl, Peter (Hrsg.): Medienkult – Medienkultur. Hamburg: Reimer, 104-124.

Kanzog, Klaus (1997): Einführung in die Filmphilologie. München: Diskurs.

Karpf , Anne (1988): Doctoring the media. The reporting of health and medicine. London: Routledge.

Kepplinger, Matthias (1996): Abschied von der Objektivität? Information und Realität. In: Bubmann, Peter/Stolte, Dieter (Hrsg.): Die Zukunft des Fernsehens. Beiträge zur Ethik der Fernsehkultur. Stuttgart: Kohlhammer, 22-34.

Kottlorz, Peter (1993): Fernsehmoral. Ethische Strukturen fiktionaler Fernsehunterhaltung. Berlin: Volker Spiess.

Ludes, Peter (1993): Visualisierung als Teilprozeß der Modernisierung der Moderne. In: Hickethier, Klaus (Hrsg.): Institution, Technik und Programm. Rahmenaspekte der Programmgeschichte des Fernsehens. München: Wilhelm Fink, 353-370.

Maio, Giovanni (1997): Der Blick zurück als Zukunft der medizinischen Ethik? Entwicklungen und Grenzen der „Bioethik" und deren Implikationen für einen Beitrag der Geschichte an einer zeitgenössischen Ethik in der Medizin. In: Toellner, Richard/ Wiesing, Urban (Hrsg.): Geschichte und Ethik in der Medizin. Stuttgart: Fischer, 91-110.

Maio, Giovanni (2000): Die fernsehmediale Konstruktion von Bioethik. Eine Analyse „bioethischer" Fernsehdokumentationen über die Sterbehilfe. In: Ethik in der Medizin, 12, 122-138.

Maio, Giovanni (2001a): Die medialen Deutungsmuster von Krankheit und Medizin. In: Fortschritte der Neurologie Psychiatrie 69, 138-146.

Maio, Giovanni (2001b): Medizinethik und Medien. Analyse der durch das Fernsehen vermittelten Wertebilder in Bezug auf medizinethische Problemfelder. In: Maio, Giovanni/Roelcke, Volker (Hrsg.): Medizin und Kultur. Ärztliches Denken und Handeln im Dialog zwischen Natur- und Geisteswissenschaften. Festschrift für Dietrich von Engelhardt. Stuttgart: Schattauer, 267-282.

Maio, Giovanni (2008): Zwischen Blasphemie und Wunderheilung. Zur medialen Inszenierung von Medizin am Beispiel des Klonens. In: Stulz, Peter/ Romano, Gaetano (Hrsg.): Medien und Medizin. Zürich: Chronos, 61-72.

Merscheim, Horst (1984): Medizin im Fernsehen. Probleme massenmedial vermittelter Gesundheitsberichterstattung - eine empirisch-analytische Studie. Bochum: Brockmeyer.

Newcomb, Horace/ Hirsch, Paul (1983): Television as a cultural forum: Implications for research. In: Quarterly Review of Film Studies 8,3: 45-55.

Seel, Norbert M./Born, Manuela (1976): Effekte von Fernsehen auf die Wertvorstellungen von Zuschauern. In: Communications 10, 91-110.

Silverstone, Roger (1990): Television myth and culture. In: Carey, James W. (Hrsg.): Media, myths and narratives. Television and the press. Newbury Park: Sage, 20.

Dietrich Busse

Juristische Sprache und öffentlicher Diskurs – Diskursive Semantik im Spannungsfeld divergenter Wissenssysteme am Beispiel des Regelungsdiskurses zu Grenzen der Biotechnologie

1. Die Sprache des öffentlichen Diskurses

„Öffentlicher Diskurs" ist wahlweise ein Euphemismus oder eine unzulässige Verallgemeinerung. Tatsächlich wird sich hinter dieser Chiffre eher ein „unendliches Gewimmel" (Foucault) sich überlagernder, kreuzender, durchkreuzender, bekämpfender (Teil-)Diskurse verbergen. Auf der sprachlichen Ebene einer Diskurssemantik wird diese Divergenz und Disparität der sich nur teilweise berührenden „Einzeldiskurse" durch die unterschiedlich verteilte Dominanz der jeweiligen Vokabulare, Ausdrücke und Aussagen deutlich. Dies soll vor einem näheren Einstieg in die Thematik und Analyse die nachfolgende Präsentation einer Auswahl des (sprachlichen/argumentativen) Belegmaterials veranschaulichen:

Die Gesetze:
Mensch, Leben, menschliches Leben, Recht auf Leben, Menschenwürde, Embryo, Stammzelle, embryonale Stammzelle, totipotente Zelle, entwicklungsfähig, Individuum...[1]

Die Ministerin:
verfassungsrechtliche Gesichtspunkte, Beginn werdenden menschlichen Lebens oder *Zellhaufen, Schutz durch die Verfassung, Anlagen für einen neuen individuellen Menschen, verbrauchende Embryonenforschung, Fortschritt ist nicht alles, Heilen und Helfen, Selektieren, Züchten und Klonen, Lebensbeginn, totale Verfügbarkeit des Menschen, Menschenwürde als Vorbedingung und Grund für die Grundrechte, Schutz des werdenden menschlichen Lebens, § 218, staatlicher Strafanspruch, rechtmäßig* vs. *straflos, Schwangerschaft auf Probe, Selektion im Reagenzglas, Verantwortung, Forschungseingriffe am Menschen* vs. *Helfen und Heilen, Standortfragen, Forschungsprestige.*[2]

Der Bundespräsident:
das menschliche Maß, Was ist gut für den Menschen?, ethische Grundsätze, wertende Entscheidungen, Bild vom Menschen, Maßstäbe und Grenzen, tatsächlichen oder vermeintlichen Vorteiles willen, ethisch bedenkliche Folgen, Rubikon, Biotechnologie, Fortpflanzungsmedizin, völlig neue Qualität, technologische Chancen und Risiken für Mensch und Umwelt, den Menschen selber verändern, ja ihn genetisch neu entwerfen, grundlegende Wertvorstellungen vom menschlichen Leben, ethische Überzeugungen, Folgen, Wertekanon als Grundlage allen staatlichen Handelns, Gefangene einer Fort-

---

1 Gesetz zum Schutz von Embryonen (1990), Stammzellgesetz (StZG) vom 28. Juni 2002.
2 Herta Däubler-Gmelin (Bundesjustizministerin) im Interview mit DIE ZEIT vom 26.01.2001.

schrittsvorstellung, der perfekte Mensch als Maßstab, eine neue Welt – keine schöne, der menschliche Körper selbst als Ware, Gegenstand ökonomischen Kalküls, Rangordnung und Gewichtung der Argumente, ethisch Unvertretbares nicht zulässig durch wirtschaftlichen Nutzen, Beginn des schutzwürdigen menschlichen Lebens, befruchtete Eizelle, menschliches Leben, Zeitpunkt, Grenzziehung willkürlich, andere Interessen, Schutz des Lebens, das ethisch Verantwortbare, die technischen Möglichkeiten, Ziele wissenschaftlicher Forschung, § 218, unvergleichbare Konfliktsituation, biologische Selektion, Zeugung auf Probe, nicht allein Sache von Experten, politische Entscheidungen, Aufgaben von Wissenschaft und Politik in einem demokratischen Rechtsstaat.[3]

Die Politik pro Schutz:
Menschenwürde, Verletzung der Menschenwürde, Embryo als Forschungsobjekt, Embryo im Glas gezeugt, Kind zukünftiger Eltern, andere Zwecke, Werkstück, Mangeleinrede, Rohstoff für andere Zwecke, Grenzen des Strafrechts, ethisches Minimum sichern, Selbstwertgefühl, Selbstbestimmung eines Menschen;

Mensch als Produkt, das Innerste des Menschseins, Beginn des zu schützenden menschlichen Lebens, die Grundfrage, das volle Potenzial, das volle genetische Programm des Menschen, der Embryo ist menschliches Leben und nichts anderes, menschliches Leben schützen, menschliche Würde wahren, Entscheidung für das Leben, verbrauchende Embryonenforschung;

Grenzziehung, Unverfügbarkeit des menschlichen Embryos für die Auswahl von Kindern, fremdnützige Forschung, Verbrauch von Embryonen, eine andere Qualität, menschliches Leben zu einem außerhalb seiner selbst liegenden Zweck benutzen, Menschenwürde, keinem Zweck dienbar;

als gleichwertig angesehene Rechtsgüter, Lebensrecht des ungeborenen Kindes, Leben der Mutter, Schutzrecht der befruchteten Eizelle, Anspruch der Eltern auf Geburt eines Kindes;

ethischer Standpunkt, anstrengender Prozess, Selbstverständigung und Differenzierung, konkurrierende Grundwerte, höchster Verfassungsrang, Schutz des menschlichen Lebens, Anspruch auf Heilung, Frage in welcher Gesellschaft wir in Zukunft leben wollen;

die Würde des Menschen, Legaldefinition, Statusdefinition des Embryo in vitro, Forschungsfreiheit, Freiheit an der Embryonenvernutzung, Unverfügbarkeit des Embryos selbst, Menschensrechtsverständnis unserer Verfassung, eigenes Recht (des Embryos), eigenständiger Rechtsträger, biologistische Menschenrechtsdogmatik, unser Konzept der Menschenwürde;

verbrauchende Embryonenforschung, Folgen für den Menschen als solchen, Abschätzung der Folgewirkungen, ethisch (verfassungsrechtlich) geboten, Status des Embryos, Schutz des Lebens, Grundprinzip der Verfassung;

Tötung von Embryonen, Tötung eines Menschen, juristisch saubere Lösung, Lösung die unserem Menschenbild, unserem moralisch-ethischen Empfinden gerecht wird.[4]

---

3 „Berliner Rede" von Bundespräsident Johannes Rau am 18. Mai 2001.

4 Deutscher Bundestag, 173. Sitzung, 31.05.2001, „Debatte zu Recht und Ethik der modernen Medizin und Biotechnologie" und 214. Sitzung, 30.01.2002, „Verbot der Stammzellforschung".

Die Politik contra Schutz:
Lebensschutz vs. Würdeschutz, physisch, geistig reflektorisch, biologisches Faktum, soziale Wertung, Verfassung schützt Würde des Menschen nicht Würde des menschlichen Lebens, das körperliche Element von Leben, die Verfassungskeule, angemessene und differenzierte Linienführung und Linienfindung

Der Biologe und Forschungslobbyist:
Der Bürger Markl zum Bürger Rau, weltanschauliche Auseinandersetzung, nirgends so grundsätzlich und so erhitzt, Natur und Wesen des Menschen, Selbstverständnis aller Menschen, mit gut gemeintem moralischen und juristischen Machtwort, verwirrte Debatten, Was ist der Mensch?, Lebenswissenschaftler bald nur noch in Begleitung eines Verfassungsjuristen und Moraltheologen ins Labor trauen, emergentes Phänomen vs. Phänomen selbst, zu Scheitern verurteilter Idealismus, Substantialismus, Essentialismus, Typologismus, oder Präformatismus, Spielarten solchen Denkens, das woraus sich etwas neues entwickelt, das Neue selbst, geborene menschliche Person, etwas einmalig neues, befruchtete menschliche Eizelle, noch lange kein Mensch, naturwissenschaftlich begründete Tatsache, Begriff Mensch, neue, andere Bedeutung, lebenswirklichkeitsgerecht, kein Etikett der Natur, selbstbezügliche Redeweise von Menschen, Bedeutung die sie selbst bestimmen, Mensch ein kulturbezogener Zuschreibungsbegriff von Menschen, keine rein biologische Tatsache, molekulargenetische Tatsachen, Vorhandensein jener 3,2 Milliarden Nucleotiden bestimmter Reihenfolge in einer Zygote, moralische Belehrung, Akt der Zuschreibung des vollgültigen Menschseins, Pflichten vorbehaltlosen Schutzes seines Lebens, Rechtsprechung, Lebenspraxis, gesellschafts- und kulturabhängige Zuschreibung des Menschseins mit allen Rechtsfolgen, Beschlüsse des Bundesverfassungsgerichts verbindlich wenn auch keineswegs unveränderlich, Abwägung aller Interessen, Werte und Rechtsgüter, willkürliche Entscheidungen, Ausdruck menschlicher Gewissensfreiheit und moralischer Verantwortlichkeit, nicht Naturfakten unterwerfen, Zeitpunkt einer Kernzellverschmelzung, Willkür, Willen zur Urteilskraft, Auswahl zwischen Entscheidungsalternativen, Geist erbarmungsloser Moral, des rechtlichen Zwanges auf betroffene Einzelne, im Dienste vermeintlicher Gemeinschaftsinteressen, Staat, von Mehrheitsmeinungen abhängige Grenzen, Freiheiten einräumen oder versagen, ureigenstes Menschenrecht, Entscheidung über die eigene Fortpflanzung, zwingen Kind auszutragen, als Exempel für andere, Rechtsanspruch einer Gesellschaft auf Zeugung und Geburt von Behinderten zum Ausweis ihrer moralischen Prinzipien, der neue Mensch nicht fertig in der Zygote, vorwissenschaftliches präformatorisches Denken, er kann aus ihr werden, Verbindung zum Mutterorganismus, alleinige Fixierung des Menschenwesens auf den Besitz eines Satzes menschlicher Gene, willenlose Hinnahme jedes Zufallsunglücks in der Beschaffenheit dieses Gensatzs, Biologismus, Mensch zum reinen Biowesen degradiert, kulturbedingte Entscheidungsfreiheit.[5]

---

5 Hubert Markl, Präsident der Max-Planck Gesellschaft, Rede auf der Hauptversammlung der MPG 22. Juni 2001, DIE ZEIT 26/2001.

Der Rechtsprofessor als engagierter Parteigänger:
„Menschheitsethik", „Menschheitsfamilie", personale Würde, Recht auf Leben, Recht des Embryos auf Leben und Menschenwürde, Schutzbereich der fundamentalen Normen, keine moralische Verbindlichkeit, global irrende Ethik, übertriebene und strafbewehrte Verbote, übertreibende Moral, moralisch verwerflich, verfassungsrechtlich illegitim, kein Lebensrecht des Embryos, Rechtspraxis, Tötung des Rechteinhabers, moralische Gründe, Zugehörigkeit des Embryos zur Spezies homo sapiens, das stufenlose Kontinuum seiner weiteren Entwicklung bis zum geborenen Menschen, Potenzial zu ebendieser Entwicklung, bestimmte Identität bereits des Embryos.[6]

2. Erste Impressionen

Ein erster Eindruck: In diesem Themenfeld kann man nicht neutral bleiben. Die vom betrachteten Diskurs berührten Fragen sind so elementar, dass sie zur Stellungnahme zwingen, auch wenn man sich zuvor nicht intensiver mit der Thematik beschäftigt hatte. Auch der Linguist und Diskursanalytiker kann bei der Analyse der Texte und kommunikativer Strategien eigene Haltungen und Überzeugungen nicht ausklammern. Dies geht den Beteiligten am damaligen Diskurs nicht anders. Es überrascht dann aber doch, wenn man feststellt, dass einer der „heftigsten" Texte im kleinen Korpus ausgerechnet unter dem Deckmantel der Rechtswissenschaft und Rechtstheorie formuliert wird. Dieses „Kabinettsstückchen" offenbart aber zentrale Charakterzüge des juristischen Diskurses und Denkens – wenn auch nicht auf gesetzlicher Ebene – und mag daher Ausgangspunkt weiterer Betrachtungen sein. Auch der Naturwissenschaftler (als Verteidiger der biotechnologischen Interessen) spricht alles andere als nüchtern, sondern mit beißendem Sarkasmus und schneidender Schärfe, durch die man mühsam unterdrückte Wut (auch Arroganz des sich im Besitz der nüchternen Wahrheit Wähnenden) spürt. Ganz gegen die üblichen Vorurteile sind es ausgerechnet die Texte aus dem politischen Raum, die am wenigsten ideologisch, am nachdenklichsten, die Gegenpositionen zumindest tendenziell verstehen wollend formuliert sind. Man erhält den Eindruck: Hier steht „die Gesellschaft" als Vertretung der *volonté générale* (Rousseau) gegen die Vertreter von Einzelinteressen (Naturwissenschaftler und biotechnologische Verwerter); die Mehrheit gegen einzelne Individuen. (Auch dies übrigens ein alter diskursiv erprobter Grundkonflikt).

Überhaupt ist es nicht *ein* Diskurs, der hier geführt wird, sondern ein schwer entwirrbares Konglomerat verschiedenster disparater Diskurse. Mindestens folgende Teil-Diskurse lassen sich im kleinen Korpus feststellen oder grundsätzlich annehmen:

---

6 Reinhard Merkel: Rechte für Embryonen? DIE ZEIT 05/2001.

Diskursarten im Bioethik-Diskurs:

- juristischer Diskurs
- verfassungsrechtlicher Diskurs
- rechtspolitischer Diskurs
- allgemeiner ethischer Diskurs
- religiöser Diskurs
- utilitaristischer (biotechnischer) Diskurs
- utilitaristischer (förderungspolitischer) Diskurs
- allgemeiner politischer Diskurs
- historischer Diskurs (Verantwortung aus der deutschen Geschichte)
- diskursreflektierender Meta-Diskurs
- naturwissenschaftlicher Diskurs
- (medizinischer Diskurs)[7]

Diese bunte Vielfalt wirft die Frage auf, was eine Kategorie wie „öffentlicher Diskurs" bei subtiler semantischer oder argumentationsanalytischer Betrachtung (wenn man so will, bei „diskursanalytischer" Betrachtung) eigentlich noch besagen kann. Während die „Rechtlichkeit" der Rechtssprache und Rechtstexte sich im vorliegenden Fall in überraschend klarer und unproblematischer Form präsentiert, ist die „Öffentlichkeit" des Widerparts „öffentlicher Diskurs" alles andere als klar bestimmbar – sie ist, wie man sagen könnte, ein „prekärer Gegenstand" der diskursanalytischen Forschung. Einige Überlegungen zu dem, was „öffentlich" heißen kann, und wie es sich im vorliegenden Falle darstellt, sollten daher den nachfolgenden Überlegungen vorangestellt werden.

3. Öffentlichkeit und öffentlicher Diskurs[8]

Bürgerliche Öffentlichkeit begann, als sie aus der obrigkeitlichen Sphäre der *Höfe* hinaustrat, um in die Öffentlichkeit der *Städte* hinüberzuwechseln, in *Salons* und Kaffeehäuser (vgl. Habermas 1962: 46); sie hatte also, zunächst im durchaus dinglichen Sinne, *Räume,* in denen sie sich entfalten konnte. Im Laufe ihrer Entwicklung, auf Zeitungen, Zeitschriften, Bücher, später Rundfunk und Fernsehen ausgeweitet, wurde sie selbst zum Raum der Diskussion allgemeiner, d.h. die ‚Allgemeinheit' betreffender Probleme. Diskurse, wie sie in der Semantik des öffentlichen Sprachgebrauchs untersucht werden, sind ohne diese Öffentlichkeit

---

7 Der medizinische Fach-Diskurs war in dem dem Autor vorliegenden Mini-Korpus nicht vertreten; man kann aber annehmen, dass er existiert.

8 Ich stütze mich im Nachfolgenden teilweise auf die sehr viel ausführlicheren Darlegungen in Busse 1996 (und Busse 2001), wo bei Bedarf und Interesse zum weiteren Hintergrund nachgelesen werden kann.

gar nicht denkbar. Indem Öffentlichkeit einen Raum der Rede entfaltete, entfaltete sie die Rede selbst: Sie ist also eigentlich Möglichkeitsbedingung jeder gesamtgesellschaftlichen Kommunikation, und damit auch des unmittelbaren gesamtgesellschaftlichen Wirksamwerdens diskursiver Entwicklungen.

Die ursprüngliche Idee dieser Öffentlichkeit beruht auf Bedingungen, die zugleich ihre historischen Grenzen angeben. Grundlage ist: (a) die Autonomie des Individuums, (b) die Dialektik von Intimität des Privaten und Öffentlichkeit (die sich wechselseitig voraussetzen) und (c) die Tatsache, dass Meinungs- und Willensbildung nicht organisiert sind, jedenfalls nicht als gelenkt durch individuen-externe Faktoren (seien es Machtbeziehungen, seien es diskursive Zwänge) aufgefasst werden. Die in öffentlichen Austausch tretenden Individuen werden vorgestellt als autonome und unabhängige Personen, die auf nichts als ihr privates Wissen zurückgreifen, das sie selbst in je einzigartiger Weise in unwiederholbarer persönlicher Erfahrung erworben haben, und hinter dem als Interesse nur solches steht, was Ausdruck der Souveränität des reflektierenden Einzelnen ist. Als solche autonomen Individuen, die ihre Meinungen also als persönliche Leistung erworben haben, treten sie im Publikum zu gesellschaftlichem Austausch ihrer Ideen zusammen, als deren Ziel eine interessenunabhängige Wahrheit des besten Arguments angestrebt wird.

Als gleichberechtigte räsonierende Personen können die Bürger alle Themen zur Diskussion bringen, die ihrer Reflexion entspringen: es gibt keine spezifischen Selektionsregeln, die Themen und Meinungen ausgrenzen bzw. der öffentlichen Aufmerksamkeit entziehen. Dazu gehört, dass Öffentlichkeit nicht erst hergestellt werden muss, sondern quasi ununterbrochen im ständigen Räsonieren des Publikums besteht. Das heißt auch, dass sie selbst als Medium nicht Zwecken und Interessen unterworfen ist, sondern lediglich die Form gibt, in der Zwecke und Interessen artikuliert und durchgesetzt werden können. Als Forum der unmittelbar kommunizierenden Privatleute kennt diese Öffentlichkeit auch keine festgelegten Rollen, durch die Kommunikatoren und Zuhörer dauerhaft getrennt sind; jeder ist zugleich Kommunikator und Zuhörer. Diese Idee der Öffentlichkeit erscheint zu ideal, als könnte sie in dieser Form jemals Wirklichkeit gewesen sein. Einschränkungen ergeben sich in zunehmendem Maße insbesondere durch die gesellschaftliche Ausweitung im Zuge der Ausbreitung der Massenmedien. Insbesondere die Medien der zeitlichen Ko-Präsenz (Radio und Fernsehen durch Live-Sendungen, heute zusätzlich das Internet) verändern den Charakter des öffentlichen Diskurses stark.

Die Funktion der verschiedenen Formen von Öffentlichkeit für den Prozess gesellschaftlicher Erfahrungsbildung und Kommunikation muss stets in zwei Richtungen beachtet werden: zum einen als Medium, als Form, in der der diskursive Austausch stattfindet (und darin die prägenden Einflüsse, die diese Form auf die Inhalte hat), und zum anderen die Öffentlichkeit als Raum gesellschaftlicher Erfahrungsbildung überhaupt (und dabei die Einflüsse der Spezifik und Begrenzung des diskutierenden Publikums – sozial, wirtschaftlich, bildungsmäßig – auf die Erfahrungen). Der „Schein einer gesamtgesellschaftlichen Synthese" der Wirklichkeit, der durch die Fiktion der bürgerlichen Öffentlichkeit bewirkt wird, muss hinterfragt werden: Der Schein „des die ganze Welt umfassenden Sinnzusammenhangs", den sie erzeugt, muss als Schein, als Wirklichkeit einer begrenzten Schicht, enthüllt werden. (Negt/Kluge 1972: 104)

Die Allgemeinheit bürgerlicher Öffentlichkeit hat da ihre Grenzen, wo sich Teilöffentlichkeiten herausbilden, die nicht mehr allen Interessierten zugänglich sind. Auch dort, wo am öffentlichen Diskurs Beteiligte gar kein Interesse mehr haben, sich auf Teildiskurse einzulassen. Die Herausbildung (bzw. öffentliche Geltendmachung) von Spezialdiskursen und Expertentum raubt dem Einzelnen, durchschnittlich gebildeten Disputanten die Möglichkeit, den Diskurs in seiner Gesamtheit zu durchdringen, an jedem Punkt des Diskurses mit Anspruch bzw. Hoffnung auf Gehör Stellung zu beziehen, und damit eigene Meinungen noch wirkungsvoll zur Geltung zu bringen.

Jegliches kommunikative Handeln erhebt Geltungsansprüche: Es sucht nach der Anerkennung des in ihm Intendierten. Öffentlichkeit (und ihre Teile) hat in diesem Prozess insofern eine wichtige Funktion, als verschiedene diskursive Teilbereiche je nach ihrer funktionalen Differenzierung verschiedene Regeln der Aufmerksamkeit, der Themenbeschränkung, der Zugänglichkeit etc. ausformen. Diese Regeln werden von den Angehörigen der jeweiligen Öffentlichkeitsbereiche teils explizit, teils unbewusst durchgesetzt. Neutral betrachtet kann die Ausdifferenzierung von Separat-Öffentlichkeiten zunächst einfach ein funktionales Erfordernis sein, da sie Spezialisierungen und Fortentwicklungen von Sinnrealisierungsmöglichkeiten ermöglichte, welche in einem breiteren Publikum möglicherweise nicht durchsetzbar wären. Diskurse wie der um die rechtlichen Grenzen der Biotechnologie zeigen aber, dass Teilöffentlichkeiten bzw./und -diskurse auch gezielt strategisch genutzt werden können, um eigene Interessen im Diskurs durchzusetzen. (Ob solche Strategien dann erfolgreich sind, steht auf einem anderen Blatt.)

Öffentlicher Diskurs stellt sich heute als eine Vielfalt der Stimmen dar, und es ist bezeichnend, dass diese Vielfalt der Stimmen bis in die einzelnen Beiträge zum hier untersuchten Diskurs aufzuspüren ist, die einzelnen Argumentationen durchdringt. Man kann im vorliegenden Falle vielleicht die These wagen, dass in dieser Entwicklung, die wegführt von der Eindimensionalität monolithischer Anschauungen und Ideologien und hinführt zu einer Vielfalt der Stimmen bis in den einzelnen Diskursbeitrag hinein, im positiven Fall ein „Wille zur *volonté générale*" seinen Niederschlag findet. Die Vermischung von Diskursebenen und Teildiskursen ist daher wahrscheinlich nicht zufällig gerade in den Beiträgen der Politiker im Korpus besonders auffällig; und auffällig gerade deshalb, weil der einzige Politiker im berücksichtigten Korpus, der sich als reiner Interessenvertreter pro Biotechnologie entpuppt, in seinen Beiträgen eine Vielfalt der Stimmen gerade vermissen lässt.

Diskursvermischung kann aber – auch dafür gibt es im Korpus Belege – auch eine wirkungsmächtige Strategie der diskursiven Durchsetzung eigener Ziele sein. Ganz nach der Formel ‚Der Zweck heiligt die Mittel'. Dies hängt wohl mit dem Wesen von Argumentation zusammen (alle Texte des Korpus bis auf die Gesetzestexte sind im Sinne der linguistischen Textsortenbestimmung „argumentative" Texte). Es hängt aber auch damit zusammen, dass der hier untersuchte Diskurs so viele verschiedene Wissensbereiche oder -systeme betrifft, die – sonst meistens säuberlich nach Spezialöffentlichkeiten getrennt – nunmehr auf dem Forum der allgemeinen öffentlichen Diskussion unvermittelt aufeinanderstoßen.

4. Divergente Wissenssysteme

Texte (und damit auch argumentative, dialogische Texte und Redebeiträge) basieren auf dem für die jeweiligen Aussagen und die Semantik der benutzten sprachlichen Mittel einschlägigen verstehensrelevanten Wissen. Da Texte keine Inhalte „transportieren", sondern vielmehr Bedeutungen „evozieren" (Fillmore), indem sie auf Wissen anspielen, funktionieren Texte und sprachliche Äußerungen nur dann (d.h. erfüllen ihre intendierten Zwecke), wenn sie den Resonanzboden des jeweiligen vorausgesetzten Wissens anschlagen (können). Nun ist das mit dem „Wissen" so eine Sache. Wir verfügen darüber immer nur individuell, das „kollektive (oder überindividuelle) Wissen" ist immer eine Hypostasierung. Wie der Sozialpsychologe Mead gezeigt hat, ist es eine Hochrechnung aus unserem eigenen Wissen plus unseren Erfahrungen über das Wissen der Anderen aus vergangenen Kontakten der sozialen Interaktion auf das, was er den „generalisierten Anderen"(Mead 1934: 152ff) genannt hat. Das heißt, wir unterstellen schlicht den Rezipienten unserer sprachlichen Äußerungen, dass sie das, was wir uns selbst als Wissen zurechnen, selbst auch zur Verfügung haben. Diese Unterstellung steht jedoch, je weiter wir uns vom allgemein verfügbaren Alltagsleben entfernen und speziellen, z.B. fachlichen Bereichen nähern, auf zunehmend wackligen Füßen. Kommunikations-Profis (wir dürfen getrost alle Autoren unseres kleinen Korpus dazu rechnen) wissen natürlich, dass man von einer allgemeinen Verfügbarkeit desselben Wissens keineswegs ausgehen kann, ja, nicht sollte, wenn man möglichst viele Menschen mit seinen Texten bzw. Äußerungen erreichen will. Stattdessen werden Teilöffentlichkeiten mehr oder weniger gezielt angesprochen. Text-Linguisten nennen so etwas auch „Mehrfachadressierung", ein Merkmal, das insbesondere in linguistischen Analysen politischer Kommunikation (Texte, Sprache) immer wieder herausgearbeitet wird. Semantisch, verstehenstheoretisch, diskursanalytisch gesehen schlägt sich dies darin nieder, dass die Texte und Äußerungen mit unterschiedlichen Wissensbereichen und -systemen operieren, aus denen allein ihre Inhalte vollständig verständlich sind (bzw. ihre volle semantische oder argumentative Kraft entfalten). Man könnte also im übertragenen Sinne auch von einer „epistemischen Mehrfachadressierung" sprechen.

Dass Texte wie die des Diskurses über die rechtlichen Grenzen der Biotechnologie epistemisch mehrfachadressiert sind, hat verschiedene Gründe. Zum einen berührt die Sache, um die es geht, verschiedene Wissensbereiche, die jeweils eigene Weltkonstitutionen (im Sinne von Gegenstandsdefinitionen, Begriffsdefinitionen, „Weltsichten", Typen zugelassener Argumente) aufgebaut haben. Die wichtigsten in unserem Falle sind die naturwissenschaftliche (biologische, medizinische, biotechnologische) ‚Weltsicht', die juristische und verfassungsrechtliche

‚Weltsicht', und die politische ‚Weltsicht'. Quer zu diesen dreien liegt in unserem Fall die „ethisch-humanitaristische"[9] Weltsicht; quer deshalb, weil sie das organisierende Thema abgibt, das die drei anderen überhaupt erst in Berührung bringt, und den Stoff, an dem sich die anderen Bereiche „abarbeiten" müssen.[10] Quer aber auch, weil insbesondere der Bereich des naturwissenschaftlichen Denkens sich dem Denken in ethischen Kategorien zu sperren scheint.[11] (Man könnte in diesem Falle auch von einem „epistemologischen Fundamentalkonflikt" sprechen.) Zum anderen wird in den Texten des Korpus mit den verschiedenen Wissensbereichen (mindestens teilweise) auch taktisch umgegangen, gespielt, werden ihre Differenzen als argumentative Waffen bzw. Finten eingesetzt. Dieses epistemische Finassieren ist durchaus auf beiden Seiten der Frontlinie nachweisbar.

Eine Darlegung der verschiedenen divergierenden Wissensbereiche und ihres Wirkens auf den vorliegenden Diskurs bedürfte subtiler epistemisch-diskursanalytischer Untersuchungen, die an dieser Stelle nicht geleistet werden können.[12] Stattdessen soll an einem exemplarischen Ausschnitt des Diskurses das Verhältnis einer spezifisch rechtlichen Form der Wirklichkeitskonstitution (*Recht* hier gemeint als Wissensbereich, Diskurstyp und gesellschaftliche Institution) zu einer eher naturwissenschaftlichen Form der Wissenskonstitution näher betrachtet werden. Es geht um das im vorliegenden Diskurs an mehreren Stellen auftauchende „§ 218-Argument" (verstanden als Topos).[13] Zunächst einige Zitate:

> „Bereits der Embryo stehe „als selbständiges Rechtsgut unter dem Schutz der Verfassung"; er sei Träger der Menschenwürde und Inhaber eines

---

9 Ein nicht wohlklingender Ausdruck. Gemeint ist er im Sinne der etwa unten unter 6.3 genannten Belege, also mit Bezug auf Fragen wie „Was ist der Mensch?", „Was darf der Mensch?", „Was dürfen Menschen mit dem Menschen machen?"

10 Dies ist auch der Grund dafür, warum es gerechtfertigt ist, in unserem Falle von einem „ethischen Diskurs" zu sprechen (und nicht etwa von einem „juristischen Diskurs" oder einem „biologischen bzw. lebenswissenschaftlichen Diskurs"). Zu bedenken wäre, ob nicht auch die politische ‚Weltsicht' als „quer" zu den anderen drei (juristisch, lebenswissenschaftlich, ethisch) liegend angesehen werden muss. Möglicherweise handelt es sich also um zwei übereinander gelagerte epistemische Relationsgefüge, was die Komplexität des gesamten Diskurses und die Vielfältigkeit der in ihm auftretenden epistemologischen Konfliktlinien erklären könnte. Im vorliegenden Falle scheint es aber so zu sein, dass der politische Diskurs die Dimension des Ethischen (Wissenssystems) schlicht absorbiert bzw. adaptiert. Ein davon abgrenzbarer Bereich des „eigenen" Politischen kommt zwar auch vor, tritt aber gegenüber der Dominanz des Allgemein-Ethischen deutlich zurück.

11 Dies wäre eine sehr weitreichende Aussage, die sicher vielen (v.a. Naturwissenschaftlern) nicht gefallen könnte. Sie kann aber durch eine alte Denkfigur der Philosophie gut begründet werden: die „Sein"-„Sollen"-Dichotomie. Demnach ist das Ethische *per se* der Sphäre des „Sollens" zugehörig; die Wissenschaft, insbesondere die Naturwissenschaften mit ihrem objektivistischen Erkenntniskonzept, gehört der Sphäre des „Seins", „dessen, was ist" an. Während diese Sphären des Denkens normalerweise nebeneinander mehr oder weniger friedlich koexistieren, treffen sie auf dem Feld des bioethischen Diskurses mit Urgewalt aufeinander.

12 Zum Zusammenhang von (linguistischer) Epistemologie und Diskursanalyse siehe ausführlicher Busse (2007 und 2008).

13 Die Texte des Korpus und der biotechnologische Diskurs insgesamt wären ein ideales Anwendungsfeld für die von Martin Wengeler (2003a, 2003b, 2006) vorgeschlagene Methode einer linguistisch-semantischen Topos-Forschung bzw. „Topologie".

Rechts auf Leben: BVerfG, Urteil vom 25. Februar 1975. [...] Am 28. Mai 1993, bekräftigt das Gericht diese fundamentale Norm: Der Staat sei [...] verpflichtet, jedes einzelne Leben, auch das jedes Embryos, zu schützen. Daher müsse der Schwangerschaftsabbruch „grundsätzlich als Unrecht angesehen und demgemäß rechtlich verboten sein". Das ist gewiss deutlich. Nicht weniger deutlich ist freilich, was in demselben Urteil folgt: Jeder Widerstand gegen die zuvor für rechtswidrig erklärte Abtreibung wird kategorisch ausgeschlossen. [...]

Spätestens seit dieser Entscheidung gibt es in Deutschland kein Lebensrecht des Embryos mehr. Die Rechtspraxis in Justiz und Verwaltung hat die zitierten Einzelanordnungen des Gerichts verwirklicht, also das Gegenteil von Menschenrechten des Embryos. [...] Ein „Recht" auf Leben und Menschenwürde, das in keiner Weise durchgesetzt, dem im Gegenteil die staatlich garantierte, organisatorisch gesicherte, von der Berufsfreiheit gedeckte Möglichkeit der Tötung des Rechtsinhabers ausdrücklich beigestellt wird, ist keines."[14]

„*Die Zeit:* Der Mensch existiert für Sie vom Zeitpunkt der Befruchtung an: Das ist auch die Grundposition der Abtreibungsgegner. Muss Ihre Haltung nicht zwangsläufig auch zu einer neuen Debatte über den Paragrafen 218 führen?

Däubler-Gmelin: Nein, ich bin zwar der Auffassung, dass die Frage des Schutzes von werdendem menschlichen Leben im Zusammenhang mit der Abtreibungsfrage diskutiert werden muss. Aber ich warne vor den bequemen Parallelen, die ich jetzt immer wieder lese. Die unterschiedlichen Ausgangsprobleme sind einfach da. Zum einen geht man von einer bestehenden Schwangerschaft aus, bei der es Konflikte gibt, und davon, dass gegen den Willen der Schwangeren werdendes Leben nicht geschützt werden kann, durch Strafrecht schon gar nicht. Deshalb hat der Gesetzgeber nach langen und quälenden Diskussionen mit großer Mehrheit und nach mehrfachen Urteilen des Bundesverfassungsgerichtes den staatlichen Strafanspruch während der ersten zwölf Wochen zugunsten einer gesetzlichen Beratungspflicht zurückgenommen. Rechtmäßig ist der Schwangerschaftsabbruch nicht, sondern nur straflos."[15]

14 Reinhard Merkel: Rechte für Embryonen? DIE ZEIT 05/2001.
15 Herta Däubler-Gmelin (Bundesjustizministerin) im Interview mit DIE ZEIT vom 26.01.2001.

> „Aber ebenso wie beim Schwangerschaftsabbruch reden wir hier nicht darüber, ob Präimplantationsdiagnostik oder Schwangerschaftsabbruch etwas Gutes ist. Wir reden über die Grenzen des Strafrechts. Das Strafrecht ist dazu da, das ethische Minimum zu sichern; es ist die schärfste Waffe des Staates."[16]

> „Meine Damen und Herren, bei der Entscheidung dieser schwierigen Frage werden uns – jedenfalls nach meiner festen Überzeugung – die Regeln über die Indikation beim Schwangerschaftsabbruch nicht weiterhelfen, denn anders als bei der Abwägung zwischen zwei prinzipiell als gleichwertig angesehenen Rechtsgütern, nämlich dem Lebensrecht des ungeborenen Kindes und dem Leben der Mutter, fehlt es bei der PID gerade an dieser Gleichwertigkeit zweier gegeneinander abzuwägender Rechtsgüter."[17]

Zusammengefasst lautet die Argumentation der Anhänger einer Freigabe der Biotechnologie: Wer Schwangerschaftsabbruch zulässt, darf nicht mit Argumenten der „Menschenwürde", des „Lebens" und des „Menschseins" biotechnologische Maßnahmen verhindern, da beide Male dasselbe Objekt (bzw.: derselbe Typ von Objekt) betroffen ist, nämlich die „befruchtete menschliche Eizelle". Der Wissenshintergrund dieser Argumentation ist ein naturwissenschaftlich-objektivistischer: Nach naturwissenschaftlichen Erkenntniskriterien liegt „dasselbe Objekt" vor. Der Argumentations-Topos wäre: Was wissenschaftlich gesehen „dasselbe" ist, muss auch rechtlich (z. B. im Strafrecht) nach denselben Regeln behandelt werden. Da nach der der Rechtsprechung des BVerfG folgenden Neufassung des § 218 StGB Manipulationen an der befruchteten menschlichen Eizelle (hier: die Entfernung aus der Gebärmutter und Zerstörung) straffrei sind, dürfen Manipulationen an der befruchteten menschlichen Eizelle auch im Falle wissenschaftlich, medizinisch oder biotechnologisch motivierter Handlungen nicht unter Strafe gestellt werden.

Dem steht eine ganz anders geartete Argumentation der Gegner einer Freigabe der Biotechnologie gegenüber: Der Wissenshintergrund ist diesmal ein rein juristischer. Auch hier wird nicht bezweifelt, dass „dasselbe Objekt" vorliegt. Die juristische Gleichheit der Behandlung beider Fälle wird dadurch festgestellt, dass im Grundsatz in allen Fällen der (zerstörenden) Manipulation an der befruchteten menschlichen Eizelle deren „Rechtswidrigkeit" angenommen wird. Ein Unterschied besteht lediglich in den Folgen im Sinn rechtlich begründeter Maßnahmen. Die Argumentationsfigur lautet folgendermaßen: Der in beiden (allen) Fällen im Grundsatz bestehende staatliche Strafanspruch wird lediglich im einen Fall („Schwangerschaftskonflikt") nicht durchgesetzt, weil gravierende verfassungsrechtliche Gründe (zwei gleichrangige Grundrechte, die sich entgegenstehen, ein

---

16 Deutscher Bundestag, 173. Sitzung, 31. Mai 2001, „Debatte zu Recht und Ethik der modernen Medizin und Biotechnologie" und 214. Sitzung, 30. Januar 2002, zum Verbot der Stammzellforschung.

17 Friedrich Merz, CDU, Deutscher Bundestag, 173. Sitzung, 31. Mai 2001, 16896.

Grundrecht der Mutter, ein Grundrecht des Embryos) dagegenstehen. So wie es am prägnantesten die Bundesjustizministerien und Beinahe-Bundesverfassungsrichterin Däubler-Gmelin formuliert hat: „Rechtmäßig ist der Schwangerschaftsabbruch nicht, sondern nur straflos."

Beide Seiten argumentieren also aus letztlich inkompatiblen Wissenssystemen: Im einen Fall die Orientierung an reiner (naturwissenschaftlich feststellbarer) Faktizität, die in Verbindung mit dem juristischen Gleichbehandlungsgrundsatz für das, was dem Biologen „dasselbe" ist, auch „dieselbe (rechtliche) Behandlung" verlangt. Im anderen Falle die Konstitution spezifisch fachlicher (juristischer, verfassungsrechtlicher) Sachverhalte, was im Falle des Rechts das Etablieren von juristischen Wissenskonstrukten einschließt; hier konkret: das Konstrukt „Grundrechtskonflikt" und das damit begründete Konstrukt „nicht rechtmäßig, aber straflos".[18] Hier erweist sich, was man die „Institutionalität"[19] der Rechtssprache und des juristischen Argumentierens und Denkens nennen könnte: nämlich die Etablierung sog. „Rechtsinstitute", die man teilweise durchaus als „Fiktionen" kennzeichnen kann. *Faktizitätsdenken* der Naturwissenschaftler[20] trifft hier ungebremst auf *Fiktionalitätsdenken* (oder Denken in rechtlichen Konstrukten) von Juristen.

5. Das Eindringen des Rechts und der *volonté générale* in die Wissensdomäne der Naturwissenschaften und Biotechnologie

Besonders interessant aus wissensanalytischer Sicht ist jedoch eine weitere Konfliktlinie, die sich in den Texten zum Stammzelldiskurs zeigt. Man kann diese

---

18 Offenbar gab es im Diskurs Versuche der Anhänger der Biotechnologie, einfach ein ähnliches juristisches Konstrukt für manche Fallkonstellationen des eigenen Interesses zu etablieren, indem man ein dem Grundrecht der Mutter im Falle des „Schwangerschaftskonflikts" paralleles Grundrecht für die Präimplantationsdiagnostik diskursiv zu etablieren versucht hat. Ausgesprochen wird das aber am klarsten von den Gegnern der Freigabe mit Formulierungen wie „Recht auf Geburt eines gesunden Kindes", das aus naheliegenden Gründen eben nicht gegeben sei – jedenfalls keinen dem Grundrecht der Mutter im Falle des „Schwangerschaftskonflikts" vergleichbaren Verfassungsrang haben könne.

19 Zur Institutionalität der Rechtssprache und des juristischen Denkens siehe ausführlich Busse (1992: Kap. 6.2., 274 ff).

20 Wissenschafts- und erkenntnistheoretisch gesehen ist es natürlich so, dass die Theoreme, Annahmen und Erkenntnisse der Naturwissenschaften nicht weniger Konstrukte (konstruktiv) sind als die in allen anderen menschlichen Wissensbereichen. Da es keine „objektive Erkenntnis" gibt, sondern jede Wahrnehmung, Erkenntnis von „Wirklichkeit" auf Begriffen, konzeptuellen bzw. kognitiven Konstrukten beruht, sind die Naturwissenschaften erkenntnistheoretisch gesehen in keiner Weise ausgezeichneter (oder „objektiver") als andere Wissenschaften oder menschliche Erkenntnisbereiche auch. Die Sache ist nur: Fälschlicherweise glauben die meisten Naturwissenschaftler fest daran, dass es anders sei; dass sie direkten und unbezweifelbaren Zugang zur „objektiven Wirklichkeit" hätten, den nur sie allein angemessen verwalten können. Daraus mag sich u.a. der erhebliche Sarkasmus in der Rede des Max-Planck-Präsidenten erklären (auch eine gewisse Überheblichkeit, die sich schon in der Überschrift *Der Bürger Markl zum Bürger Rau* auf ziemlich anmaßende Weise zeigt), der von einer tief empfundenen Differenz des Naturwissenschaftlers zu den als diskursiv dominierend empfundenen gesellschaftlichen Kreisen und deren Denken zeugt.

Konfliktlinie unter die Überschrift stellen: Das Eindringen des Rechts und der *volonté générale* in die Wissensdomäne der Naturwissenschaften und Biotechnologie. Zunächst wieder ein paar Zitate:

„Aber abgesehen davon müssen wir zunächst erst einmal einen Konsens in der Gesellschaft dafür finden, was solche Forschungen erreichen sollen. Da geht es um die Grundsatzfrage nach Fortschritt überhaupt. Fortschritt ist nicht alles, was möglich ist, sondern das, was dem Menschen dient. „Heilen und Helfen" sollten wir deshalb als Ziel festlegen. Das schließt dann Selektieren, Züchten und Klonen als Ziele aus und verlangt von der Wissenschaft, zunächst einmal klarzulegen, was sie durch ihre Forschung erreichen kann." [Herta Däubler-Gmelin]

„Auch wenn wir über die neuen Möglichkeiten der Lebenswissenschaften sprechen, geht es nicht in erster Linie um wissenschaftliche oder um technische Fragen. Zuerst und zuletzt geht es um Wertentscheidungen. Wir müssen wissen, welches Bild vom Menschen wir haben und wie wir leben wollen. Ethische Grundsätze zu formulieren, das bedeutet, sich auf Maßstäbe und auf Grenzen zu verständigen."

„Ab welchem anderen Zeitpunkt sollte menschliches Leben absolut geschützt werden? Und warum genau erst ab diesem späteren Zeitpunkt? [...] Nicht jedem scheint klar zu sein, was das über diese spezielle Debatte hinaus bedeutet. Es würde bedeuten, das ethisch Verantwortbare stets neu den technischen Möglichkeiten anzupassen. Auch hochrangige Ziele wissenschaftlicher Forschung dürfen nicht darüber bestimmen, ab wann menschliches Leben geschützt werden soll."

„Es geht um politische Entscheidungen. Wer die Entscheidungen über das, was gemacht werden soll, der Wissenschaft überlassen will, der verwechselt die Aufgaben von Wissenschaft und Politik in einem demokratischen Rechtsstaat." [Bundespräsident Johannes Rau]

„Das Strafrecht ist dazu da, das ethische Minimum zu sichern; es ist die schärfste Waffe des Staates. [...] Ich finde, dass wir über das, was Strafrecht ist, nachdenken müssen und nicht über die Frage, ob diese Technologie das Selbstwertgefühl oder die Selbstbestimmung eines Menschen erweitert; das tut sie nicht."

„Unverfügbarkeit des menschlichen Embryos für die Auswahl von Kindern ebenso wie für die fremdnützige Forschung."

„Es geht um den Schutz des menschlichen Lebens in einem frühen Stadium, um den Anspruch Kranker und Behinderter auf Heilung und um die Frage, in welcher Gesellschaft wir in Zukunft leben wollen."

> „Wer hier die Auffassung vertritt, der Embryo sei, wenn er die Gebärmutter nicht erreiche, auch kein Mensch, der entfernt sich weit vom Menschenrechtsverständnis unserer Verfassung und sagt, es sei von den Handlungen anderer abhängig, ob er ein eigenes Recht hat, ob er ein eigenständiger Rechtsträger ist. Das ist dann in der Tat eine biologistische Menschenrechtsdogmatik, die sich mit unserem Konzept der Menschenwürde nicht verträgt und nicht vertragen kann." [Deutscher Bundestag, 173. Sitzung, 31.05.2001, und 214. Sitzung, 30.01.2002]

> „Kein noch so sorgfältig argumentierender Ethikrat [...] kann uns davon befreien, uns selber in entscheidenden Fragen für eigenes Urteil kundig zu machen."

> „Letzten Endes geht es dabei immer darum: Was ist der Mensch? Die streitige Erörterung dieser Frage ist inzwischen so weit fortgeschritten – obwohl die Frage die Menschheit begleitet, seit sie sich ihrer bewusst geworden ist, – dass sich so mancher Lebenswissenschaftler bald nur noch in Begleitung eines Verfassungsjuristen und Moraltheologen ins Labor trauen wird; und wenn nicht ins Labor, dann jedenfalls in die Öffentlichkeit."

> „Mich schreckt am meisten der Geist erbarmungsloser Moral und zugleich des rechtlichen Zwanges auf betroffene Einzelne im Dienste vermeintlicher Gemeinschaftsinteressen. So als gehörten eine Frau und ihr Reproduktionsverhalten [...] zu allererst einmal dem Staat, der dieser Frau in von Mehrheitsmeinung abhängigen Grenzen Freiheiten hinsichtlich ihres ureigensten Menschenrechts, nämlich der Entscheidung über die eigene Fortpflanzung, einräumt oder versagt."

> „Jede geborene menschliche Person ist etwas einmalig Neues, das sich aus einer befruchteten menschlichen Eizelle entwickelt hat. Aber deshalb ist diese befruchtete Eizelle noch lange kein Mensch, jedenfalls nicht als eine naturwissenschaftlich begründete Tatsache; allenfalls dann, wenn wir dem Begriff Mensch – und zwar durchaus willkürlich – eine ganz neue, andere Bedeutung als bisher zuweisen."

> „Nur wer sich nicht als freier, selbstentscheidungsberechtigter Staatsbürger, sondern als lebens- und bis zum Ende tributpflichtiges Staatseigentum begreift, kann akzeptieren, dass eine Mehrheit sich anmaßt, diese persönlichste aller Lebensentscheidungen staatlich zulassungspflichtig zu machen."[Hubert Markl, Biologe und Präsident der Max-Planck-Gesellschaft]

Die in diesen und weiteren Textstellen zum Ausdruck kommende Konflikt-Konstellation lässt sich folgendermaßen beschreiben: Auf der einen Seite stehen diejenigen, deren Interesse es ist, aus allgemeinen ethischen und menschheitspolitischen Überlegungen heraus Grenzen für wissenschaftliche, medizinische und biotechnologische Manipulationen an menschlichem genetischem Material für unsere Gesellschaft (und unseren Staat) verbindlich zu setzen; das einzige wirksame Mittel dazu ist das Strafrecht. Benutzt werden Begriffe wie *Leben, menschliches Leben, Beginn menschlichen Lebens, Recht auf Leben, Menschenwürde*. Auf der anderen Seite stehen diejenigen, die aus dem Interesse an der Freiheit wissenschaftlicher Forschung, am wissenschaftlichen, medizinischen und biotechnologischen Fortschritt (auch an der wirtschaftlichen Verwertung solchen Fortschritts und den sich daraus ergebenden betriebs- wie volks-wirtschaftlichen Chancen) die Grenzen so weit wie möglich „hinausgeschoben" sehen wollen, oder vielleicht sogar das Setzen von Grenzen in diesen Bereichen vollständig ablehnen.[21]

Aus den Worten des Biologen und Forschungslobbyisten sprechen ganz deutlich ein massives Indigniertsein gegenüber dem, was als Anmaßung der Politik und der Gesellschaft gegenüber den Zielen der Wissenschaft und Technologie empfunden wird und eine massive Ablehnung solcher Eingriffe in Forschungsfreiheit und biotechnologische Entwicklung. Das wird natürlich (schließlich spricht hier ein Profi der öffentlichen Kommunikation) keineswegs auch so formuliert. Vielmehr wird – diskursiv viel geschickter, weil dem ethischen Tenor des ganzen Diskurses angepasst – mit den Rechten und Interessen derer argumentiert, die als Privatpersonen an ihrem eigenen Leben von den gewünschten Ergebnissen biotechnologischer Entwicklungen profitieren könnten. Im Grunde geht es aber um eine Ablehnung jeglicher gesellschaftlich begründeter Eingriffe in wissenschaftliche Forschung und Technologie selbst.

Es geht – auch – um den Grundkonflikt zwischen „dem Machbaren Grenzen setzen" und „das Machbare grenzenlos ausprobieren". Auf der einen Seite die Intention, dass die Gesellschaft der Wissenschaft ihre Ziele vorgeben kann und darf (Forschen für *„Heilen und Helfen"* ja, für *„Selektieren, Züchten, Klonen"* nein). Am explizitesten formuliert hier der Bundespräsident den Vorrang der *volonté générale*[22] (des gesellschaftlichen Gemeinwillens) vor den (implizit) als Einzelinteresse deklarierten Zielen der Wissenschaft(ler): „Wer die Entscheidungen über das, was gemacht werden soll, der Wissenschaft überlassen will, der verwechselt die Aufgaben von Wissenschaft und Politik in einem demokratischen Rechtsstaat". Auf der anderen Seite die nicht ausgesprochene, aber zwischen den Zeilen zu lesende Forderung nach grenzenloser Wissenschaftsfreiheit, getarnt als Grundrecht auf unbegrenzte autonome Entscheidungen der freien und unabhängigen Persönlichkeit. Auf der einen Seite die Forderung nach der „Unverfügbarkeit des menschlichen Embryos für die Auswahl von Kindern ebenso wie für die

---

21 Es ist sicherlich kein Zufall, dass der Liberalismus des Forschen- und Manipulieren-Lassens gerade von denen formuliert wird, die auch den grenzen- und verantwortungslosen wirtschaftlichen Liberalismus der Chicago Boys so hemmungslos vertreten. All das natürlich in der Zeit vor dem durch eben diese Ideologie verursachten Weltwirtschafts-Crash der Jahre 2008/09.

22 Rousseau-Experten mögen mir verzeihen, dass ich diesen Begriff hier etwas lax wissenschaftlich-umgangssprachlich verwende und nicht ganz in der strikten terminologischen Bedeutung des Urtextes.

fremdnützige Forschung", auf der anderen Seite die nicht ausgesprochene, aber deutlich zu spürende Forderung nach der Unverfügbarkeit wissenschaftlicher Forschung und technologischer Entwicklung für gesellschaftliche (Mehrheits-) Entscheidungen („in von Mehrheitsmeinung abhängigen Grenzen Freiheiten einräumen oder versagen" – „rechtlicher Zwang auf betroffene Einzelne im Dienste vermeintlicher Gemeinschaftsinteressen" – „dass eine Mehrheit sich anmaßt, diese persönlichste aller Lebensentscheidungen staatlich zulassungspflichtig zu machen").

Eine zusätzliche Schärfe bekommt dieser Konflikt dann wohl noch dadurch, dass er auf einem sprachlichen Feld ausgetragen wird, das als ureigenstes Feld einer entstehenden neuen Totalwissenschaft empfunden wird, die sich gerade erst in „Lebenswissenschaften" umgetauft hat. Es geht um Begriffe wie *Embryo, Leben, menschliches Leben, Beginn des Lebens*, für die sich die Mehrheits-Gesellschaft anmaßt, auf dem Wege der Politik und des Rechts Definitionen durchzusetzen, die der Etablierung der gewünschten rechtlichen Grenzen nützlich sind und damit die wissenschaftliche und technologische Gestaltungsfreiheit empfindlich eingrenzen. Die besondere Ironie dabei ist, dass die Sprache des Rechts selbst, insoweit sie sich in den umstrittenen Gesetzestexten äußert, so nüchtern und so klar ist, dass sie der Sprache der Naturwissenschaft, deren Vertreter diese rechtlichen Regelungen vehement ablehnen, gleichwertig, wenn nicht gar bis in die Terminologie hinein identisch ist:

> „Als Embryo im Sinne dieses Gesetzes gilt bereits die befruchtete, entwicklungsfähige menschliche Eizelle vom Zeitpunkt der Kernverschmelzung an, ferner jede einem Embryo entnommene totipotente Zelle, die sich bei Vorliegen der dafür erforderlichen weiteren Voraussetzungen zu teilen und zu einem Individuum zu entwickeln vermag."

Man könnte es auch so ausdrücken: Mit den ureigensten Mitteln einer erkenntlich naturwissenschaftlichen Begrifflichkeit und Sprache maßt sich der Gesetzestext (und über das Mittel des Gesetzes die gesellschaftliche Mehrheit in Form einer Mehrheit des Deutschen Bundestages) an, Legaldefinitionen zu setzen, die das genaue Gegenteil dessen bewirken, was die Naturwissenschaftler wollen. Es geht also nicht nur um einen Einbruch des Rechts und der Mehrheitsentscheidung in die wissenschaftliche und technologische Handlungsfreiheit, sondern – vielleicht als noch gravierender empfunden – einen Einbruch des Rechts und der Mehrheitsentscheidung in das, was jeder Wissenschaftler zu Recht als sein Ureigenstes empfinden muss, die Definition seiner elementaren Begriffe, seiner Sprache. Die Gesellschaft setzt, so könnte man zusammenfassen, mit den Mitteln des Rechts und des Diskurses zu seiner Begründung auf dem Felde partikularer Wissenschaften und Technologien und im Gebiet (und den Mitteln) von deren Sprache Begriffsdefinitionen durch und versucht sie öffentlich als verbindlich zu etablieren, die den ureigensten Interessen der Wissenschaftler diametral entgegenlaufen, aber eben auf ihrem eigenen Terrain errichtet werden.[23] Was ist dies anderes, als ein äußerst exemplarischer Fall eines gesellschaftsdurchdringenden und -erschütternden semantischen Kampfes?

6. Anhang: Zuordnung von Korpus-Beispielen zu Teildiskursen

(1) juristischer Diskurs:
menschliches Leben, Recht auf Leben, Menschenwürde, embryonale Stammzelle, entwicklungsfähig, Individuum, rechtmäßig vs. *straflos, Mangeleinrede, Legaldefinition, Statusdefinition des Embryo in vitro;*

(2) verfassungsrechtlicher Diskurs:
verfassungsrechtliche Gesichtspunkte, Schutz durch die Verfassung, Menschenwürde als Vorbedingung und Grund für die Grundrechte, als gleichwertig angesehene Rechtsgüter, Lebensrecht des ungeborenen Kindes, Schutzrecht der befruchteten Eizelle, konkurrierende Grundwerte, höchster Verfassungsrang, Forschungsfreiheit, Menschenrechtsverständnis unserer Verfassung, biologistische Menschenrechtsdogmatik, verfassungsrechtlich geboten, Grundprinzip der Verfassung, Lebensschutz vs. Würdeschutz, die Verfassungskeule, geborene menschliche Person, Geist des rechtlichen Zwanges auf betroffene Einzelne, ureigenstes Menschenrecht, Recht auf Leben, Recht des Embryos auf Leben und Menschenwürde, Schutzbereich der fundamentalen Normen, verfassungsrechtlich illegitim;

(3) rechtspolitischer Diskurs
staatlicher Strafanspruch, Grenzen des Strafrechts, eigenständiger Rechtsträger, eigenes Recht (des Embryos), juristisch saubere Lösung, Rechtsprechung, Beschlüsse des Bundesverfassungsgerichts verbindlich wenn auch keineswegs unveränderlich, Rechtspraxis, übertriebene und strafbewehrte Verbote;

(4) allgemeiner ethischer Diskurs:
ethische Grundsätze, wertende Entscheidungen, ethisches Minimum sichern, menschliches Leben schützen, menschliche Würde wahren, Entscheidung für das Leben, keinem Zweck dienbar, kein Anspruch der Eltern auf Geburt eines Kindes, ethischer Standpunkt, ethisch geboten, Tötung von Embryonen, unser moralisch-ethisches Empfinden, moralische Belehrung, Geist erbarmungsloser Moral, „Menschheitsethik", global irrende Ethik, übertreibende Moral, moralisch verwerflich;

---

23 Es war der damalige CDU-Generalsekretär, der den „Kampf um Begriffe" als „Kampf um die Zitadellen der Macht" deklariert hatte. In frühen Jahrhunderten pflanzte man seine Fahne auf die Burg des besiegten Gegners. So ähnlich müssen es wohl die betroffenen Naturwissenschaftler im geschilderten Fall empfunden haben.

(5) *conditio humana*-Diskurs:
Selbstwertgefühl, Selbstbestimmung eines Menschen, das Innerste des Menschseins, Begriff Mensch;

(6) religiöser, theologischer, religionspolitischer Diskurs
Werte der christlichen Tradition, Moraltheologen, Weltanschauungsgruppen, Freiheit eines Nichtchristenmenschen, Gewissens- und Handlungsfreiheit des einzelnen selbst betroffenen Menschen – ob Christ oder nicht, wenn alte Männer [...] junge Frauen gegen ihren Willen zur Fortpflanzung verpflichten wollen, von christlichen Lehrämtern nahe- oder gar auferlegt, Gottesverständnis;

(7) utilitaristischer (biotechnischer) Diskurs:
technologische Chancen und Risiken für Mensch und Umwelt, Wertvorstellungen vom menschlichen Leben, ethische Überzeugungen, Werkstück, Rohstoff für andere Zwecke, verbrauchende Embryonenforschung, fremdnützige Forschung, Embryonenvernutzung, Unverfügbarkeit des Embryos selbst;

(8) utilitaristischer (förderungspolitischer und ökonomischer) Diskurs:
der menschliche Körper selbst als Ware, Gegenstand ökonomischen Kalküls, wirtschaftlichen Nutzens;

(9) allgemeiner politischer Diskurs:
Wertekanon als Grundlage allen staatlichen Handelns, andere Interessen, nicht allein Sache von Experten, politische Entscheidungen, Aufgaben von Wissenschaft und Politik in einem demokratischen Rechtsstaat, Frage in welcher Gesellschaft wir in Zukunft leben wollen, Folgen für den Menschen als solchen, Abschätzung der Folgewirkungen, Abwägung aller Interessen, Werte und Rechtsgüter, willkürliche Entscheidungen, Ausdruck menschlicher Gewissensfreiheit und moralischer Verantwortlichkeit, Willen zur Urteilskraft, Auswahl zwischen Entscheidungsalternativen, im Dienste vermeintlicher Gemeinschaftsinteressen, Staat, von Mehrheitsmeinungen abhängige Grenzen, Freiheiten einräumen oder versagen;

(10) historischer Diskurs (Verantwortung aus der deutschen Geschichte):
Selektieren, biologische Selektion, totale Verfügbarkeit des Menschen, dass der Mensch und seine Würde dem Staat vorgegeben sind;

(11) diskursreflektierender Meta-Diskurs:
Rangordnung und Gewichtung der Argumente, anstrengender Prozess, Selbstverständigung und Differenzierung, weltanschauliche Auseinandersetzung, nirgends so grundsätzlich und so erhitzt, verwirrte Debatten, Begriff Mensch, neue, andere Bedeutung, selbstbezügliche Redeweise von Menschen, Bedeutung die sie selbst bestimmen, Mensch ein kulturbezogener Zuschreibungsbegriff von Menschen;

(12) naturwissenschaftlicher Diskurs:
Zellhaufen, Stammzelle, totipotente Zelle, befruchtete Eizelle, biologisches Faktum, das körperliche Element von Leben, emergentes Phänomen vs. Phänomen selbst, Präformatismus, naturwissenschaftlich begründete Tatsache, rein biologische Tatsache, molekulargenetische Tatsachen, Nucleotiden bestimmter Reihenfolge in einer Zygote, alleinige Fixierung des Menschenwesens auf den Besitz eines Satzes menschlicher Gene.

Literatur

Busse, Dietrich (2008): Diskurslinguistik als Epistemologie. Das verstehensrelevante Wissen als Gegenstand linguistischer Forschung. In: Warnke, Ingo/Spitzmüller, Jürgen (Hrsg.): Methoden der Diskurslinguistik. Sprachwissenschaftliche Zugänge zur transtextuellen Ebene. Berlin/New York: de Gruyter, 57 – 88.

Busse, Dietrich (2007): Linguistische Epistemologie. Zur Konvergenz von kognitiver und kulturwissenschaftlicher Semantik am Beispiel von Begriffsgeschichte, Diskursanalyse und Frame-Semantik. In: Kämper, Heidrun (Hrsg.): „Sprache – Kognition – Kultur. Sprache zwischen mentaler Struktur und kultureller Prägung". Berlin/New York: de Gruyter, 73 – 114.

Busse, Dietrich (2001): Öffentliche Sprache und politischer Diskurs. Anmerkungen zu einem prekären Gegenstand linguistischer Analyse. In: Diekmannshenke, Hajo/Meißner, Iris (Hrsg.): Politische Kommunikation im historischen Wandel. (FS Josef Klein). Tübingen: Stauffenburg, 31 - 55.

Busse, Dietrich (1996): Öffentlichkeit als Raum der Diskurse. Entfaltungsbedingungen von Bedeutungswandel im öffentlichen Sprachgebrauch. In: Böke, Karin/Jung, Matthias/Wengeler, Martin (Hrsg.): Öffentlicher Sprachgebrauch. Praktische, theoretische und historische Perspektiven. Georg Stötzel zum 60. Geburtstag gewidmet. Opladen: Westdeutscher Verlag, 347 - 358.

Busse, Dietrich (1992): Recht als Text. Linguistische Untersuchungen zur Arbeit mit Sprache in einer gesellschaftlichen Institution. Tübingen: Niemeyer.

Habermas, Jürgen (1962): Strukturwandel der Öffentlichkeit. Untersuchungen zu einer Kategorie der bürgerlichen Gesellschaft. Neuwied/Berlin: Luchterhand.

Mead, George Herbert (1934): Mind, Self and Society. Chicago. (Dt.: Geist, Identität und Gesellschaft. Frankfurt am Main: Suhrkamp. 1968.)

Negt, Oskar/Kluge, Alexander (1972): Öffentlichkeit und Erfahrung. Zur Organisationsanalyse von bürgerlicher und proletarischer Öffentlichkeit. Frankfurt am Main: Suhrkamp.

Wengeler, Martin (2006): Topos und Diskurs. Möglichkeiten und Grenzen der topologischen Analyse gesellschaftlicher Debatten. In: Warnke, Ingo (Hg.): Diskurslinguistik. Methoden – Gegenstände – Grenzen. Berlin/New York: de Gruyter.

Wengeler, Martin (2003a): Topos und Diskurs. Begründung einer argumentationsanalytischen Methode und ihre Anwendung auf den Migrationsdiskurs (1960-1985). Tübingen: Niemeyer.

Wengeler, Martin (2003b): Argumentationstopos als sprachwissenschaftlicher Gegenstand. Für eine Erweiterung linguistischer Methoden bei der Analyse öffentlicher Diskurse. In: Geideck, Susan/ Liebert, Wolf-Andreas (Hrsg.): Sinnformeln. Linguistische und soziologische Analysen von Leitbildern, Metaphern und anderen kollektiven Orientierungsmustern. Berlin/New York: de Gruyter, 59-82.

Marcus Müller

Freiheit, Wille, Verantwortung – Zur Rolle dreier Totalitätsbegriffe in der Bioethik-Debatte

Der Aufsatz untersucht den Gebrauch der Ausdrücke *Freiheit, Wille* und *Verantwortung* in der Bioethik-Debatte. An einem Korpus, das aus mündlichen und schriftlichen Debattenbeiträgen besteht, werden im Kommunikationsbereich einschlägige Kotextpartner und syntaktische Konstruktionen der genannten Ausdrücke aufgezeigt. Diese werden so ausgewertet, dass die Ergebnisse im Hinblick auf thematische und funktionale Diskurse als Kontexte der Ausdrucksverwendung differenziert werden können.

1. Einleitung

Die Erkenntnisse der biomedizinischen Forschung der jüngsten Zeit bedingen gravierende Erschütterungen der Orientierungsdiskurse, wie sie vor allem in den Religionen geführt werden. Aus dem topologischen Vorrat der jeweiligen Sinnstiftungspraxen bilden sich Haltungen, Bewertungen und Handlungsmaximen gegenüber Themen wie ‚Gendiagnostik', ‚Sterbehilfe' oder ‚Pflanzengenetik' heraus. Im Forum der Medienöffentlichkeit werden bioethische Themen im kommunikativen Handlungsspiel der Akteure und Akteursgruppen sprachlich absorbiert und geraten in den diskursiven Sog verschiedener gesellschaftlicher Interessengruppen, Weltanschauungen und Kulturen mit ihren je eigenen kommunikativen Praktiken der Handlungsorientierung (vgl. Hornig Priest 2001, Bonfadelli 2002, Häyry 2005, Tanner 2003). Die Themen der Bioethik haben eine individuelle und eine gesellschaftliche Dimension: Auf der Seite des Individuums geraten Grundpfeiler der personalen Identität ins Wanken, und zwar latent schon beim Bürger, der sich in den Medien informiert; erst recht beim mittelbar oder unmittelbar Betroffenen. Auf der anderen Seite lösen die neuen technischen Möglichkeiten in Biomedizin und dem intensivmedizinischen Alltag oft einen rechtlichen Regulierungsbedarf aus – so erhält die heterogene soziokommunikative Prozessierung der Bioethik eine besondere gesellschaftliche Brisanz.

In den politischen Normierungsprozessen macht sich die Janusköpfigkeit der Thematik unmittelbar bemerkbar: Hier werden auf der einen Seite die Rahmenbedingungen für Forschung festgelegt, auf der anderen Seite müssen die ganz vielgestaltigen Vorstellungen der verschiedenen gesellschaftlichen Gruppen von Menschenwürde, Autonomie und menschlicher Freiheit berücksichtigt werden. Für den Fortlauf der Argumentation ist nun bedeutend, dass sowohl die Normierungsprozesse als auch die vorausgehenden gesellschaftlichen Debatten und deren mediale Inszenierungen – vom Positionspapier über Bürgerforen, Talkshows, Call-In-Formate, Ethikkommissionen, Hearings, parlamentarische Beratungen, Expertengremien, Fachausschüsse, Gesetzgebungsverfahren bis hin zu juristischen Auslegungspraktiken in fallbezogenen Gerichtsverfahren – als Stränge sprachlicher Auseinandersetzungen zu verstehen sind[1]. Mediale, politische und juristische Deutungshoheit über die zur Rede stehenden Sachverhalte konstituiert sich demnach über die semantischen Effekte kommunikativen Handelns (vgl. Foucault 1976, Butler 1997, Bourdieu 1982, Felder 2006). Mit dieser These rückt die sprachliche Konstitution fachlicher Gegenstände bzw. Sachverhalte in den Untersuchungsmittelpunkt. Die kommunikative Ausgangskonstellation zeichnet sich dadurch aus, dass verschiedene gesellschaftliche Gruppen mit ihren je eigenen Binnen- und Spezialdiskursen (vgl. Link 1988) und Fachsemantiken (vgl. Tanner 2006, Felder 2009: 43) durch die individuelle wie politische Dringlichkeit der Thematik gezwungen sind, in agonalen Handlungsspielen (vgl. Warnke 2009: 135ff.) mit hohem Entscheidungsdruck zu interagieren und ihre Interessen durchzusetzen. Durch die Art der Kommunikationssituationen (s. die Aufzählung oben), die meistens einen strengen Zeitrahmen und nicht selten eine feste Verteilung von Rederecht und Redezeiten beinhaltet, ergibt sich eine recht deutlich auf den Diskurs abzubildende Routinisierung der Formulierungsstrategien.

Folgt man dem bisher Gesagten, so wird deutlich, dass ein wichtiger Bestandteil einer Analyse der gesellschaftlichen Zusammenhänge, in denen bioethische Debatten stehen, die Forschung über sprachliche Routinen, in denen die soziopolitische Debatte sich entfaltet, sein muss.[2] Im Folgenden soll in kleinen exemplarischen Studien zum Gebrauch der Ausdrücke *Freiheit*, *Wille* und *Verantwortung* in der Bioethikdebatte aufgezeigt werden, wie sich in verschiedenen Diskursen unterschiedliche Verwendungszusammenhänge ausprägen, welche wiederum zu hybriden Deutungskontexten in interdisziplinären Debatten führen können. Zur Untersuchung steht ein mittelgroßes, thematisches Korpus aus mündlichen und schriftlichen Äußerungen zur Verfügung (s.u.). Dazu gehe ich folgendermaßen vor: Die genannten Ausdrücke werden korpuslinguistisch im Hinblick auf einschlägige Kotextpartner und syntaktische Konstruktionen untersucht, diese werden thematisch nach Diskursen differenziert, so dass die Themensensitivität der Konstruktionen deutlich wird.

---

1 Zur Soziokommunikativität juristischen Handelns s. Müller u.a. (1997), Felder (2003), allgemein zur sprachlichen Konstituierung gesellschaftlichen Wissens Felder/Müller (2009), hierin insbesondere die Grundlagenaufsätze von Felder zum Varietätenspektrum, Konerding zur soziokommunikativen Fundierung des Wissensbegriffs und Warnke zur Diskursperspektive.

2 In diesem Zusammenhang stehen Arbeiten zur Diskursivität der Bioethik (Wolpe/McGee 2003, Wilkinson 2008), zur Metaphorik in Bioethik (Ferber 2004) und Medizin (Schiefer 2006), zu sprachlichen Kontroversen im Bereich der Biotechnologie (Domasch 2006, 2007, Spieß 2009) und zu Aspekten der medialen Repräsentation biomedizinischer Forschung (Nelkin 1995, Braman 2004).

2. Korpus und Methode

Das Korpus, das dieser Untersuchung zugrunde liegt, bildet einen Teil des Heidelberger Korpus[3]. Es besteht aus mündlichen und schriftlichen Debattenbeiträgen zur Bioethikdebatte, die im Zeitraum von Juni 2008 bis Juli 2009 in Fernsehen, Radio, Internet, Printzeitungen, Fachzeitschriften und Buchpublikationen erschienen sind. Beim Aufbau des Korpus wurde mit einem offenen Arbeitsbegriff von ‚Bioethik' nach Düwell u.a. (2002: 247) operiert: „Bioethik wird verstanden als die kritische Auseinandersetzung mit den moralischen Dimensionen in den von den Biowissenschaften betroffenen Handlungskontexten Biomedizin, Biotechnologien und Ökologie."[4] Repräsentiert sind die Kernthemen ‚Stammzellenforschung', ‚Gentechnologie', ‚Präimplantationsdiagnostik', ‚Intensivmedizin am Lebensende', ‚Sterbehilfe', ‚Patientenverfügung', ‚Transplantationsmedizin/Organspende'. Insgesamt hat das Korpus eine Größe von gut vier Millionen Tokens. Folgende kommunikativen Gattungen sind vertreten:

- Gattungen, mündlich: Diskussion, Interview, Statement, Call-In, Umfrage
- Gattungen, schriftlich: Internetforum, policy paper, schriftlicher Debattenbeitrag, Leserkommentar
- Wortlautprotokolle: Debatten im deutschen Ethikrat, Internetprotokolle älterer Fernsehsendungen

Analysiert wurden die Korpusdaten mit dem Analyseprogramm AntConc[5]. Methodisch wurde im Sinne des *Corpus based approach* eine der Korpusanalyse vorgängige Fragestellung bearbeitet, und zwar indem die Analyse bedingter Häufigkeiten (Kookkurrenzanalyse), statistischer Signifikanz (Schlüsselwortanalyse) und rekkurrenter syntaktischer Konstruktionen (Clusteranalyse) mit dem qualitativen Verfahren der exemplarischen Analyse von Belegen verbunden wird, um so in einem zirkulären, von der Hermeneutik (vgl. Hermanns 2003) inspirierten Vorgehen mit sprachstatistischen Auswertungsmethoden Hypothesen über den Untersuchungsgegenstand zu generieren, die dann geprüft werden können. Dabei werden exemplarische Beleganalyse, qualitative Typenbildung und quantitative Verfahren systematisch verschränkt. Thematisch gliedert sich das Korpus wie folgt:

---

3 Informationen dazu finden sich auf der Seite http://www.gs.uni-heidelberg.de/ sprache02/hd_korpus/. Für Ihren Einsatz und Ihre Kreativität beim Erstellen des Korpus und der technischen Infrastruktur danke ich Thomas Bögel, Anja Chaluppa, Johanna Emmerich, Clara Herdeanu, Franziska Köder und Friedemann Vogel. Für die Beratung in statistischen Fragen danke ich Johanna Emmerich. Für finanzielle und ideelle Unterstützung bei dem Projekt ‚Heidelberger Korpus' danken wir der FAZIT-Stiftung sowie dem Verlag Gruner und Jahr.

4 Zur Begriffs- und Sachgeschichte der Bioethik s. auch Korff (1998).

5 http://www.antlab.sci.waseda.ac.jp/software.html

Thema	Korpusgröße (in Wortformen)
Grüne Gentechnik	1700246
Allgemeine Bioethik	946454
Sterbehilfe	587255
Lebensbeginn	321010
Rote Gentechnik	113760
Stammzellenforschung	109682
Transplantationsmedizin	96359
Reproduktionsmedizin/PID	100118
Enhancement	43441

Die unterschiedlichen Größen der Teilkorpora sind natürlich bei entsprechenden quantifizierenden Analysen zu berücksichtigen, allerdings bietet durch die Art der Korpuserstellung die quantitative Verteilung im Korpus ein gutes Indiz für die Verteilung innerhalb der Grundgesamtheit, also im Mediendiskurs zur Bioethik im Erhebungszeitraum.

3. Zum Zusammenhang von Kontext, Verstehen und Diskursuniversum

Um über die Analyse sprachlicher Strukturen regelgeleitet und nachvollziehbar Deutungen über thematische und letztlich gesellschaftliche Zusammenhänge machen zu können, ist eine begriffliche Voreinstellung notwendig, mittels derer sich die systematische Verwendung eines sprachlichen Ausdrucks als Index einer soziokommunikativen Konstellation begreifen lässt. Eine solche findet sich in der Kontextualisierungstheorie. Der methodische Leitbegriff meiner Untersuchung ist daher ‚Kontextualisierung': Dieser Terminus hat in mehreren Bereichen der empirischen Linguistik große Bedeutung erlangt. Im Besonderen lassen sich drei Verwendungstraditionen unterscheiden: Die interaktionale, die epistemologische und die strukturale. Alle drei Verwendungstraditionen berufen sich auf das Bedeutungsmodell des britischen Kontextualismus (vgl. Firth 1957). Hier wird Bedeutung als die Summe der Kontexte, in denen ein Ausdruck auftreten kann, erklärt (dazu Gloning 1996: 53ff.), wobei unter ‚Kontext' eine bestimmte sprachliche Konfiguration sowie die soziale Konstellation ihrer Verwendung zu verstehen ist. Der interaktionale Kontextualisierungsbegriff betont, dass Kontexte dynamische Gebilde sind, die von den Teilnehmern der sprachlichen Interaktion selbst konstituiert und immer wieder neu modelliert werden. Die Kontextaspekte, die in dieser Anschauung relevant werden, sind vor allem diejenigen, welche den reibungslosen Ablauf der sprachlichen Interaktion garantieren, nämlich Partnereinschätzungen, Situationseinschätzung und Themaeinschätzung. Dieses Modell ist in der interaktionalen Soziolinguistik von Gumperz (1982) vorgeschlagen worden, in Deutschland hat es durch Auer (1986) eine Systematisierung erfahren und ist vor allem in konversationsanalytischen Arbeiten (etwa Schmitt 1994) zur Geltung gekommen. Die interaktionale Soziolinguistik ist dabei (naheliegenderweise) eher an interaktiv wirksamen Fremd- und Selbstzuschreibungen bezüglich der Zugehörigkeit zu einer Kultur interessiert, wobei „Kultur“ in der ethnomethodologischen Tradition eine Gruppe von Interagierenden bezeichnet, die ihre jeweils spezifische gesellschaftliche Wirklichkeit kommunikativ hervorbringen (vgl. Cicourel 1975). Kontextualisierungshinweise wie prosodische oder stilistische Routinen dienen demnach der (meist unbewussten) Markierung von Gruppenzugehörigkeit.

Eine zweite Verwendungstradition des Kontextbegriffs ist in der Diskursanalyse zu verorten und fasst Kontext allein als kognitive Kategorie auf. Vor allem die jüngsten Arbeiten von van Dijk (1998, 2008, 2009) sind hier zu nennen. Dort wird Kontext als miteinander verzahnte Kette von „context models“ als erkenntnisleitende Wissenskonfiguration modelliert und systematisch auf allen relevanten Ebenen durchdekliniert (1998: 212):

> „Such context models are stored in episodic memory, just like the event models are used to represent what a discourse is about. Context models, thus, represent how participants in a communicative event see, interpret and mentally represent the properties of the social situation that are now relevant for them.“

Kontext rückt hier nahe an den Frame-Begriff der kognitiven Linguistik (vgl. Konerding 1993, Ziem 2008) heran. Wichtig und entscheidend bei van Dijk ist jedoch, dass neben der sachverhaltsbezogenen Dimension als Basisgegenstand der kognitiven Semantik die situative, die interaktionale und die soziale gleichberechtigt hinzutreten. Diesen Sachverhaltsbezug hat Busse (2007) in einem Aufsatz zur Kontextualisierung aus diskursanalytischer Sicht ganz besonders stark gemacht und in die Kontextualisierungsforschung eingebracht.

Der struktural orientierte Kontextbegriff dagegen arbeitet die Situierung der sprachlichen Zeichen in paradigmatischen und syntagmatischen Kontexten des Systems heraus. Diesen Begriff hat vor allem Feilke (1994, 1996) entwickelt und in seine Theorie der Sozialität als Ort der sprachlichen Musterprägung eingebettet: Die Bedeutung sprachlicher Zeichen ist damit in der nach sozialen Regeln ablaufenden Iteration erworbenen Fähigkeit, aktuelle Ausdrucksketten zu indizieren, zu sehen. Kontext ist hier vor allem kommunikativ geprägter *Kotext*. Dieser strukturell inspirierte Kontextbegriff ist insbesondere für die Korpuslinguistik (vgl. Lüdeling/Kytö 2008) von Bedeutung. Dabei lassen sich aus der hier eingenommen Perspektive diejenigen Arbeiten, die Kotextmuster in Korpora aus sprachstrukturellem Interesse analysieren, von denen unterscheiden, die von strukturellen Korpusbefunden ausgehen, letztlich aber an soziokommunikativen Gegebenheiten interessiert sind (z. B. Bubenhofer 2009).

Für diese korpuspragmatische Richtung (vgl. Felder/Müller/Vogel 2012) geht es darum, den strukturellen Kontextbegriff im Sinne von ›Kotext‹ und den soziolinguistischen Kontextbegriff im weiten Sinne von ›selbstreflexiv verfügbares soziokommunikatives Orientierungswissen[6]‹ methodisch miteinander zu korrelieren. Hier eben leisten der Kontextualisierungsbegriff und die daran geknüpften Erkenntnisse insbesondere aus der interaktionalen Linguistik einen wichtigen Beitrag, indem sie den Einfluss soziokommunikativen Orientierungswissens auf den wechselseitigen Austausch von Sprachmaterial aufzeigen und damit ein Verfahren der linguistischen Spurensuche legitimieren, mit dem im Sinne der Forensik von korpuslinguistisch auffindbaren Kotexten auf soziale Kontexte geschlossen wird. Sprachliche Muster werden dementsprechend als Indices (Peirce CP 2.247) für soziale Interaktionen verstanden. Der methodisch zentrale Leitbegriff ist der des Kontextualisierungshinweises (vgl. Auer 1986: 24).

Allerdings ist empirisch erfolgreich vor allem in der Gesprächslinguistik mit dem Kontextualisierungsbegriff gearbeitet worden, nicht zuletzt weil dort die Regel gilt, dass als interaktional wirksame Kontextualisierung nur dasjenige ausgegeben werden darf, was von den Gesprächspartnern selbst konstituiert worden ist, das heißt im konversationellen Dreischritt aus Deutungsangebot (*first position*), Reaktion (*second position*) und Stellungnahme (*third position*; dazu jeweils Deppermann 2007: 77f.) als für die Konversation bedeutsam ausgewiesen wurde. Eine solche methodische Beschränkung ist enorm wichtig, da die Kontextualisierungsfunktion ja letztlich jede Wahrnehmungsgestalt haben kann, die irgendwie mit Kommunikation zusammenhängt. Kontextualisierung ist demnach ein ungeheuer komplexer Vorgang. Es ergibt sich für die Kommunikationspartner die Aufgabe, aus der Vielzahl wahrgenommener Phänomene diejenigen auszuwählen, die für die Äußerungsinterpretation relevant sind. Wann weist zum Beispiel eine hochgezogene Augenbraue auf Ironie hin? Wann auf Missbilligung? Oder Sehprobleme? Oder einen nervösen Tick? Die Antwort der Gesprächsforschung lautet, dass schon die Wahrnehmung der Kontextualisierungshinweise ihrerseits kontextualisiert ist, also schemageleitet (vgl. Deppermann 2007: 46f.). Schon das Erkennen eines Phänomens als Kontextualisierungshinweis setzt ein Schema voraus. Kontextualisierung funktioniert also nur als ein Prozess, in dem die einzelnen Kontextualisierungshinweise in Ketten oder in Displays sich gegenseitig Bedeutung zuschreiben. Die hochgezogene Augenbraue – oder ein elliptischer Satzbau oder eine markierte Wortwahl – fungiert also nicht nur als vertikaler Indikator für die Interpretation einer Äußerung, sondern auch als horizontales Anzeichen für vorangehende und nachfolgende Indikatoren.

Nun ist in der Diskurslinguistik die Metapher einschlägig, Diskurse als zerdehnte Gespräche im Fahrwasser von Ehlichs Begriff der ‚zerdehnten Kommunikationssituation' als Kontext der Schriftkommunikation (Ehlich 1984) aufzufassen. Beispielsweise begegnet öfter der Ausdruck ‚Gesellschaftsgespräch' als Synonym für Diskurse (etwa Wichter 1999, dazu Roth 2008). Erst die Korpus-

---

6 ‚Orientierungswissen' ist ein Terminus aus der diskursanalytisch ausgerichteten protestantischen Ethik (vgl. Tanner 2003, 2006), der dort als nicht-essenzialistischer Nachfolgebegriff von ‚Wert(e)' firmiert. Hier ist ‚Orientierungswissen' weiter gefasst als ›Menge derjenigen Selbstzuschreibungen, die zur Handlungsorientierung in sozialen Interaktionen dienen‹.

linguistik aber ist nun in der Lage, die methodische Leitmaxime der Aufweisbarkeit von anzusetzenden Kontextualisierungsverfahren, so wie sie die Gesprächsforschung hervorgebracht hat, mit einem kognitiv beherrschbaren Anteil an Metaphorik bei der Analogiebildung auf die Diskursanalyse zu übertragen. Als im Diskurs aufgewiesen werden demnach nur diejenigen Kontextualisierungen anerkannt, welche durch Musterbildung iteriert und demgemäß im Diskurs ratifiziert wurden.

Neben denjenigen context models, die sich auf Partnereinschätzungen und Situationseinschätzungen beziehen, kann man drei basale Kontextualisierungspotenziale von Ausdrücken unterscheiden: Den thematischen und den funktionalen Diskurs[7] sowie die kommunikative Gattung, also erstens dasjenige Dispositionsprinzip von Sprache, das sich an dem zu versprachlichenden Sachverhalt orientiert, zweitens dasjenige Prinzip, das sich an funktionalen Zusammenhängen wie der Zugehörigkeit zu einer Institution, einer Denktradition oder einem akademischem Fach orientiert und drittens das Konstitutionsprinzip, das sich an Text- oder Interaktionsmustern in Situationen[8] orientiert. Alle genannten Diskurszusammenhänge konstituieren Kontexte im oben erläuterten Sinne.[9] Zum Beispiel kann eine Äußerung im thematischen Kontext ‚Transplantationsmedizin', im funktionalen Kontext ‚juridischer Diskurs' und im situativen Kontext ‚parlamentarische Anhörung' stehen.

Auf diese Weise kann aus dem lokalen Analyseverfahren ein systematisches gewonnen werden. Kontextualisierungshinweise dienen lokal dem Verstehen und strukturell dem Aufbau von sozial strukturierter Sinnwelt, oder – wie es bereits bei Coseriu (1975) heißt – des Diskursuniversums.

4. *Freiheit, Wille* und *Verantwortung* in Korpus und Diskurs

Die Ausdrücke *Freiheit, Wille* und *Verantwortung* indizieren Ganzheitsbegriffe. Mit Ganzheitsbegriffen werden nach Hermanns (1999: 361) Gesamtheiten gleichsam von außen, als „Einheiten sensu pleno" konzeptualisiert. Sie markieren konzeptuelle Knotenpunkte der Sterbehilfedebatte, da sie Zentralbegriffe des theologischen, juristischen, philosophischen und medizinethischen Fachdiskurses darstellen, aber auch bei der öffentlichen, allgemeinsprachlichen Verhandlung von

---

7 Die Unterscheidung macht Jürgen Link (1988), er spricht allerdings von „Diskurs" im Sinne des hier so genannten funktionellen Diskurses und von „Diskursereignis" im Sinne des hier so genannten thematischen Diskurses. Die Bezeichnung „Ereignis" für eine ganze Äußerungsserie ist allerdings im linguistisch-pragmatischen Kontext, in welcher der Ereignisbegriff an die Situation gebunden ist, überaus problematisch, daher die Neubenennung. Zur Diskussion um den Diskursbegriff der gegenwärtigen Diskurslinguistik in Deutschland s. Warnke (2007), Warnke/Spitzmüller (2008), international s. van Dijk (2008, 2009).

8 Der Begriff *Situation* ist hier im Sinne dessen gebraucht, was Clark (1996: 4ff) mit „settings of language use" bezeichnet hat. Er bezieht Merkmale des Kommunikationsortes, der Partnerbeziehung, der emergenten Text- und Gesprächsmuster und des Mediums ein.

9 Natürlich sind Thema, Funktionaldiskurs und Situation in ihrer Genese aufeinander bezogen und beeinflussen sich wechselseitig.

Themen („im Interdiskurs", Link 1988) eine große Rolle spielen. Für alle drei zur Rede stehenden Ausdrücke gilt, was Tanner (2003: 136) zum häufigen Gebrauch der Ausdrücke *Menschenbild* und *Werte* in der Bioethikdebatte feststellt.

> „[Dieser sei, M.M.] ein Indiz, dass es nicht mehr um die mit naturwissenschaftlichen Methoden generierten Ergebnisse, sondern um deren kulturelle Folgen geht. Diese Folgezusammenhänge lassen sich nicht mehr mit dem Instrumentarium kausal-mechanischer Erklärungsmuster und ihren durch strenge Notwendigkeit gekennzeichneten Grund-Folge-Modellen erfassen."

Wenn aber Bewertungen und Argumentationen nicht mehr im naturwissenschaftlichen Paradigma erfolgen können, kommt Hochwertwörtern (vgl. Hermanns 1994) wie *Freiheit, Wille* und *Verantwortung* als Indikatoren zentraler Argumentationstopoi eine entscheidende Bedeutung zu. Durch ihren häufigen Gebrauch entwickeln sie im Diskurs ganz eigene Spezifika der Verwendung. Diese ergeben sich dadurch, dass die verschiedenen fachdiskursiven Prägungen in Common-sense-Argumentationen eingehen, welche mit ganz verschiedenen Ausgangspunkten von Theologen, Medizinern, betroffenen Laien, Juristen, Philosophen und Politikern geführt werden, aber im persuasiven Verfahren im Hinblick auf reziproke Partnerhypothesen über die Zugänglichkeit für bestimmte Argumente und vor allem im Hinblick auf die als Laienversammlung konzipierte Zuhörer- bzw. Leserschaft öffentlicher Debatten über Sterbehilfe sozusagen begrifflich abgeschliffen werden und eine interdiskursive Idiosynkrasie entwickeln. Diese gestaltet sich aber als emergentes Phänomen: Kein Akteur verfügt vollständig über die im Interdiskurs gültigen Regeln der Ausdrucksverwendung – sie ergeben sich vielmehr in der Summe durch die gleichsam tastenden, im mehr oder weniger hegemonialen Gestus vorgetragenen Verwendungsweisen der einzelnen Diskursakteure, die sich letztlich lokal als ein Produkt aus im jeweiligen Lebensbereich erworbenen Verwendungsgewohnheiten und aktuellen Partner- und Situationshypothesen erklären lassen. So entstehen Debatten, in denen mit denselben Ausdrücken unterschiedliche Diskursuniversen als Hintergrund der Ausdrucksverwendung indiziert werden.

Die Ausdrücke *Freiheit, Wille* und *Verantwortung* sind nun aber nicht nur wegen ihrer Knotenfunktion und ihrer altehrwürdigen Begriffsgeschichte ganz besonders interessante Kandidaten, sie sind auch Abstrakta, denen sich nicht durch metaphorische Verschiebung oder morphologische Ableitungsverhältnisse ein Konkretum zuordnen lässt (wie zum Beispiel das Abstraktum *Aufstieg* zum Konkretum *aufsteigen*). Die semantische Prägung dieser Ausdrücke ist demnach nicht gebunden an sinnliche Wahrnehmungsmuster, sondern ergibt sich allein durch ihre Verwendung in semantischen Räumen, welche sich durch Ketten der Zeichenverwendung konstituieren.

4.1 Freiheit

Freiheit als Hochwertausdruck, theologischer Leitterminus[10] und umkämpftes politisches Fahnenwort (vgl. Hermanns 1994) spielt in der Bioethikdebatte eine überaus bedeutende Rolle. Allerdings wird schon an den Frequenzen relativ zum Korpus deutlich, dass es sich bei *Freiheit* nicht um einen diskurskonstitutiven, sondern um einen diskursaffinen Ausdruck handelt.[11] Dennoch erfährt er im Diskurs eine hochgradig idiosynkratische Prägung. Es finden sich dazu im Korpus 551 Belege, wobei 19 auf die Pluralform fallen. Der Ausdruck tritt signifikant häufig in den thematischen Diskursen ‚Sterbehilfe', ‚Allgemeine Bioethik' und ‚Grüne Gentechnik' auf.[12] Andere thematische Kontexte sind unbedeutend. Untersucht man die Verwendung von *Freiheit* in bioethischen Debatten unter diskursanalytischen Gesichtspunkten, so stellen sich die folgenden Fragen:

- Über wessen Freiheit wird gesprochen?
- Welcher Art ist die Freiheit?
- In welchem Zusammenhang tritt Freiheit auf?

4.1.1 Relationale Adjektive, Genitivattributionen und Komposita I – Wessen Freiheit?

Die erste dieser Fragen lässt sich korpuslinguistisch operationalisieren, indem erstens nach Genitivattributen, also nach Substantiven im 2er Nachfeld von *Freiheit*, zweitens nach relationalen Adjektiven vor *Freiheit* und drittens nach relationalen Komposita gesucht wird. Bei den Genitivattributen zeichnen sich deutliche diskurssensitive Verfestigungen zugunsten der Konstruktion *Freiheit der Forschung* (18, einschließlich Varianten 23 Belege) und *Freiheit des Einzelnen* (15 Belege) ab. Hier sind die Genitivattribute bis zu einer Frequenz von drei Wortformen aufgeführt.

> *der Forschung, des Einzelnen, anderer, des Menschen, der Wissenschaft, des Individuums, der Wahl, der Lehre, der Entscheidung*

Wenn man von den definitorischen Genitiven *Wahl* und *Entscheidung* absieht, handelt es sich bei den Ausdrücken in der Liste um Genitive des Modalitätsträgers[13], also um Konstruktionen, mit denen dem Sachverhalt, welcher mit dem

---

10 Siehe die textlexikographische Untersuchung von Lobenstein-Reichmann (1998) zur Verwendung von *Freiheit* im Werk von Martin Luther.

11 Die Unterscheidung ‚diskursaffin' vs. ‚diskurskonstitutiv' habe ich in Müller (2007: 49f.) für Texte eingeführt.

12 Für ‚Sterbehilfe' finden sich 170 Belege bei 587.255 Wortformen, für ‚Allgemeine Bioethik' 113 bei 946.454 Wortformen und für ‚Grüne Gentechnik' 117 Belege bei 1.700.246 Wortformen.

13 „Genitivus modificati" nach einem mündlichen Vorschlag von Jochen A. Bär, dem ich hiermit dafür danke.

Genitivattribut indiziert wird, eine Existenzmodalität zugesprochen wird, hier ‚Freiheit'. Äquivalente Konstruktionen sind Komposita mit dem Grundwort *-freiheit*, in denen im Bestimmungswort der mit ‚Freiheit' auszustattende Sachverhalt präsentiert wird. In Komposita ist *-freiheit* insgesamt 577 Mal als Grundwort belegt; hinter dem definitorischen Kompositum *Wahlfreiheit* (113, s.u.) liegt *Forschungsfreiheit* (76) bei der Frequenz deutlich vorne:

> *Forschungsfreiheit, Meinungsfreiheit, Handlungsfreiheit, Wissenschaftsfreiheit, Vertragsfreiheit, Religionsfreiheit, Fortpflanzungsfreiheit, Gewissensfreiheit, Berufsfreiheit, Redefreiheit, Dienstleistungsfreiheit, Willensfreiheit, Weltanschauungsfreiheit, Pressefreiheit, Therapiefreiheit, Migrationsfreiheit, Gestaltungsfreiheit*

Die Zuschreibung von ‚Freiheit' als einer Qualität kann in entweder assertiven oder deontischen illokutionären Kontexten stehen, ‚Freiheit' kann also entweder festgestellt oder gefordert werden. Im Korpus werden z. B. die definitorischen Konstruktionen *Freiheit der Forschung* und *Forschungsfreiheit* in 22 von 99 Belegen im Zusammenhang mit deontisch gebrauchten Modalverben verwendet.

Thematisch tendieren sie zu den Kontexten ‚Stammzellenforschung' (27 Belege) und ‚Grüne Gentechnik' (18 Belege). Insgesamt weisen die Konstruktionen aber hoch variante Kontexte auf, sie sind eher funktional im juristischen Diskurs gebunden:

Textbeispiel 1

> *Der Nationale Ethikrat legt aber auch Wert auf die Feststellung, dass die →Wissenschafts- und Forschungsfreiheit← ein Rechtsgut ist, dem in der Verfassungsordnung der Bundesrepublik Deutschland hohe Bedeutung zukommt.*
> [Stellungnahme des Nationalen Ethikrats zum Import von Stammzellen]

Adjektive sind insgesamt recht dünn belegt und zeichnen sich außerdem durch eine breite Varianz aus. Nachfolgend sind die attributiv vor *Freiheit* verwendeten relationalen Adjektive mit einer Frequenz von 5 – 3 Wortformen aufgeführt:

> *wissenschaftliche, menschliche, persönliche, individuelle*

Diese relationalen Adjektive lassen sich funktionsidentisch paraphrasieren mit den entsprechenden Genitivkonstruktionen wie *Freiheit der Wissenschaft* usw. Wie bei den genitivischen und im Kompositum gebundenen Attributionen zeichnet sich auch hier ab, dass *Freiheit* systematisch entweder auf den Referenzbereich ‚Institution' oder auf den Referenzbereich ‚Individuum' bezogen wird.

4.1.2 Qualifizierende Adjektive, präpositionale Attribute und Komposita II – Welche Freiheit?

Bei den qualifizierenden Adjektiven ist die Beleglage noch dünner, hier sind mit einer Frequenz zwischen 5 und 3 lediglich *positiv, negativ* und *grundrechtlich* zu nennen.

Als Köpfe von Präpositionalkonstruktionen im Nachfeld von *Freiheit* finden sich die Präpositionen

von, zur / zum, für, im, durch, als

Die drei zuletzt aufgeführten, jeweils schwach belegten Präpositionen gehen erstens auf die Konstruktionen *Freiheit im Sinne von / im Rahmen von / im Hinblick auf x,* zweitens auf die Fügung *Einschränkung der Freiheit durch x* und drittens auf den prädikativen Anschluss *Freiheit als x* zurück.

Interessant ist die Verwendung in den Fällen *von* und *zu*: *Freiheit von* als textueller Indikator des negativen Freiheitsbegriffs wird – entgegen den Erwartungen – nur zweimal in den Fügungen *Freiheit von Täuschung / Betrug / Zwang* und *Freiheit von Schmerzen* gebraucht; die anderen 14 Belege weisen die *von*-Konstruktion als Variante zum Genitivattribut aus, z. B. *Freiheit von Forschung und Lehre.* Allerdings finden sich hier eine Reihe funktionsäquivalenter Komposita, in denen Freiheit negativ als ›Abwesenheit von etw.‹ konzipiert wird:

Gentechnikfreiheit, Straffreiheit, Barrierefreiheit, Schmerzfreiheit, Chemiefreiheit

Bei der Konstruktion *Freiheit zum / zur* ergibt sich, trotz niedriger Belegfrequenz, eine deutliche Themensensitivität der präpositionalen Anschlüsse. In 8 von 10 Belegen wird die Konstruktion im thematischen Kontext ‚Sterbehilfe' verwendet, und zwar im Sinne des Autonomiegedankens in Argumentationen für die Sterbehilfe:

Freiheit zur Selbsttötung / zum Selbsttod / Tod / Annahme des eigenen Todes

Textbeispiel 2

> *Ich begreife die Sterbehilfe vor dem Hintergrund im Grunde genommen als die Verlängerung des Rechts auf Selbsttötung oder →der Freiheit zur Selbsttötung← in Situationen, in denen man dieses Recht nicht mehr ausüben kann, weil man es schlicht physisch nicht realisieren kann.*
> [Horst Dreier im Nationalen Ethikrat, Wortlautprotokoll]

Hier werden durch die parallelistische Konstruktion *Recht* und *Freiheit* miteinander korreliert, und zwar so, dass offensichtlich *Recht* als ›von außen eingeräumte Möglichkeit‹ und *Freiheit* als ›von innen sich ergebende Möglichkeit, etwas zu tun‹ konzeptualisiert wird. Damit wird der Sachverhalt sozusagen semantisch umstellt durch einen Rechtsterminus und einen moralphilosophischen Terminus – es entstehen thematisch hybride Kontexte. Diese hybride Umstellungsstrategie ist durchaus typisch für das halböffentliche interdisziplinäre Diskurssegment zur Sterbehilfe, das sich im Wesentlichen aus juristisch-juridischen, kasuistisch-ethischen, moralisch-philosophischen und (in relativ geringem Ausmaße) theologischen Fachdiskursen speist und das man in Anlehnung an Link (1988) den *Interfachdiskurs* nennen könnte. Der *Nationale* bzw. jetzt *Deutsche Ethikrat* ist für diesen Kontext ein Paradebeispiel.

Auch bei der Konstruktion *Freiheit für* (6 Treffer) lässt sich zuerst an eine Themensensitivität denken. Sie ist ausschließlich im thematischen Kontext ‚Grüne Gentechnik' belegt. Allerdings stammen die Belege sämtlich aus Forenbeiträgen und sind eher mit dem an der Mündlichkeit orientierten Stilniveau der Forensprache zu erklären als mit dem Thema.

Textbeispiel 3

Eine Anmerkung noch: meine Sprache ist es nicht zu sagen 'weg mit dem Biobauern, →Freiheit für den transgenen Anbau←'. Die Null-Toleranz (0%) für Gentech-Produkte ist eine willkürliche und eine ideologische.

[Passage aus einem Beitrag zu dem Diskussionsforum des Portals *transgen.de*]

Typisch für diesen situativen Kontext ist die deontische Verwendung der Konstruktion und die syntaktische Aggregation[14], mit der letztlich im Distanzmedium die ganzheitliche Performanz der Demonstrations- und Protestkultur inszeniert wird. Im Textbeispiel dient die Konstruktion als diffamierende Zitation im Zuge einer Opponenten-Argumentation[15].

Bei den definitorischen Komposita ist im Korpus einzig *Wahlfreiheit* von Bedeutung. Dieser Ausdruck ist dabei eindeutig thematisch festgelegt: 102 von 113 Belegen entstammen dem Kontext ‚Grüne Gentechnik'.

Textbeispiel 4

Die →Wahlfreiheit der Verbraucher← und der Landwirte sowie die Koexistenz der verschiedenen Anbauweisen müssen genauso gewährleistet werden wie eine Förderung der Forschung im Bereich der Grünen Gentechnik und eine Erleichterung der Nutzung in geschlossenen Anlagen.

[Passage aus einer Stellungnahme der SPD zur Grünen Gentechnik, zitiert aus einem Beitrag zu dem Diskussionsforum auf *transgen.de*]

---

14 Die Unterscheidung zwischen ‚Aggregatraum' und ‚Systemraum' stammt ursprünglich aus der Kunstgeschichte von Erwin Panofsky. Die Komplementärtermini ‚Aggregation' und ‚Integration' im Bezug auf die Syntax in Mündlichkeit und Schriftlichkeit hat Raible (1992) eingeführt, s. dazu auch Ágel (2003:19ff.).

15 Zur Rolle von Proponenten und Opponenten in Argumentationen s. Ottmers (1996: 68).

Der Eindruck aus der Lektüre der Belege wie auch der hier abgedruckten Beispielpassage ist, dass *Wahlfreiheit* einen zentralen Topos der Opponenten-Argumentation gegen Grüne Gentechnik indiziert, und zwar mit einer deontischen Prägung im Sinne von ›Modalität, welche Verbrauchern und Landwirten zusteht‹. Ein Hinweis zur Erhärtung dieser These ergibt sich dadurch, dass die Modalverben *müssen / dürfen / sollen* und *können* inklusive aller Flexive im Fenster[16] von *Wahlfreiheit* (7 rechts bis 7 links von *Wahlfreiheit*) signifikant häufig im Bezug auf das Gesamtkorpus auftreten.[17]

4.1.3 Paarformeln - In welchem Zusammenhang tritt *Freiheit* auf?

Charakteristisch für den ideologischen Großbegriff *Freiheit* ist, dass er in persuasiven Zusammenhängen oder auch in strukturierenden Konstruktionen wie (Zwischen-)Überschriften Verwendung findet. Hier tritt er häufig (55 Belege) in Doppelformen mit ähnlichen Großbegriffen auf:

Freiheit und

> *Gleichheit, Würde, Verantwortung, Selbstbewusstsein, Selbstbestimmung, Gerechtigkeit, Unabhängigkeit, Sittlichkeit, Autonomie*

Dabei lassen sich komplementäre Paare wie *Freiheit und Gleichheit, Würde, Verantwortung, Gerechtigkeit, Sittlichkeit,* in denen ein möglicher totalitärer Geltungsanspruch von *Freiheit* mit dem jeweiligen Komplementärbegriff eingeschränkt wird, von spezifizierenden Paaren wie *Freiheit und Selbstbewusstsein / Selbstbestimmung / Unabhängigkeit,* in denen der zweite angeschlossene Begriff den ersten lexikalisch spezifiziert, und zwar in allen Fällen hinsichtlich eines auf das Individuum bezogenen Freiheitsbegriffs im Sinne von ›äußere und innere Verfügungsgewalt über das eigene Schicksal‹ unterscheiden. Der mögliche Schluss, dass diese zweite, spezifizierende Doppelform sich vor allem im thematischen Sterbehilfe-Kontext finden lässt, lässt sich jedoch nicht erhärten, vielmehr sind die Belege relativ gleichmäßig auf die thematischen Kontexte verteilt.

---

16 Vgl. zu dem Terminus ‚Fenster' Heringer (1999: 50): „Für die Untersuchung eines Wortes W_0 im Korpus C_i ermitteln wir die Umgebung aller Vorkommen von W_o. Da die Umgebung eines W im Prinzip jeweils das gesamte Korpus ist, müssen wir sinnvolle Ausschnitte herausschneiden. Diese Ausschnitte nennen wir Fenster; sie entsprechen in etwa einem Eintrag in einem KWIC-Index, in dem Zeilen mit dem Suchwort in der Mitte aus dem Korpus herausgeschnitten werden."

17 22 Wortformen in der Umgebung von Wahlfreiheit bei insgesamt 60.221 Wortformen im Gesamtkorpus. Der T-Test ergibt einen Wert von 4,32.

4.1.4 Zwischenresümee

Freiheit in der Bioethikdebatte wird systematisch erstens auf Institutionen, insbesondere auf die Forschungsgemeinschaft und zweitens auf Individuen, insbesondere den Patienten bzw. den von biotechnologischen Prozessen affizierten Bürger bezogen. Im ersten Fall ist damit der in der Regel eingeforderte Wegfall von ethisch motivierten Beschränkungen des Forschungsbetriebs gemeint, vor allem im Bereich der Stammzellenforschung. Im zweiten Fall bezieht sich *Freiheit* meist auf die Möglichkeiten des Handelns und der Verfügung über das eigene Schicksal, die dem Einzelnen in Anbetracht intensivmedizinischer und biotechnologischer Möglichkeiten gegeben sind. Drittens wird *Freiheit* in allgemeinen bioethischen Stellungnahmen aus dem Bereich der Philosophie und Theologie als tatsächlich gegebene oder aber einzufordernde Modalität der menschlichen Existenz angesprochen. Quantitativ ist die zweite Verwendungsweise, die in den thematischen Zusammenhang der ‚Sterbehilfe'-Debatte fällt, die mit Abstand wichtigste. Es fällt hierbei aber auf, dass gerade für diese Verwendung des Ausdrucks am wenigsten greifbare Indikatoren vorliegen, z.B. wäre erwartbar, dass das Kompositum *Willensfreiheit* oder die Genitivkonstruktion *Freiheit des Willens* in diesem Kontext häufig belegt sind. Dem ist aber nicht so: Alle Belege für Willensfreiheit verweisen in den abstrakteren Kontext der allgemeinen Bioethik. Die attributiven und morphologischen Spezifikatoren von *Freiheit* in der Sterbehilfedebatte sind vielmehr hoch variant. Aber auch ohne frequente Kotextmuster lässt die Beleglage für diesen Kontext einen Bedeutungsansatz im obigen Sinne eindeutig zu. Wenn man daneben bedenkt, dass *Freiheit* vor allem ein Fahnenwort von Befürwortern einer Liberalisierung der Sterbehilferegelung ist, dann könnte dies zu dem Schluss führen, dass in vielen argumentativen Zusammenhängen der Sterbehilfedebatte *Freiheit* zwar auf das Individuum bezogen, ansonsten aber eher unspezifisch verwendet wird, um so Überblendungseffekte mit dem politischen Freiheitsbegriff zu erzielen und von dessen Hochwertcharakter zu profitieren. Unter den Komposita sticht ansonsten *Wahlfreiheit* als Fahnenwort der Gegner der Grünen Gentechnik heraus, auch dort kann man unter Umständen mit ähnlichen Überblendungseffekten rechnen.

4.2 Wille

Im Korpus finden sich 898 Belege für *Wille(n)*. Der Ausdruck ist damit für die Bioethikdebatte statistisch hoch signifikant.[18] Darunter befinden sich die rein gesprächsfunktionalen Phraseologismen *um Himmels Willen* (7 Belege), *um Gottes Willen* (8 Belege), *beim besten Willen* (18 Belege). Diese wurden in der nachfolgenden Analyse nicht berücksichtigt. *Wille(n)* indiziert ohne jeden Zweifel den thematischen Kontext ‚Sterbehilfe'. Von 881 Belegen lassen sich 628 diesem Themen-

18 Im Vergleich zu einem Korpus zur Presseberichterstattung über die Berliner Mauer (Mauerkorpus) ergibt sich ein chi^2-Wert von 37,92.

bereich zuordnen.[19] Bei einer Korpusanalyse drängen sich dabei folgende Fragen auf:

- Wessen Wille wird thematisiert?
- Welcher Art ist der Wille?
- Womit steht der Wille im Zusammenhang?
- Was soll mit der Rede vom Willen bewirkt werden?

4.2.1 Genitivattribute - Wessen Wille?

Um Genitivattribute von *Wille(n)* zu analysieren, wurde nach Kookkurrenzpartnern (1r) der Ausdrücke *der/des, einer/eines* sowie *von* in der unmittelbaren Umgebung von *Wille(n)* gesucht. Die Recherche ergibt folgendes Wortfeld:

> *Patienten, überwiegende / überwältigende Mehrheit der Bürger / Verbraucher / Bevölkerung, Menschen, Bevölkerung, EU, Verbraucher, Sterbenden, Volkes, Verfassers, Minister, Bewohners, Betroffenen, Autoren, Verbrauchers, USA, Landeigentümerin, Grundstückseigentümerin, Großindustrie, Gesetzgebers, Einzelnen, Bewohner, Konzerns, Tieres, Person*

Außerdem finden sich für *Gottes Willen* bzw. *Wille Gottes* (ohne die Konstruktion *um Gottes Willen*) 11 Belege.

Bedenkt man die eindeutige thematische Kontextualisierung von *Wille(n)* im Korpus, so ist es recht erstaunlich, dass in der Liste mit Genitivattributen von *Wille* solche Ausdrücke vorherrschen, die den thematischen Kontext ‚Grüne Gentechnik' indizieren. Aus der obigen Liste sind das:

> *überwiegende / überwältigende Mehrheit der Bürger / Verbraucher / Bevölkerung, Menschen, Bevölkerung, EU, Verbraucher, Volkes, Bewohners, Verbrauchers, USA, Landeigentümerin, Grundstückseigentümerin, Großindustrie, Gesetzgebers, Bewohner, Konzern*

‚Grüne Gentechnik' ist zwar der zweite erwähnenswerte thematische Kontext, dem sich immerhin noch 100 von 881 Belegen zuordnen lassen.[20] Dennoch erstaunt der Befund. Er scheint auf den ersten Blick im Sinne einer großen Streuung bei den Kotextpartnern im primären thematischen Kontext ‚Sterbehilfe' deutbar zu sein. Bei genauer Betrachtung zeigt sich allerdings, dass vielmehr das Gegenteil der Fall ist: Die mit Abstand häufigste Genitivkonstruktion mit dem Kopf

---

19 Bei einem Größenverhältnis Gesamtkorpus – Teilkorpus ‚Sterbehilfe' von 5 Millionen zu 600 000 Wortformen.

20 Allerdings bei dem Größenverhältnis Gesamtkorpus – Teilkorpus ‚Grüne Gentechnik' von 5 Millionen zu 1,7 Millionen Wortformen. *Wille(n)* ist in dem Teilkorpus also hoch signifikant unterrepräsentiert (chi2 = 200, 97).

Wille ist *Wille des Patienten.* Daraus lässt sich zweierlei schließen: Diese Konstruktion verweist eindeutig auf den ‚Sterbehilfe'-Kontext und bildet dort den wichtigsten Kotext für *Willen.* Das Genitivattribut steht dabei in 67 von 71 Fällen im Singular. Wenn man die Korpuszusammensetzung betrachtet, die in der Einzelfallanalytik eine geringe und Arzt-Patienten-Kommunikation gar keine Rolle spielt, dann weist das darauf hin, dass die Singularform als generischer Singular verwendet wird, damit also keine Individuen bezeichnet werden, sondern gleichsam ein virtueller Modellpatient gemeint ist. Dafür spricht auch, dass die weibliche Form *der Patientin* lediglich einmal belegt ist. Daneben gehören noch die Konstruktionen *Wille Gottes* bzw. *Gottes Wille* zum selben thematischen Kontext, alle anderen lexikalischen Füller der Genitivposition sind statistisch unspezifisch.

In diesem Zusammenhang lässt sich nun die Hypothese bilden, dass bei der überwiegenden Mehrzahl der *Wille(n)*-Tokens im Sterbehilfe-Diskurs das Genitivattribut *des Patienten* präsupponiert ist; oder um es verallgemeinert und im Kontext der bisherigen Ergebnisse auszudrücken: Wenn in der Bioethikdebatte von *Wille* gesprochen wird, dann meist in der Bedeutung ›Ansinnen eines Patienten auf geistige Verfügungsgewalt über Art und Ende seiner aktuellen oder zukünftigen intensivmedizinischen Betreuung‹. Indizien sind die bereits besprochene Themensensitivität von *Wille* sowie der Befund, dass die Fügung *mutmaßlicher Wille,* mit der in allen Fällen der Patientenwille angesprochen ist (s.u.) in lediglich 7 von 42 Fällen mit dem Genitivattribut *des / der Patienten* spezifiziert ist. *Wille* scheint also im thematischen Kontext in hohem Maße (wenn auch nicht vollständig) als ›Patientenwille‹ lexikalisiert.

4.2.2 Adjektive – Was für ein Wille?

Untersucht man zur Beantwortung der Frage nach der diskursinternen Qualifizierung von *Wille* die adjektivische Attribution, dann sticht also das Adjektiv *mutmaßlich* mit 42 Belegen für die Konstruktion *mutmaßlicher Wille* hervor. In dieser Beleggruppe fällt die Fügung *etw. (als) ein (hervorragendes/wichtiges) Indiz für den/seinen mutmaßlichen Willen sein/darstellen/betrachten* mit 5 Belegen auf. Ansonsten gibt es hier große Varianz. Jedenfalls entstammen die Belege samt und sonders Argumentationen über den Umgang mit Sterbenden mit den thematischen Kontexten ‚Sterbehilfe'[21]:

Textbeispiel 5

> *Man könnte als Kompromiss sagen, eine Patientenverfügung ist eine schriftliche Erklärung nach ärztlicher Beratung. Hat man keine Beratung, hat man zwar nicht*

---

21 Inklusive dem Teilthema ‚Patientenverfügung' sowie dem verwandten Thema ‚experimentelle Forschung am Patienten'.

> *das Instrument Patientenverfügung, aber nach wie vor ein hervorragendes →Indiz für den mutmaßlichen Willen←.*
> [Michael Berg im Nationalen Ethikrat, Wortlautprotokoll]

An dem exemplarischen Textbeispiel wird deutlich, dass *mutmaßlicher Wille* insbesondere im juridischen und juristischen Diskurs formelhaft gebraucht wird im Sinne von ›nicht bekannter, aber vom Arzt nach bestem Wissen und Gewissen zu ermittelnder tatsächlicher Bewusstseinsstand eines Patienten bzgl. des Erhaltes seiner Lebensfunktionen zu einem gegebenen Zeitpunkt‹ .

Weitere regelhaft zur Attribution von *Wille(n)* verwendete Adjektive sind:

> *erklärten, freien, gutem, ausdrücklichen, aktuellen, vermuteten, natürlichen, klarem*

Auch diese Liste, nach Frequenzen sortiert, führt mit der Ausnahme des Adjektivs *gut,* ausschließlich sinnverwandte bzw. spezifizierende Ausdrücke zu *mutmaßlich* auf, die allesamt auch im identischen Kontext auftreten.

4.2.3 Präpositionen und Partikel – der Zusammenhang von Willen

Die häufigste kontextsensitive Präposition vor *Wille(n)* ist *gegen* (144 Belege im 4er Vorfeld vor *Wille(n)*.[22]) Dabei fällt auf, dass die Konstruktion als adverbiale Angabe zumeist in direktiven Sprechakten, insbesondere im Zusammenhang mit deontisch verwendeten Modalverben in doppelt negierten Formulierungen verwendet wird, so wie in der folgenden Passage:

Textbeispiel 6

> *Zum Schutz innerer Würde darf folglich niemand →gegen seinen Willen← zu einem Dahinvegetieren bar jeder Lebensqualität gezwungen werden.*
> [Passage aus Fenner, Dagmar, *Das Konzept Menschenwürde in der Bioethik*]

Die Passage lässt sich auch exemplarisch für den Verwendungszusammenhang dieser Konstruktion sehen: Sie wird in den meisten Fällen, wieder im Sterbehilfe-Kontext, eingesetzt, um im Sinne eines individualistischen Autonomiekonzeptes für eine Liberalisierung der Sterbehilferegelung zu plädieren. Formal wird diese Argumentationsstrategie am häufigsten mit der Negationspartikel *nicht* im Vorfeld der *gegen* $x_{Gen.}$ *Willen*-Konstruktion verfolgt, dafür finden sich 17 Belege.[23]

---

22 T-Score 11,99 und zweiter Rang bei der Kookkurrenzanalyse mit dem Knotenausdruck *Willen* und dem Fenster 5l-1l. Das Ergebnis lässt sich aber nicht auf den thematischen Bereich beziehen, eine Vergleichsuntersuchung am Mauerkorpus (s.o.) ergibt ein annähernd identisches Ergebnis.

23 Die Negationspartikel ist aber über die *gegen* $x_{Gen.}$ *Wille*-Konstruktion hinaus für das Vorfeld von *Willen* signifikant, mit dem T-Wert 7,44 und dem sechsten Rang bei der Kookkurrenzanalyse mit

Die Konstruktion findet sich im ähnlichen illokutiven Kontext aber auch im thematischen Zusammenhang ‚Grüne Gentechnik', wie im unten stehenden Beispiel:

Textbeispiel 7

> *wenn WELTWEIT die überwältigende Mehrheit zunehmend gentechnisch veränderte Lebensmittel ablehnt, dann muß man sich doch fragen, wie es möglich ist, dass →gegen den Willen einer deutlichen Mehrheit der Bürger←, trotzdem weiterhin Genfood für den Markt zugelassen wird.*
> [Passage aus einem Beitrag zum Diskussionsforum auf dem Portal *transgen.de*]

Eine Abweichung bzgl. der Bedeutung von *Wille*, und auch das kann wieder als exemplarisch angesehen werden, ergibt sich im ‚Gentechnik'-Kontext, da *Wille* sich hier (wie im obigen Beleg) nicht auf einen individuell-generischen, sondern auf einen kollektiven Bewusstseinszustand bezieht. Es wird also gegen etwas opponiert, das nach Ansicht der Sprecher *gegen den Willen der Bürger / Verbraucher / Bevölkerung / Menschen / des Volkes* geschieht, nämlich eben die sog. Grüne Gentechnik.

Daneben findet sich eine recht große Varianz im 4er Vorfeld von *Willen*. Weitere auftretenden Präpositionen sind *um, auf, über, beim, mit, vor, eigenen, in, für, aus, ohne, zwischen.*

Für die adverbiale Verwendung des Ausdrucks *Willen* in der Konstruktion *um x willen* gibt es 91 Belege.[24] Die Leerstelle *x* wird dabei in 17 Fällen mit dem Ausdruck *seiner selbst* gefüllt: Die Belege verweisen, mit nur einer Ausnahme, in den thematischen Kontext ‚Reproduktionsmedizin' / ‚Gendiagnostik'. Dort wird die Konstruktion in Pro und Kontra-Argumentationen zum Klonen verwendet:

Textbeispiel 8

> *Eltern könnten aber auch ihr durch Klonen erzeugtes Kind →um seiner selbst willen← lieben und würden nicht in jedem Fall bestimmte Zwecke mit dem Kind verbinden, z.B. wenn sie nicht auf fremde Ei- oder Samenspenden zurückgreifen wollen und nur durch Klonen ein eigenes Kind bekommen können.*
> [Nationaler Ethikrat, Stellungnahme zum Klonen zu Fortpflanzungszwecken und Klonen zu biomedizinischen Forschungszwecken]

---

dem Fokusausdruck *Willen* und dem Fenster 5r-1r. Zu dieser Konstruktion finden sich 68 Belege, wobei in 18 Belegen die Konstruktion *um x Willen* negiert wird. Diese negierte Konstruktion wiederum wird in 11 Fällen als *nicht um seiner/ihrer selbst Willen* konkretisiert. Diese beiden Konstruktionen sind die Hauptkotexte der Negationspartikel im Vorfeld von *Wille*. Mesostrukturell ist der syntaktische Kontext *nicht x, sondern y* dominant.

24 Nicht eingerechnet sind, wie gesagt, die gesprächsfunktionalen Konstruktionen *um Himmels willen* und *um Gottes willen*.

Um seiner selbst willen lieben / annehmen dient in diesem Zusammenhang als lexikalische Markierung des Gegenprinzips zu einer irgendwie zweckgebundenen Zeugung durch Klonen.

Die weiteren lexikalischen Füllungen der *um x willen* Konstruktion weisen eine beachtliche Varianz auf und verweisen dementsprechend auf vielfältige Kontexte:

> *Eigenrechtes, Zugewinns, Rechtssicherheit, Information, Herkunft, eines Gutes, Forschung, Existenz, Zwecks, Ziele, Vorteile, Vergleichs, Theorie, Spargels*[25], *Rechtgläubigkeit, Profits, Lebens, Lachens, Kindes, Helfens, Gefühls, Freiheit, Ehre, Effektes, Arguments*

4.2.4 Zwischenresümee

Wille hat zwei thematische Domänen mit jeweils eindeutig zuzuordnenden Kontextbedeutungen: Im größeren ‚Sterbehilfe'-Kontext bezieht sich *Wille* auf eine individuelle mentale Disposition, als themenbezogene Bedeutungserläuterung wurde oben angeboten: ›Ansinnen eines Patienten auf geistige Verfügungsgewalt über Art und Ende seiner aktuellen oder zukünftigen intensivmedizinischen Betreuung‹. In der zweiten, kleineren thematischen Domäne ‚Grüne Gentechnik' wird *Wille* auf eine kollektive Einstellung einer in der Regel als ‚groß' oder ‚in der Mehrheit befindlich' charakterisierten Bevölkerungsgruppe bezogen. Damit wird in Argumentationen gegen die Grüne Gentechnik operiert. Ein in beiden Kontexten einschlägiges Formulierungsmuster ist, *etw. solle nicht gegen js. Willen geschehen*. Formale Kennzeichen der Verwendung von *Willen* sind also die doppelte Negation sowie die deontische Modalität der illokutionären Kontexte. Insbesondere der Gebrauch in der Sterbehilfe-Debatte weist ein hohes Maß an Formelhaftigkeit auf, was auf die funktionalen Kontexte der juridischen und juristischen Diskurse zurückzuführen ist.

4.3 Verantwortung

Verantwortung ist, ähnlich wie *Freiheit*, ein diskursaffiner Ausdruck, der aber nicht im quantitativen Sinne signifikant für die Bioethikdebatte ist. Wie *Freiheit* hat er eine kollektive und eine individuelle Lesart, die in der Bioethikdebatte thematisch und funktional ausdifferenziert wird. *Verantwortung* ist 728 Mal im Korpus belegt. Folgende Fragen drängen sich als Leitfaden der Analyse auf:

---

25 Der Eintrag erklärt sich aus der Rücknahme einer Wortmeldung der Soziologin Eve-Marie Engels im Nationalen Ethikrat kurz vor der Mittagspause: „Ich verzichte um des Spargels willen."

- Wer trägt Verantwortung?
- Wofür wird Verantwortung getragen?
- Was soll mit Verantwortung getan werden?
- Welche Verantwortung wird getragen?

4.3.1 Genitivattribute, relationale Adjektive und Possessivartikel – Wessen Verantwortung?

Die Frage nach dem Träger der Verantwortung lässt sich mittels einer Analyse erstens der Genitivattribute, zweitens der relationalen Adjektive und drittens der Possessivartikel behandeln. Dabei fällt bei den Genitivattributen zuerst die lexikalische Variabilität der Genitivposition auf. In der folgenden Liste sind deshalb Treffer mit 4 und 3 Belegen, nach dem Doppelstrich mit jeweils nur einem Beleg aufgeführt. Gesucht wurde nach den Strings *Verantwortung der / des / einer / eines / von*:

> *Ärzteschaft, Menschen, Gesellschaft, Forscherinnen und Forschern, Einzelnen, Betroffenen, Arztes, Forschenden, Wissenschaft, Vorsorge, Systems, Patienten, Forschungsleiter, Experten, evangelischen Kirche, (behandelnden) Ärzte, Allgemeinheit || Ökolandbau, Wählers, Wissenschaftler, Staates, Staat, Politik, Philosophie, Pflege, Patientin, Paares, Landwirte, Institutionen, Institution, Genpfuscher, Frau, Forschung, Forschers, Forschern, Eltern, Einrichtung, Aufklärung, Anwenders*

Bei Durchsicht der Liste fällt auf, dass sich Personen, Gruppen und Kollektive, denen Verantwortung zugeschrieben wird, in drei Kategorien aufteilen lassen:

- ‚biomedizinische Experten' (*Ärzteschaft, Forscherinnen und Forscher, Politik* etc.)
- ‚die Gesellschaft' (*Gesellschaft, System, Allgemeinheit* etc.)
- ‚der Einzelne' (*Patienten, Einzelner, Eltern* etc.)

Die größte Kategorie ist die der biomedizinischen Experten, in denen als Verantwortungsträger vor allem Ärzte und Forscher angesprochen sind, die beiden anderen sind im Korpus etwa gleich stark vertreten. Setzt man voraus, dass derjenige, dem Verantwortung zugesprochen wird, auch als eigentlicher Handlungs- und Entscheidungsbefugter in einem bestimmten Bereich betrachtet wird und dass das Zuschreiben von Verantwortung immer auch ein implizites Zuschreiben von Macht bedeutet, dann lassen die drei genannten Kategorien, mit aller Vorsicht gesagt, an drei konkurrierende, im Diskurs virulente Modelle vom sozialen Miteinander denken: Das erste Modell beinhaltet eine wissensbasiert hierarchische Vorstellung von der Gesellschaft, in der Verantwortung Expertenfiguren und -gruppen zugeschrieben wird. Im zweiten Modell wird der sozialen Gruppe als Ganzer, im dritten Modell dem Individuum Verantwortung zugesprochen.

Die Verantwortungszuschreibung kann dabei sowohl als Fremdzuschreibung als auch als Selbstzuschreibung geschehen. In der folgenden Beispielpassage wird Verantwortung von außen zugeschrieben:

Textbeispiel 9

> *Die ,Verantwortung von Forscherinnen und Forschern' liegt auch in der Wahrhaftigkeit der Forschung – der zutreffenden Wiedergabe und Auswertung der Forschungsergebnisse, in der Aufklärung der Probanden und Patientinnen/Patienten, die an den Forschungen teilnehmen.*
> [Passage aus einer Stellungnahme der Deutschen Bischofskonferenz zur Xenotransplantation]

Die oben gemachte Dreiergliederung in ein wissensbasiert hierarchisches, ein gesellschaftsbezogenes und ein individualistisch-liberales Zuschreibungsmodell im Reden über ,Verantwortung' spiegelt sich im Gebrauch der relationalen Adjektive, mit denen ,Verantwortung' wiederum einer bestimmten Gruppe oder Klasse zugeordnet wird:

> *öffentliche, eigene, unsere, gesellschaftliche, christliche, individuelle, ärztliche, wissenschaftliche*

Bei den Possessivartikeln fällt lediglich die 2. Person Plural, *ihre Verantwortung,* mit 27 Belegen ins Gewicht. Der Possessivartikel bezieht sich dabei in 10 Fällen auf Ausdrücke der Kategorie ,Politik' (*Politiker Regierung, Bundesregierung*) und in 6 Fällen auf Ausdrücke der Kategorie ,Biomedizin' (*Ärzte, Ärzteschaft, Wissenschaftler*). Diese Zuschreibungen sind dem wissensbasiert hierarchischen Typ zuzuordnen. Daneben gibt es drei Belege für die Verwendung der Konstruktion *unsere Verantwortung* im Sinne von ›unser aller Verantwortung‹, die dem gesellschaftsbezogenen Zuschreibungsmodell zuzuordnen ist.

4.3.2 Präpositionalattribute – Verantwortung wofür?

Wendet man sich der Frage zu, wofür eigentlich Verantwortung übernommen werden soll, indem man attributiv erweiterte Nominalkonstruktionen mit den präpositionalen Anschlüssen *für* und *gegenüber* untersucht, dann findet man dafür zwar immerhin 133 Belege, es ist aber keine eindeutige Musterbildung für die lexikalische Füllung der Leerstelle im Präpositionalausdruck erkennbar. Jeweils mit Belegzahlen im niedrigen zweistelligen bzw. einstelligen Bereich finden sich:

> *Entscheidungen, Handeln, Leben, Folgen, Öffentlichkeit, Schäden, Patienten, Kind, Generationen, Produkte, Lebensende*

Die entsprechenden Konstruktionen verweisen auf die thematischen Kontexte ,Grüne Gentechnik' (37 Belege), ,Sterbehilfe' (30 Belege) und ,Rote Gentechnik' (7

Belege). Die meisten davon lassen sich dabei der oben so genannten Expertengruppe als Verantwortungsträger zuordnen. Auffällig ist, dass die Kategorien ‚Gesellschaft' und ‚Individuum' in Konstruktionen, in denen ein konkretes Ziel der Verantwortung angegeben wird, keine Rolle spielen.

4.3.3 Verbale Prädikate – Was tun mit Verantwortung?

Unter den untersuchten Ausdrücken ist *Verantwortung* der einzige, bei dem sich klare Präferenzen bei der Verbselektion herausarbeiten lassen. Das entsprechende Wortfeld ist nicht allzu aussagekräftig, da sie sich nicht als themen-, funktions- oder gattungsspezifisch klassifizieren lassen:

> *die V. übernehmen, tragen, gerecht werden, nachkommen, wahrnehmen; sich der V. stellen / sich aus er V. stehlen / der V. den Rücken kehren*

Allerdings ist hier wiederum festzustellen, dass diese Verben in der überwiegenden Mehrzahl in komplexen Prädikaten gemeinsam mit Modalverben verwendet werden, was auf überwiegend argumentative Verwendungskontexte schließen lässt.

4.3.4 Qualifizierende Adjektive – Welche Verantwortung?

Bei denjenigen Adjektivattributen, mit denen die Art der Verantwortung spezifiziert wird, lassen sich neben den Gradadjektiven *besondere, starke* und *große* lediglich drei relevante Ausdrücke festmachen:

> *ökologische, soziale, ethische*

Hier bezieht sich die Konstruktion *ökologische Verantwortung* eindeutig auf den thematischen Kontext ‚Grüne Gentechnik', während *soziale* und *ethische V.* der ‚Sterbehilfe'-Debatte zuzuordnen sind.

4.3.5 Zwischenresümee

Verantwortung wird drei Gruppen zugeschrieben: Biomedizinischen Experten, der Gesellschaft und dem Einzelnen, insbesondere dem von Biomedizin Betroffenen. *Verantwortung* wird am häufigsten der Expertengruppe, dann in etwa zu gleichen Teilen der Gesellschaft und dem Individuum zugeschrieben. Dies geschieht häufig in deontischen Kontexten, Verantwortung wird also von einzelnen Gruppen eingefordert. Dabei fällt auf, dass dann, wenn *Verantwortung* auf die Gruppe der Experten bezogen wird, diese öfter spezifiziert wird, etwa im Sinne von *V. für Entscheidungen, das Handeln* oder *den Patienten,* während der Gesellschaft und dem Einzelnen eher unspezifisch *Verantwortung* zugeschrieben wird. Als einzigem der untersuchten Substantive lassen sich bei *Verantwortung* klare verbale Kotextmuster aufzeigen, diese sind aber eher sprachsystematisch als diskursbezogen zu erklären. Einzig die häufige Verwendung der Verben in komplexen Prädikaten mit Modalverben ist ein klares Indiz für den Bioethik-Zusammenhang.

5. Resümee

Die Ausdrücke *Freiheit, Wille* und *Verantwortung* haben als Hochwertwörter, die in vielen unterschiedlichen Fachdiskursen auf je spezifische Weise besetzt sind, eine zentrale Funktion in der Bioethikdebatte. Die Korpusanalyse zu ihrer Verwendung hat gezeigt, dass sich bei allen drei Ganzheitsbezeichnungen systematisch zwei Hauptverwendungsweisen unterscheiden lassen, alle werden einerseits auf ein Kollektiv oder eine Gruppe und andererseits auf ein Individuum bezogen. Insbesondere bei dem Ausdruck *Freiheit* führt diese Ambivalenz dazu, dass das positive Assoziationspotenzial des Kollektivbegriffs zu argumentationsstrategischen Zwecken auch in Äußerungen ausgenutzt werden kann, die sich auf *Freiheit* im Sinne der Handlungs- und Entscheidungsmöglichkeiten Einzelner, vor allem in Argumentationen für die Liberalisierung der Sterbehilfe-Regelung, beziehen. *Wille* hat zwei recht autonome Verwendungskontexte: In der Sterbehilfedebatte dient der Ausdruck, im selben argumentativen Zusammenhang wie *Freiheit*, dazu, die personale Autonomie zum Sterben bereiter Patienten anzusprechen, sowie in der formelhaften Wendung *mutmaßlicher Wille* in juridischen und juristischen Diskursen zur Erörterung rechtlicher Probleme beim Umgang mit Patientenverfügungen. *Verantwortung* schließlich wird drei Gruppen zugeschrieben: Biomedizinischen Experten, der Gesellschaft und dem Einzelnen, insbesondere dem von Biomedizin Betroffenen. Es kann demnach von einer wissensbasiert hierarchischen, einer gesellschaftsbezogenen und einer individualistischen Zuschreibungspraktik gesprochen werden, die sich quer über thematische und funktionale Kontexte hinweg beobachten lassen. Systematische Verwendungsdivergenzen sind insbesondere im Hinblick auf unterschiedliche thematische Kontexte festzustellen, teilweise auch hinsichtlich funktionaler Kontexte und Kommunikationssituationen. Allen drei Ausdrücken ist gemeinsam, dass sie dazu verwendet werden, um Positionen zu bioethischen Themen, die entweder weltanschaulich-religiös motiviert sind oder einem bestimmten fachlichen Kontext entstammen, in interdisziplinären Debatten Geltung zu verschaffen. Dies geschieht oft unter Ausnutzung und Forcierung begrifflicher Unschärfen. Durch den Hochwertcharakter der Ausdrücke in allen tangierten Diskursen kann auf sie zur Stützung von Argumenten oder Forderungen gegenüber Kontrahenten aus anderen Gesellschaftsdomänen zurückgegriffen werden, ohne dass eine gesonderte Explikationspflicht für die jeweilige Verwendung bestünde. Daher kann man die drei Ausdrücke, bezogen auf ihren Inhaltsaspekt, als *Scharnierbegriffe* der Bioethikdebatte bezeichnen.

Literatur

Ágel, Vilmos (2003): Prinzipien der Grammatik. In: Lobenstein-Reichmann, Anja/ Reichmann, Oskar (Hrsg.): Neue historische Grammatiken. Zum Stand der Grammatikschreibung historischer Sprachstufen des Deutschen und anderer Sprachen. Tübingen: Niemeyer, 1–46.

Auer, Peter (1986): Kontextualisierung. In: Studium Linguistik 19, S. 22–47.

Bonfadelli, Heinz (Hrsg.) (2002): Gentechnologie in der öffentlichen Kontroverse. Eine sozialwissenschaftliche Analyse. Zürich: Seismo.

Bourdieu, Pierre (1982): Ce que parler veut dire: l'économie des échanges linguistiques. Paris: Fayard.

Braman, Sandra (Hrsgg.) (2004): Biotechnology and communication: the meta-technologies of information. Mahwah, USA: Mallory.

Bubenhofer, Noah (2009): Sprachgebrauchsmuster. Korpuslinguistik als Methode der Diskurs- und Kulturanalyse. Berlin/New York: de Gruyter.

Busse, Dietrich (2007): Diskurslinguistik als Kontextualisierung – Sprachwissenschaftliche Überlegungen zur Analyse gesellschaftlichen Wissens. In: Warnke, Ingo (Hrsg.): Diskurslinguistik nach Foucault. Theorien und Gegenstände. Berlin/New York: de Gruyter, 81-105.

Butler, Judith (1997): Excitable speech: a politics of the performative. New York: Routledge.

Cicourel, Aaron V. (1975): Sprache in der sozialen Interaktion. München: List.

Clark, Herbert H. (1996): Using Language. Cambridge UK: Cambridge University Press.

Coseriu, Eugenio (1975): Determinierung und Umfeld. In: Ders.: Sprachtheorie und allgemeine Sprachwissenschaft. München, 253–290.

Deppermann, Arnulf (2007): Grammatik und Semantik aus gesprächsanalytischer Sicht. Berlin /New York: de Gruyter.

Domasch, Silke (2006): Zum sprachlichen Umgang mit Embryonen. Semantische Konkurrenzen innerhalb des biomedizinischen Diskurses zur Präimplantationsdiagnostik. In: Felder, Ekkehard (Hrsg.): Semantische Kämpfe. Macht und Sprache in den Wissenschaften. Berlin/New York: de Gruyter, 99-126.

Domasch, Silke (2007): Biomedizin als sprachliche Kontroverse: die Thematisierung von Sprache im öffentlichen Diskurs zur Gendiagnostik. Berlin/New York: de Gruyter.

Düwell, Marcus/ Hübenthal, Christoph/ Werner, Micha (Hrsg.) (2002): Handbuch Ethik. Stuttgart u.a.: Metzler.

Ehlich, Konrad (1984): Zum Textbegriff. In: Rothkegel, Annely/Sandig, Barbara (Hrsg.): Text – Textsorten – Semantik. Linguistische Modelle und maschinelle Verfahren. Hamburg: Buske, 9-25.

Feilke, Helmut (1994): Common-Sense-Kompetenz. Zu einer Theorie des „sympathischen" und „natürlichen" Meinens und Verstehens. Frankfurt am Main: Suhrkamp.

Feilke, Helmuth (1996): Sprache als soziale Gestalt. Frankfurt am Main: Suhrkamp.

Felder, Ekkehard (2003): Juristische Textarbeit im Spiegel der Öffentlichkeit. Berlin/New York: de Gruyter.

Felder, Ekkehard (2006): Semantische Kämpfe in Wissensdomänen. Eine Einführung in Benennungs-, Bedeutungs- und Sachverhaltsfixierungs-Konkurrenzen. In: Ders. (Hrsg.): Semantische Kämpfe, 13-46.

Felder, Ekkehard/Müller, Marcus (Hrsg.) (2009): Wissen durch Sprache. Theorie, Praxis und Erkenntnisinteresse des Forschungsnetzwerkes „Sprache und Wissen". Berlin/New York: de Gruyter.

Felder, Ekkehard/Müller, Marcus /Vogel, Friedemann (Hrsg.) (2012): Korpuspragmatik. Thematische Korpora als Basis diskurslinguistischer Analysen von Texten und Gesprächen. Berlin/New York: de Gruyter.

Ferber, D. Sarah (2004): "Miracle in Iowa": metaphor, analogy, and anachronism in the history of bioethics. In: Monash Bioethics Review 23, 3 (2004), 6–15.

Firth, John R. (1957): Papers in Linguistics (1934-1951). London/New York/Toronto: Oxford University Press.

Foucault, Michel (1976): Histoire de la sexualité, vol. 1: La volonté de savoir. Paris: Gallimard.

Gloning, Thomas (1996): Bedeutung, Gebrauch und sprachliche Handlung. Ansätze und Probleme einer handlungstheoretischen Semantik aus linguistischer Sicht. Tübingen: Niemeyer.

Gumperz, John (1982): Discourse Strategies. Cambridge: Cambridge University Press.

Häyry, Matti (Hrsg.) (2005): Bioethics and Social Reality. Amsterdam: Rodopi.

Heringer, Hans Jürgen (1999): Das höchste der Gefühle. Empirische Studien zur distributiven Semantik. Tübingen: Stauffenburg.

Hermanns, Fritz (1994). Schlüssel-, Schlag- und Fahnenwörter. Zu Begrifflichkeit und Theorie der lexikalischen „politischen Semantik". Arbeiten aus dem Sonderforschungsbereich 245. Sprache und Situation. Heidelberg, Mannheim: Universität.

Hermanns, Fritz (1999): Sprache, Kultur, Identität. Reflexionen über drei Totalitätsbegriffe. In: Gardt, Andreas u.a. (Hrsg.): Sprachgeschichte als Kulturgeschichte. Berlin/New York: de Gruyter, 351-391.

Hermanns, Fritz (2003): Linguistische Hermeneutik. Überlegungen zur überfälligen Einrichtung eines in der Linguistik bislang fehlenden Teilfaches. In: Linke, Angelika/Ortner, Hanspeter/ Portmann-Tselikas, Paul (Hrsg.): Sprache und mehr. Ansichten einer Linguistik der sprachlichen Praxis. Tübingen: Niemeyer, 125-164.

Hornig Priest, Susanna (2001): A grain of truth: the media, the public, and biotechnology. Lanham: Rowman & Littlefield.

Konerding, Klaus-Peter (1993). Frames und lexikalisches Bedeutungswissen: Untersuchungen zur linguistischen Grundlegung einer Frametheorie und zu ihrer Anwendung in der Lexikographie. Tübingen: Niemeyer.

Konerding, Klaus-Peter (2008): Diskurse, Topik, Deutungsmuster - Zur Komplementarität, Konvergenz und Explikation sprach-, kultur- und sozialwissenschaftlicher Zugänge zur Diskursanalyse auf der Grundlage kollektiven Wissens. In: Warnke, Ingo/Spitzmüller, Jürgen (Hrsg.): Methoden der Diskurslinguistik. Sprachwissenschaftliche Zugänge zur transtextuellen Ebene. Berlin/New York: de Gruyter, 117-150.

Korff, Wilhem (Hrsg.) (1998): Lexikon der Bioethik. Gütersloh: Gütersloher Verlagshaus.

Liebert, Wolf-Andreas, Marc-Denis Weitze (Hrsg.) (2006): Kontroversen als Schlüssel zur Wissenschaft? Wissenskulturen in sprachlicher Interaktion. Bielefeld: transcript.

Link, Jürgen (1988): Literaturanalyse als Interdiskursanalyse. Am Beispiel des Ursprungs literarischer Symbolik in der Kollektivsymbolik. Jürgen Fohrmann. Diskurstheorien und Literaturwissenschaft. Frankfurt am Main: Suhrkamp, 284-307.

Lobenstein-Reichmann, Anja (1998): Freiheit bei Martin Luther. Lexikographische Textanalyse als Methode historischer Semantik. Berlin/New York: de Gruyter.

Lüdeling, Anke, Merja Kytö (2008f.): Corpus Linguistics. An International Handbook. [Zwei Bände]. Berlin/New York: de Gruyter.

Lyotard, Francois (1983): Le différend. Paris: Les Editions des Minuit.

Müller, Marcus (2007): Kunst, Geschichte, Nation. Die sprachliche Konstituierung einer ‚deutschen' Kunstgeschichte aus diskursanalytischer Sicht. Berlin/New York: de Gruyter.

Müller, F., R. Christensen, M. Sokolowski (Hrsg.) (1997): Rechtstext und Textarbeit. Berlin: Duncker & Humblot.

Nelkin, Dorothy (1995): Selling science: how the press covers science and technology. New York: Freeman.

Ottmers, Clemens (1996): Rhetorik. Stuttgart: Metzler.

Peirce, Charles S. (1960): Collected Papers. Cambridge, Massachusetts: Belknap Press. [Zitiert als CP.]

Raible, Wolfgang (1992): Junktion. Eine Dimension der Sprache und ihre Realisierungsformen zwischen Aggregation und Integration. Heidelberg: Winter.

Roth, Sven Kersten (2008): Interpersonale Diskursrealisationen – Überlegungen zu ihrer Integration in die diskurssemantische Forschung. In: Warnke, Ingo/Spitzmüller, Jürgen (Hrsg.): Methoden der Diskurslinguistik. Sprachwissenschaftliche Zugänge zur transtextuellen Ebene. Berlin/New York: de Gruyter, 323-358.

Schiefer, Matthias (2006): Die metaphorische Sprache in der Medizin: metaphorische Konzeptualisierungen in der Medizin und ihre ethischen Implikationen untersucht anhand von Arztbriefanalysen. Wien [u.a.]: Lit.

Schmitt, Reinhold (1994): Kontextualisierung und Konversationsanalyse. In: Deutsche Sprache 21, 4. 326–354.

Spieß, Constanze (2009): Wissenskonflikte im Diskurs. Zur diskursiven Funktion von Metaphern und Schlüsselwörtern im öffentlich-poltischen Diskurs um die humane embryonale Stammzellenforschung. In: Felder, Ekkehard/Müller, Marcus (Hrsg.): Wissen durch Sprache, 309–336.

Tanner, Klaus (2003): Vom Mysterium des Menschen. Ethische Urteilsbildung im Schnittfeld von Biologie, Rechtswissenschaft und Theologie. In: Rainer, Anselm/Körtner, Ulrich (Hrsg.): Streitfall

Biomedizin. Urteilsfindung in christlicher Verantwortung. Göttingen: Vandenhoeck & Ruprecht, 135-158.

Tanner, Klaus (2006): Umgang mit Dissens. In: Maio, Giovanni (Hrsg.): Der Status des extrakorporalen Embryos. Perspektiven eines interdisziplinären Zugangs. Stuttgart-Bad Cannstatt: Frommann-Holzboog, 703-719.

Van Dijk, Teun Adrianus (1998): Ideology. A multidisciplinary Approach. London: Sage.

Van Dijk, Teun Adrianus (2008): Discourse and Context. Cambridge [u.a.]: Cambridge University Press.

Van Dijk, Teun Adrianus (2009): Society and Discourse. How social Contexts influence Text and Talk. Cambridge [u.a.]: Cambridge University Press.

Warnke, Ingo (2007). Diskurslinguistik nach Foucault - Dimensionen einer Sprachwissenschaft jenseits textueller Grenzen. In: Warnke, Ingo (Hrsg.): Diskurslinguistik nach Foucault. Theorie und Gegenstände. Berlin/New York: de Gruyter.

Warnke, Ingo (2009): Die sprachliche Konstituierung von geteiltem Wissen in Diskursen. In: Felder, Ekkehard/Müller, Marcus (Hrsg.): Wissen durch Sprache, 113–141.

Warnke, Ingo/Spitzmüller, Jürgen (Hrsg.) (2008): Methoden der Diskurslinguistik. Sprachwissenschaftliche Zugänge zur transtextuellen Ebene. Berlin/New York: de Gruyter.

Wichter, Sigurd (1999): Diskurs, Gespräch und Stereotypie. In: Zeitschrift für Germanistische Linguistik 27/3, 261–284.

Wilkinson, Stephen (2008): 'Eugenics Talk' and the Language of Bioethics. In: Journal of Medical Ethics 34, 467-471.

Wolpe, Paul Root/McGee, Glenn (2003): "Expert bioethics" as professional discourse: the case of stem cells. In: McGee, Glenn (Hrsg.): Pragmatic Bioethics. Cambridge, Mass. [u.a.]: MIT, 181–191.

Ziem, Alexander (2008): Frames und sprachliches Wissen. Kognitive Aspekte der semantischen Kompetenz. Berlin/New York: de Gruyter.

Silke Domasch

Versuche einer Neudefinition – Sprachkritische Reflexionen in den Texten des Nationalen Ethikrates

1. Vorbemerkungen

Für die politisch wie wissenschaftlich breit geführten bioethischen Diskurse im beginnenden 21. Jahrhundert stehen exemplarisch die Stellungnahmen des Nationalen Ethikrates. Als Texte an der Schnittstelle von Wissenschaft, Politik und Öffentlichkeit sind sie symptomatisch für die biopolitischen Debatten dieser Zeit: Sie griffen brisante Themen wie Stammzellforschung und Biopatentierung, den Umgang mit prädiktiven Gesundheitsinformationen oder Fragen nach der Selbstbestimmung im Rahmen von Patientenverfügungen auf; sie bereiteten mit ihren umfassenden Ausführungen die Themen für eine breite und heterogene Zielgruppe auf, und sie waren zugleich konstitutiver Bestandteil dieser interdisziplinär, parteiübergreifend und gesamtgesellschaftlich geführten Debatten.

Gleichzeitig – und das macht sie für eine linguistische Beschäftigung interessant – tritt in diesen Texten die sprachlich ausgetragene Konflikthaftigkeit zu Tage, die immer dort sichtbar wird, wo komplexe Sachverhalte in ihrer Deutung umstritten sind. Diese Konflikthaftigkeit begründet sich in verschiedenen Lebenswelten und unterschiedlichen Wertvorstellungen, eigenen Zielvorgaben sowie unterschiedlichen Handlungsinteressen – kurz: im Aufeinandertreffen unterschiedlicher Wissens- und Kommunikationsbereiche der verschiedensten Akteure. Diese Heterogenität der – sprachlich – Handelnden ist kennzeichnend für die biopolitischen Diskurse der Gegenwart und belegt eindrucksvoll, dass sich divergierende Wertvorstellungen immer auch in Auseinandersetzungen um den Sprachgebrauch manifestieren.*

2. Sprachthematisierungen als Indikatoren reflexiven Sprachbewusstseins

Bereits 1980 hatte Georg Stötzel gefordert, verstärkt sprachliche Handlungen in den Blick zu nehmen, „die von den reflexiven Mitteln der Sprache Gebrauch machen" und die sich nicht aus distanzierter Perspektive und sprachwissenschaftlichem Objektivitätsanspruch mit Kommunikation beschäftigen, „sondern die in konkreter lebenspraktischer Absicht, bestimmte kommunikative Faktoren oder Verhaltensweisen thematisieren" (Stötzel 1980: 39). Die Untersuchung von metasprachlichen bzw. sprachreflexiven Äußerungen stellt vor diesem Hintergrund eine Möglichkeit dar, dieser Forderung nach Thematisierung bestimmter kommunikativer Faktoren nachzukommen, indem sie öffentlich indizierte Prob-

* Ich danke Angela Osterheider für die konstruktiv-kritische Lektüre sowie Norbert Schrader für die terminologisch erhellenden Anregungen.

lemfelder aufgreift. Damit nimmt sich die Sprachwissenschaft gezielt den „gesellschaftlich relevant gewordenen Kommunikationsschwierigkeiten und -konflikten" (Wimmer 1983: 6) an.

Die Thematisierung von Sprache ist dabei immer ein Indikator für – ganz unterschiedliche – Kommunikationsprobleme (vgl. Weinrich 1976). Bei den verschiedenen Formen von metasprachlichen Elementen geht es in unserem Zusammenhang jedoch nicht um private Bemerkungen, traditionelle Sprachverfallsklagen oder die Kommentierung formaler Aspekte, sondern um sprachreflexive – und in diesem Sinn auch sprachkritische – Äußerungen zu Bedeutung, Funktion und Verwendung einzelner Zeichen bzw. zum Sprachgebrauch.[1] Solche Sprachthematisierungen[2] können dann insofern als Ausdruck problembewusster Sprachverwendung interpretiert werden, als sie auf die Wichtigkeit und Relevanz sprachlicher Benennungen im öffentlichen Raum verweisen und zugleich etwas über Bedeutungen bzw. Bedeutungswandel der thematisierten Ausdrücke vermitteln (Wengeler 1996: 413).

Die Relevanz von Sprachthematisierungen bzw. deren Ermittlung als linguistische Herangehensweise ist an sich nicht neu; vereinzelt wurden sie bereits als konkreter Textzugriff genutzt. Die Arbeiten zum öffentlichen Sprachgebrauch sind teilweise durch diesen Zugang geprägt: Frühe Arbeiten analysieren einzelne Texte auf ihre sprachreflexiven Äußerungen hin (vgl. Stötzel 1978) oder interpretieren diesbezüglich Pressetexte (vgl. Stötzel 1980). Spätere Arbeiten versuchen, zu einzelnen Themenbereichen gezielt solche Texte ausfindig zu machen, die Sprachthematisierungen aufweisen, und diese im Kontext von politisch-öffentlichem Sprachwandel zu beschreiben (vgl. Jung 1994, Stötzel/Wengeler 1995). Wieder andere Studien fokussieren Sprachthematisierungen in argumentativer Funktion (vgl. Wengeler 1996) oder reflektieren eine gesellschaftliche Kontroverse in ihrer strittigen Breite (vgl. Domasch 2007).

Die Problematisierung von Verwendung und Funktion bestimmter Lexeme drückt sich in den Stellungnahmen des Nationalen Ethikrates in direkt problematisierten Bezeichnungen aus: Hier werden sowohl einzelne Ausdrücke aufgegriffen und explizit diskutiert (Beispiele 1) als auch bestimmte Kennzeichnungen bzw. unterstellte Bedeutungszuschreibungen Dritter erörtert (Beispiele 2).

(1) „Schwächen der überkommenen Begrifflichkeit zeigen sich [...] im Hinblick auf das Wort „Sterbehilfe", das im deutschen Sprachgebrauch weitgehend an die Stelle des Wortes „Euthanasie" getreten ist" (NER 2006: 49).

1 Weitere Literatur zu Formen von Sprachthematisierungen vgl. Stötzel (1980); Jung (1994: 16-17); Stötzel (1995) sowie Domasch (2007: 54-56 und 89-90).

2 Theoretisch werden Sprachthematisierungen in Anbindung an empirische Konzepte des Sprachbewusstseins als „in metasprachlichen Diskursen verbalisierte sprachliche Wissensbestände" (Fischer 1988, 1) verstanden; zur Theorie von Metasprache und Metakommunikation vgl. auch Weinrich (1976) und Schlieben-Lange (1975).

„Als „normal" wird ein Versicherungsvertrag angesehen, wenn er keine unüblich hohen, von der großen Masse aller Versicherungsverträge abweichenden Leistungen vorsieht. Diese Abgrenzung ist nicht trennscharf, aber sie ist handhabbar" (NER 2007: 65).

(2) „Die Verfahren der PID werden nicht selten mit dem Hinweis darauf abgelehnt, sie seien eine Form der „Selektion"" (NER 2003: 128).

„Das Sprechen von terminaler Sedierung erweckt den Eindruck, der Tod des Betroffenen sei das Ziel, das durch die Sedierung selbst erreicht werden soll. Das aber wäre eine Tötung, die nicht als Sedierung verharmlost werden sollte" (NER 2006: 52).

Solche und ähnlich explizite Sprachthematisierungen dienen als methodischer Zugang zu den Texten. Das heißt, es wurde konkret nach solchen Äußerungen gesucht, um erstens das sprachkritische Potenzial dieser Texte herauszuarbeiten und zweitens die so eruierten Ausdrücke in ihrer Verwendung und Bedeutung zu erörtern. Weniger relevant vor diesem Hintergrund und daher unberücksichtigt sind a) klassische Definitionen fachspezifischer Termini, b) Auslegungen von Gesetzestexten sowie c) verschiedene Formen von Sprachthematisierungen, die eher deskriptiver Natur sind:

a) „In der Medizin unterscheidet man begrifflich zwischen Prognose und Prädiktion. Unter einer Prognose versteht man eine Aussage über den weiteren Verlauf einer vergangenen oder gegenwärtig bestehenden Erkrankung. Demgegenüber gibt die Prädiktion die Wahrscheinlichkeit für das Auftreten einer Krankheit an, die bisher noch nicht ausgebrochen bzw. mit gängigen medizinischen Verfahren nicht zu erkennen ist" (NER 2007: 11).

b) „Die so genannte Ewigkeitsgarantie des Art. 79 GG würde aber ausgehöhlt, wenn die Begriffe der Menschenwürde und des menschlichen Lebens, die ja die unverfügbare Grundlage unseres Gemeinwesens bilden zu einer von aktuellen Entwicklungen abhängigen Größe würden" (NER 2001: 33).

c) „Patente auf „Leben" seien schlechthin unzulässig" (NER 2004b: 17).

„Schon der Begriff „Embryo" wird in den einzelnen Mitgliedsstaaten unterschiedlich gedeutet" (NER 2004b: 32).

„Ein rein numerischer Begriff der Individualität, der, von der sprachlichen Ableitung *in-divisum* ausgehend, das statische Merkmal der bloßen Nicht-Teilbarkeit in den Vordergrund rückt, erweist sich daher für die

Übertragung auf die frühen Embryonalphasen als ungeeignet" (NER 2001: 30).

„Bezogen auf die Biobanken gilt, dass die mit dem Begriff der medizinischen Zwecke verbundenen Unschärfen zur Kenntnis genommen werden müssen" (NER 2004a: 60-61).

3. Verortung und Relevanz des Nationalen Ethikrates

Der Nationale Ethikrat (NER) wurde 2001 auf Beschluss der Bundesregierung als „nationales Forum des Dialoges über ethische Fragen in den Lebenswissenschaften" (NER online) konstituiert. Er arbeitete bis 2007 und repräsentierte mit seinen bis zu 25 Mitgliedern die Bandbreite der Naturwissenschaften, Medizin, Theologie und Philosophie sowie der Sozial- und Rechtswissenschaften; er arbeitete unabhängig und war selbstbestimmt in der Wahl seiner Themen und Arbeitsweise (NER online). Im Rahmen seiner Aufgaben veranstaltete der NER regelmäßig Veranstaltungen mit unterschiedlichem Format und inhaltlichem Zuschnitt, zu deren Zielgruppen sowohl die interessierte Öffentlichkeit (Forum Bioethik, Jahrestagungen) als auch wissenschaftlich-politische Akteure (Anhörungen, wissenschaftliche Tagungen) gehörten.[3] Seit Inkrafttreten des Ethikrat-Gesetzes im August 2007[4] setzt der Deutsche Ethikrat die Arbeit des Nationalen Ethikrates fort.

Während seines siebenjährigen Bestehens verfasste der Nationale Ethikrat zahlreiche Texte in Form von Tagungsdokumentationen, Berichten, Studien, Protokollen oder Infobriefen.[5] Gemäß seinem Auftrag dienen diese Texte sowohl der Bündelung des interdisziplinären wissenschaftlichen Diskurses, der Förderung der öffentlichen Debatte als auch der Politikberatung. Als unmittelbarstes Statement aller Mitglieder des NER gelten die insgesamt zwölf Stellungnahmen zu drängenden Fragen mit biopolitischer Relevanz: Stammzellforschung und Biopatentierung wurden dabei ebenso erörtert wie genetische Diagnostik vor und während der Schwangerschaft, der Umgang mit prädiktiven Gesundheitsinformationen oder Aspekte nach Selbstbestimmung am Lebensende oder im Rahmen von Patientenverfügungen.

Die Stellungnahmen sind unmittelbar Teil des politisch wie wissenschaftlich breit geführten Diskurses und folgen dem Anspruch, aktuelle Probleme in ihren Voraussetzungen und Folgen – durchaus auch im Wortsinne – verständlich zu machen. Daraus ergibt sich ein Handlungskontext, der eine heterogene Ziel-

3 Aufgabe, Aktivitäten und „Über uns" des Nationalen Ethikrates finden sich im Archiv des Deutschen Ethikrates unter www.ethikrat.org/ner_archiv_start.html (14.08.2009).

4 Das Gesetz zur Einrichtung des Deutschen Ethikrats (EthRG) ist einsehbar unter http://bundesrecht.juris.de/ethrg/ (14.08.2009).

5 Eine Übersicht über die Publikationen des Nationalen Ethikrates ist unter www.ethikrat.org/de_archiv/index.php abrufbar (24.08.2009).

gruppe berücksichtigen und damit auch unterschiedlichen Textfunktionen gerecht werden muss. Die kommunikative Funktion der Texte kann innerhalb dieser Prämissen als informativ wie auch – der Textsorte geschuldet – appellativ angenommen werden.[6]

4. Sprachkritische Reflexionen in den Texten des Nationalen Ethikrates

Die Lektüre der Stellungnahmen erweist sich unter einer linguistischen Perspektive insofern als äußerst interessant, als zahlreiche Passagen in unterschiedlichem Umfang sprachliche Phänomene reflektieren. Es sind vor allem *semantische* Relationen, die immer wieder in ganz unterschiedlichen Zusammenhängen aufgegriffen werden und dabei die Vielzahl von möglichen Sprachthematisierungen widerspiegeln. Mögliche Minimalformen (Distanzmarker wie Anführungszeichen, Partizipialattribut *so genannt*) oder das explizite Verhandeln von einzelnen Bedeutungen (siehe oben, Zitate 1) sowie unterstellte Bedeutungszuschreibungen (siehe oben, Zitate 2) machen deutlich, dass in bestimmten Handlungszusammenhängen das Sprachverhalten derart wichtig ist, dass es zum Gegenstand öffentlicher Diskussionen wird. Diese Beobachtung überrascht nicht, da andere linguistische Arbeiten bereits gezeigt haben, dass sich öffentliche Kontroversen zu gesellschaftlich strittigen Themen prinzipiell durch ein hohes Maß an sprachreflexiven Momenten auszeichnen.[7]

Überraschend ist jedoch, dass in einigen der fokussierten Stellungnahmen explizite Umdeutungsversuche von einzelnen Schlüsselbegriffen vorgenommen werden. Diese Tatsache lässt vor dem Hintergrund des Autorenkollektivs (Nationaler Ethikrat) und der Textsorte (Stellungnahme) auf eine sprachpolitische Absicht schließen, da bereits durch die bloße Wortwahl und der damit verbundenen Betonung bestimmter Bedeutungsaspekte eine Bewertung vorgenommen wird. Durch die Verwendung bestimmter Ausdrücke wird folglich nicht bloß eine sprachliche Handlung vollzogen, zugleich gibt diese Wortwahl auch eine bestimmte Sicht auf die Wirklichkeit zu erkennen. Das heißt, solche explizit formulierten und bewusst platzierten Äußerungen machen unmittelbar sprachliche Strategien zur Erlangung von entsprechenden Deutungshoheiten sichtbar und müssen daher als präskriptiv angenommen werden, da sie nicht nur Bewertungshandlungen vornehmen, sondern zugleich diese von Dritten angewendet sehen wollen.

Beispiele für ein solch unmittelbares politisches Sprachhandeln (vgl. hierzu auch den Beitrag von Busse und Spieß in diesem Band) lassen sich konkret in drei

---

6 Eine solche Klassifikation von Textfunktionen folgt kommunikativ-funktionalen Aspekten, die Klaus Brinker auf der Basis der Sprechakttheorie erarbeitet hat. Neben den beiden genannten textuellen Grundfunktionen werden Obligations-, Kontakt- sowie Deklarationsfunktion genannt; vgl. Brinker (1997).

7 Beispiele in Stötzel/Wengeler (1995); konkret zur Atomenergie-Debatte vgl. Jung (1994), zur Reform des §218 vgl. Böke (1991), zur Bioethik vgl. Domasch (2006) und Spieß (2009).

Texten finden: Die Stellungsnahmen „Genetische Diagnostik vor und während der Schwangerschaft" (Januar 2003), „Prädiktive Gesundheitsinformationen beim Abschluss von Versicherungen" (Februar 2007) sowie „Selbstbestimmung und Fürsorge am Lebensende" (Juli 2006) weisen in unterschiedlichem Umfang derlei Diskussionen auf.

4.1 „Selektion" und „Eugenik" im Kontext genetischer Diagnostik

Die Diskussion um die mögliche Einführung der Präimplantationsdiagnostik (PID) in Deutschland dominierte in den ersten Jahren des neuen Jahrhunderts die biopolitische Debatte in der Bundesrepublik. Die Kontroverse um Chancen und Risiken einer PID und mögliche Folgen wurde auf einer äußerst breiten gesellschaftlichen Basis geführt. Der Nationale Ethikrat schaltete sich 2003 mit seiner Stellungnahme „Genetische Diagnostik vor und während der Schwangerschaft" in die Diskussion ein. Darin werden Pränatal- und Präimplantationsdiagnostik[8] in ihren naturwissenschaftlichen und medizinischen Grundlagen sowie sozialwissenschaftliche Aspekte und die geltende Rechtslage skizziert. Aus diesen Überlegungen leiten sich *zwei divergierende Voten* ab, die primär auf die PID Bezug nehmen: Neun Mitglieder des NER plädieren für eine Beibehaltung und Präzisierung des Verbotes; 15 Mitglieder sprechen sich für eine begrenzte Zulassung dieser Technik in Deutschland aus.

Ein wesentlicher Streitpunkt ist der Umgang mit menschlichen Embryonen an der Schnittstelle von Humangenetik und Fortpflanzungsmedizin. Denn bei der Präimplantationsdiagnostik handelt es sich um eine Untersuchungsmethode, bei der Zellen eines künstlich befruchteten Embryos auf bestimmte genetische Merkmale oder Chromosomenstörungen hin untersucht werden. Der Embryo wird nur dann in die Gebärmutter einer Frau übertragen, wenn keine der gesuchten Merkmale gefunden werden. Es handelt sich also um die gezielte genetische Untersuchung einzelner Zellen eines künstlich gezeugten Embryos vor dem Einsetzen in den weiblichen Körper, die darauf zielt, „bestimmte, unerwünschte Eigenschaften eines geplanten Kindes auszuschließen" (Kollek 2000: 217). Embryonen, die über die gesuchte genetische Eigenschaft verfügen, werden entsprechend nicht implantiert, sie werden verworfen. Die damit zwangsweise einhergehende Notwendigkeit der Differenzierung, resp. Bewertung und Selektion von Leben macht unter anderem die ethische Brisanz aus.

Die sprachkritische Diskussion des Nationalen Ethikrates zeigt sich in diesem Fall in seinem *befürwortenden* Votum für eine begrenzte Zulassung der PID in Deutschland. In einem eigenen Kapitel zur „Genetischen Diagnostik als Mittel für

8 Verfahrenstechnisch ist die PID neben pränataler Diagnostik eine Variante der genetischen Diagnostik, bei der Aufschluss über die genetische Ausstattung eines Menschen gewonnen werden kann. Im Unterschied zu pränataler Diagnostik am Fetus (in utero) ermöglicht eine PID eine genetische Analyse am Embryo (in vitro). Ausführlich zur Diskussion um PID vgl. Kollek (2000) oder Enquete (2002).

Auswahlentscheidungen" werden die Ausdrücke *Selektion, Auswahl* und *Eugenik* definiert und entsprechende Gebrauchsformen diskutiert.

> „Die Verfahren der PID und PND werden nicht selten mit dem Hinweis darauf abgelehnt, sie seien eine Form der „Selektion". Dieser Begriff ruft vor allem in Deutschland zu Recht schlimmste Erinnerungen wach. Benutzt man jedoch, wie in der internationalen Debatte üblich, Selektion als zunächst neutrales Synonym für „Auswahl", dann fallen hierunter bei der Fortpflanzungsmedizin alle Verfahren, die dazu beitragen, dass Nachkommen mit oder ohne bestimmte Merkmale geboren oder nicht geboren werden" (NER 2003: 128).

Mit Bezug auf die reproduktionsmedizinischen Verfahren werden hier die Ausdrücke *Selektion* und *Auswahl* einer expliziten Kritik ausgesetzt. Indem in diesem Zusammenhang von *Selektion* gesprochen wird, versuchen die Autorinnen und Autoren des Votums in Abgrenzung zu dem referierten Sprachgebrauch den Ausdruck neu zu definieren. Das als neutral deklarierte Synonym *Auswahl* soll dann für alle Verfahren der Fortpflanzungsmedizin gelten, „die dazu beitragen, dass Nachkommen mit oder ohne bestimmte Merkmale geboren oder nicht geboren werden". Mit Bezug auf die internationale Debatte und damit in Anlehnung an den englischen Sprachgebrauch wird versucht, den Ausdruck *Selektion* im eigenen Sinne zu definieren.

Ein anderer Aspekt muss an dieser Stelle ebenfalls berücksichtigt werden: *Selektion* ist in medizinisch-wissenschaftlichem Verständnis gleichbedeutend mit (biologischer) *Auslese* und (statistischer) *Auswahl* (vgl. Pschyrembel 2002); im gemeinsprachlichen Gebrauch kommen andere Teilbedeutungen hinzu: Hier meint *Selektion* sowohl (biologisch) ‚Auslese' als auch (bildungssprachlich) ‚Auswahl' sowie (verhüllend im nationalsozialistischen Sprachgebrauch) ‚Aussonderung' zur Tötung in den Gaskammern.[9] Damit wird deutlich, dass eine *historisch motivierte* Bedeutung von *Selektion* in einem alltagsweltlichen Kontext präsent und – darauf deutet auch das obige Zitat – für die Diskussion um die Einführung der PID in Deutschland relevant ist. Das heißt, solche Teilbedeutungen spielen eine mindestens ebenso große Rolle wie die vom NER anvisierte tendenziell eher fachsprachliche Verwendungsweise.[10]

Mit einem solchen eigenen Definitions- und Deutungsversuch geht die unmissverständliche Abgrenzung von dem (bisher von Dritten) verwendeten Begriff und den konnotierten Bedeutungen einher. Mit Bezug darauf, was andere meinen, versuchen die Autorinnen und Autoren ihrerseits, die bestehenden Assoziationen zu verdrängen und eine eigene Definition dieses Wortes zu etablieren, indem sie den Fokus auf den internationalen Sprachgebrauch legen und damit

9 Zusammengefasst nach Duden 2005 und Brockhaus Wahrig (1983, Bd. 5: 732).

10 Interessanterweise wird von Seiten des NER die medizinisch-wissenschaftlichen Definition von *Selektion* in der Bedeutung ‚Auswahl' nicht herangezogen; hier wird lediglich auf den internationalen Sprachgebrauch rekurriert.

bestehende Semantiken aus alltagsweltlicher Erfahrung zu verdrängen suchen. Ein solches Ansinnen von bewusster Umdeutung zeugt von dem Versuch, das Verfahren der PID von den historisch motivierten, negativen Assoziationen zu trennen. Durch eine solche Entkoppelung wird der Versuch unternommen, das reproduktionsmedizinische Verfahren näher an international relevante Semantiken zu binden und damit konnotativ zu „entschärfen". Die unterstellte Absicht scheint hierbei, über den Begriff auch die Technik an sich weniger negativ darzustellen und so einer ablehnenden Haltung, die unter anderem über diesen Ausdruck provoziert wird, gegenzusteuern.

In ähnlicher Absicht wird im gleichen Votum der Ausdruck *Eugenik* aufgegriffen. Analog zu *Selektion* erfolgt auch hier der Versuch einer Neudefinition:

> „PID im hier befürworteten Sinn und Umfang bedeutet schließlich nicht Eugenik, verstanden als individuelle Auswahl des besten unter mehreren Embryonen oder verstanden als Versuch einer Beeinflussung des kollektiven menschlichen Genpools. [...] sondern vielmehr die zeitgleiche Untersuchung auf ein Merkmal zum („negativen") individuellen Ausschluss schwerer genetisch bedingter Krankheiten oder fehlender Entwicklungs- und Lebensfähigkeit" (NER 2003: 130).

Eugenik meint dann nicht die „individuelle Auswahl des besten unter mehreren Embryonen" und nicht den „Versuch einer Beeinflussung des kollektiven genetischen Genpools", sondern die „zeitgleiche Untersuchung auf ein Merkmal zum individuellen Ausschluss schwerer genetisch bedingter Krankheiten oder fehlender Entwicklungs- und Lebensfähigkeit". Es erfolgt also auch hier der Versuch, neue Bedeutungskomponenten in den Vordergrund zu stellen und damit bestehende in den Hintergrund zu rücken. Die neue (Teil-)Bedeutung hebt andere konstituierende Aspekte hervor und verdrängt unter anderem den Aspekt der ‚Auswahl'. Dieser tritt in dem Maße in den Hintergrund, wie der Moment der Untersuchung betont wird. Auch die Komponente des „individuellen Ausschlusses" wird hervorgehoben, sodass der Aspekt des ‚Individuellen' gegen die auf Masse zielende „Beeinflussung des kollektiven Genpools" gestellt wird. Somit betonen die Autorinnen und Autoren des befürwortenden Votums des Nationalen Ethikrates in ihren definitorischen Ausführungen zu *Eugenik* den jeweils „individuellen Ausschluss schwerer genetisch bedingter Krankheiten oder fehlender Entwicklungs- und Lebensfähigkeit" gegenüber der „individuellen Auswahl der besten unter mehreren Embryonen" und klammern darüber hinaus auf das Kollektiv bezogene Bedeutungskomponenten eher aus.

In einschlägigen medizinischen Wörterbüchern wird der Ausdruck *Eugenik* als „historische Bezeichnung für die praktische Anwendung der Erkenntnisse der Humangenetik" (Pschyrembel 2002) ausgewiesen. Er ist somit in einen humangenetischen Kontext gestellt und wird durch die nachgelieferten Ausführungen in seiner historischen Dimension herausgearbeitet. Diese historische Bedeutung findet sich dahingegen *nicht* in Standardwörterbüchern:

„~ Erbgesundheitslehre, -forschung und -pflege, die unter praktischer Anwendung der Erkenntnisse der Humangenetik an der Verhütung von Erbschädigungen und der Bekämpfung der Weiterverbreitung von Erbkrankheiten arbeitet" (Brockhaus Wahrig 1981, Bd.2: 609).

„~ (med.) Erbgesundheitsforschung, -lehre, -pflege (mit dem Ziel, erbschädigende Einflüsse und die Verbreitung von Erbkrankheiten zu verhüten)" (Duden 2005).

Eugenik kann danach in einem medizinischen Kontext zwar als ein ausschließlich historischer Ausdruck verstanden werden; die gemeinsprachliche Bedeutung liefert jedoch keine Beschränkung auf die historische Dimension. Die „Anwendung der Erkenntnisse der Humangenetik" kann nach diesen Ausführungen auch auf gegenwärtige Tendenzen der „Verhütung von erbschädigenden Einflüssen" bezogen werden.[11]

Auch hier sind damit unterschiedliche Semantiken von medizinisch-fachsprachlichen und alltagsweltlichen Konnotationen nachweisbar. Demzufolge sind *Eugenik* und *Selektion* Begriffe, die in den Texten zur PID sowohl historisch-euphemistisch als auch medizinisch-wissenschaftlich gedeutet werden können. Durch das Aufgreifen von unterstellten Bedeutungen und dem gleichzeitigen Kontrastieren mit den eigenen Definitionen versuchen die Autorinnen und Autoren, die genannten Ausdrücke im Kontext der Präimplantationsdiagnostik neu zu definieren. In den zitierten Passagen wird dabei eindeutig auf fachsprachliche Bedeutungen gezielt, um – so die Unterstellung – die Diskussion mit dem Verweis auf das Medizinische zu versachlichen.

4.2 „Diskriminierung" und „Normalfall" im Rahmen prädiktiver Gesundheitsinformationen

Mit seiner Stellungnahme „Prädiktive Gesundheitsinformationen beim Abschluss von Versicherungen" legte der NER 2007 sein zweites Statement zum Thema prädiktive Gesundheitsinformationen vor. Bereits im Jahr 2005 war ein Papier veröffentlicht worden, das sich mit diesen Fragen im Kontext von Einstellungsuntersuchungen beschäftigte. Hier wie da geht es um Fragen nach den medizini-

---

11 Hier kann beispielsweise die Durchsetzung eines verbindlichen Screening-Programms für die Bevölkerung Zyperns genannt werden. Das dort bereits Mitte der 1970er Jahre eingeführte Zwangs-Screening der gesamten Bevölkerung soll helfen, die stark verbreitete Blutkrankheit Thalassanemie einzugrenzen. Dieser mittlerweile zum Usus gewordene Gentest verkörpert die moralisch angezeigte Ehrlichkeit gegenüber Eheleuten. Das heißt, es besteht Einigkeit darin, „daß vor einer Ehe ein Gentest gemacht werden müsse" (Beck 2001: 44). Die Einforderung genetischer Daten als Voraussetzung für eine Eheschließung zeigt an dieser Stelle, dass massenhafte Gentests langfristig auf die Verhütung von erbschädigenden Einflüssen auf Bevölkerungsebene zielen. In einem solchen Zusammenhang kann also durchaus von eugenischen Maßnahmen in der Gegenwart gesprochen werden.

schen Möglichkeiten, der ethischen Bewertung und den rechtlichen Grenzen der Nutzung des Wissens über Erkrankungsrisiken: Denn prädiktive Gesundheitsinformationen können den Betroffenen dabei helfen, gesundheitliche Risiken durch Präventionsmaßnahmen zu verringern; gleichzeitig können sie aber auch von Dritten für einstellungsrelevante oder versicherungsrechtliche Entscheidungen genutzt werden. Im Fall von Versicherungen gilt es folglich auszuhandeln, „wie weit der Bereich legitimer Erhebung und Nutzung prädiktiver Gesundheitsinformationen beim Abschluss privater Personenversicherungsverträge reicht" (NER 2007: 10). Dies geschieht vor dem Hintergrund, der Einzelne könne im Zuge der Etablierung der molekularen Humangenetik genetisch ausgeforscht und sein Recht auf Nichtwissen könne damit eingeschränkt werden; „es drohe Ausgrenzung und Benachteiligung derjenigen, die in der „genetischen Lotterie" die schlechteren Karten gezogen hätten" (NER 2007: 10).

Folglich werden in fünf Kapiteln die Möglichkeiten und Besorgnisse der Nutzung von Krankheitsvorhersagen, die Prämissen und Prinzipien ihrer Bewertung sowie die Folgerungen für die Vertragsgestaltung erörtert. In zwei Unterkapiteln diskutieren die Autorinnen und Autoren den „Schutz vor *Diskriminierung*" sowie „Versicherungsverträge jenseits des *Normalfalls*".[12] Mit der Markierung von *Diskriminierung* und *Normalfall* ist bereits ein erster Hinweis auf die hier sprachkritisch reflektierten Vokabeln gegeben. Dem entsprechend erfolgt auch in den sich anschließenden Passagen die explizite Auseinandersetzung mit diesen zwei zentralen Schlüsselbegriffen:

> „Die Tatsache, dass die von der Versicherungswirtschaft praktizierte Risikodifferenzierung dazu führt, dass Antragsteller, die krank oder behindert sind, eine schwere Krankheit hatten oder eine genetische Ausstattung haben, die den Ausbruch bestimmter Krankheiten in Zukunft erwarten lassen, anders behandelt werden als gesunde Antragsteller, genügt nicht, um eine „Diskriminierung" im Sinne des Antidiskriminierungsrechts anzunehmen. Von einer Diskriminierung kann nur dann gesprochen werden, wenn es für eine Ungleichbehandlung oder Benachteiligung keinen sachlichen Grund gibt" (NER 2007: 41).

Vor dem Hintergrund versicherungsrechtlicher Logik ist demnach eine differente Risikoeinschätzung aufgrund gesundheitlicher Gegebenheiten per se relevant und angezeigt. In diesem Zusammenhang von „genetischer Diskriminierung" zu sprechen, sei – so die Bewertung des Sprachgebrauchs Dritter an anderer Stelle – „irreführend" und „unzulässig". Eine solche Gegenüberstellung von zulässiger

12 Die Kursivierungen in den zitierten Überschriften sind im Original in Anführungszeichen gesetzt; hier wurde aufgrund der besseren Darstellbarkeit diese Form gewählt. Interessanterweise sind die markierten Ausdrücke die einzigen, die bereits im Inhaltsverzeichnis in Anführungszeichen gesetzt werden. Die Minimalform von sprachlicher Thematisierung ist damit unmittelbar ein Indiz für die weitergehende Diskussion dieser Ausdrücke in den jeweiligen Kapiteln; vgl. NER (2007: Kap. F1 bzw. F5).

und unzulässiger Verwendung des Ausdrucks ‚Diskriminierung' korreliert jedoch weniger mit der eingenommenen Haltung zum verhandelten Sachverhalt als vielmehr mit den unterschiedlichen Verwendungskontexten des Begriffes. Das Missverständnis bzw. die Diskrepanz liegt in der kontextuell unterschiedlichen Auslegung des Wortes begründet: Denn „versicherungstechnische Risikodifferenzierungen konvergieren nicht selten mit Unterscheidungen nach Merkmalen, die im Antidiskriminierungsrecht als unzulässige Kriterien gelten" (NER 2007: 41), wie etwa Geschlecht, Alter, ethnische Zugehörigkeit oder Behinderung. Das 2006 in Kraft getretene Gleichbehandlungsgesetz erlaubt aber auch im Privatversicherungsrecht „sehr wohl Differenzierungen wegen des Alters, des Geschlechts und einer Behinderung, wenn sie auf einer versicherungsmathematisch und durch statistische Daten abgesicherten Risikobewertung beruhen" (NER 2007: 42).

Die Autorinnen und Autoren argumentieren in dieser Stellungnahme mit einem privatversicherungsrechtlichen Begriff von *Diskriminierung*, der klar von einem sozialpolitisch motivierten Begriff – im Sinne des Gleichbehandlungsgesetzes bzw. des Antidiskriminierungsrechtes – zu unterscheiden ist. Vor dem Hintergrund der Stellungnahme (Abschluss von Versicherungen) und dem relevanten Kapitel (Folgen für die Vertragsgestaltung) plädieren sie für einen sehr engen Begriff von *Diskriminierung*, der gänzlich von sozialpolitisch relevanten Aspekten absieht und vielmehr innerhalb der vertragsrechtlichen Logik Fälle von genetischer Diskriminierung meint.[13] Damit wird der Begriff in seiner versicherungswirtschaftlichen Bedeutung herausgestellt, ohne dies unmittelbar zu explizieren. Vor einem solchen Hintergrund andere Lesarten als „unzulässig" herauszustellen, ist zumindest dann problematisch, wenn die dort jeweils dahinterstehenden Verwendungskontexte nicht hinreichend reflektiert werden.

Der im selben Zusammenhang thematisierte Ausdruck *Normalfall* ist hier semantisch weniger spannend. Er wird lediglich insofern diskutiert, als dass der definitorische Rahmen für den „normalen" Versicherungsvertrag die Basis für sämtliche Ausführungen innerhalb der Stellungnahme liefert. Die versicherungsrelevanten Ausnahmen bedürfen dann entsprechend einer Diskussion:

> „Die hier abgeleiteten Regeln sollen für den „Normalfall" der Versicherungsverträge gelten. Als „normal" wird ein Versicherungsvertrag angesehen, wenn er keine unüblich hohen, von der großen Masse aller Versicherungsverträge abweichenden Leistungen vorsieht. Diese Abgrenzung ist nicht trennscharf, aber handhabbar. [...] Plausible Anhaltspunkte dafür,

13 Hiervon könne beispielsweise dann die Rede sein, wenn Versicherer genetische Informationen falsch interpretieren oder wenn für die Risikodifferenzierung Parameter für die zukünftig zu erwartende Inanspruchnahme der Versicherung herangezogen werden, die keinen Prognosewert haben (vgl. Hellman 2003). Dass den Antragstellern durch die Risikodifferenzierung Nachteile beim Zugang zur Versicherung entstehen, stellt der NER aus sozialpolitischer Sicht als Problem heraus; es wird aber auch erwähnt, dass es durchaus Ansätze im Antidiskriminierungsrecht gibt, die versicherungstechnisch gut begründete Risikodifferenzierungen aus eben solchen Gründen ausschließen (NER 2007: 42).

> was aus Sicht der Versicherer jedenfalls nicht mehr „normal“ ist, bieten die in der freiwilligen Selbstverpflichtungserklärung der deutschen Versicherungswirtschaft genannten Obergrenzen [...] bei denen Versicherungsleistungen von nicht mehr als 250 000 Euro einmalig oder nicht mehr als 30 000 Euro Jahresrente vereinbart sind“ (NER 2007: 65-66).

Die Grenzen des Normalen liefern damit eindeutig finanzielle Obergrenzen in Bezug auf bestimmte Versicherungsleistungen. Mit dieser klaren Deckelung geht der Versuch einher, zwischen der Masse an Versicherungsverträgen und den darüber hinausgehenden Abschlüssen zu unterscheiden. Für letztere sollten dann auch weiter gehende Möglichkeiten genutzt werden können als normalerweise; dies bedeutet beispielsweise bei Vertragsabschluss auch, medizinische, resp. molekulargenetische Untersuchungen des Antragstellers zu erfragen.

Normal erfährt also eine primär pekuniäre Verortung und ist damit für den hier relevanten Verwendungskontext definiert. Dass die Unterscheidung von *normal* und *nicht normal* vor dem Hintergrund genetischer Daten per se als problematisch zu erachten ist, scheint den Autorinnen und Autoren insofern klar, als sie durch die sprachreflektierenden Markierungen und Passagen die Diskussion auf dieser Ebene zumindest andeuten.

4.3 Diskussion und Kritik der „Sterbehilfe“-Terminologie

Die Stellungnahme zu „Selbstbestimmung und Fürsorge am Lebensende“ schließt inhaltlich an die 2005 veröffentlichten Ausführungen zur Patientenverfügung an, in der bereits Verbindlichkeit und Reichweite von Patientenverfügungen, mit deren Hilfe Menschen ihre medizinische Behandlung am Lebensende im Voraus festlegen wollen, verhandelt worden waren (vgl. hierzu auch die Beiträge von Maio, Müller und Wimmer in diesem Band). Beide Texte fragen – wenngleich mit unterschiedlichem Fokus – „ob und in welcher Weise man über den eigenen Tod eigenständig verfügen können soll und inwiefern man andere für die Durchführung dieser Verfügung in Anspruch nehmen darf“ (NER 2006: 19). Denn durch die hochtechnisierte Intensivmedizin können lebensverlängernde Maßnahmen auch um den Preis sinnloser Sterbensverlängerung und Leidenszumutung durchgeführt werden. Die Begleitung von unheilbar erkrankten Menschen im Prozess des Sterbens ist für alle Beteiligten eine Grenzsituation am Lebensende.[14] Als solche tangiert sie höchst subjektive und emotional geprägte Situationen, die schwierige und konfliktbelastende Entscheidungen zwangsweise mit sich bringt. Die in einem solchen Rahmen zu verhandelnden Optionen, resp. die zu treffenden Entscheidungen reichen von Verzicht auf lebensverlängernde Maßnahmen oder ihrem Abbruch über die medizinische Versorgung unheilbar Kranker und Sterbender, bei der ein möglicher vorzeitiger Eintritt des Todes als unbeabsich-

---

14 Zu diesem Themenkomplex ist jüngst ein Sammelband „Die rechten Worte finden... Sprache und Sinn in Grenzsituationen“ erschienen; Ingensiep/Rehbock (2009).

tigte Nebenwirkung in Kauf genommen wird, bis hin zur Hilfeleistung bei der Selbsttötung des Betroffenen und schließlich zur Tötung auf Verlangen (vgl. NER 2006: 16).

Neben den gesellschaftlichen, kulturellen und historischen Kontexten sowie verfassungs- und strafrechtlichen Überlegungen sind es vor allem die ethischen Werte und Normen, die Gegenstand dieser Stellungnahme sind;[15] auch werden die „Orte des Sterbens" vor dem Hintergrund der Betreuungs- und Entscheidungssituation auseinandergesetzt. Inhaltlich bemerkenswert ist in dieser Stellungnahme vor allem, dass sich ganze Kapitel der Terminologie und dem Sprachgebrauch widmen: So ist Kapitel 4 mit „Zur Terminologie" überschrieben und widmet sich auf nahezu acht Seiten „Problemen mit dem gängigen Sprachgebrauch", unterbreitet „Vorschläge zur Terminologie" und resümiert „Bleibende Schwierigkeiten der Terminologie". Darüber hinaus wird der Sprachgebrauch als derart zentral erachtet, dass auch in den abschließenden Empfehlungen ein Kapitel zu „Handlungsfelder und Sprachgebrauch" zu finden ist (NER 2006: 49-56, 96-97).

Sind es bisher vor allem vereinzelte Ausdrücke gewesen, die einer sprachkritischen Betrachtung unterzogen wurden, so wird hier die gesamte *Sterbehilfe*-Terminologie problematisiert. Konkret werden zunächst zentrale Schlüsselbegriffe wie *Euthanasie*, aktive, *passive* und *indirekte Sterbehilfe* sowie *terminale Sedierung* einer detaillierten Kritik ausgesetzt; es gilt zunächst die „Schwächen der überkommenen Begrifflichkeit" (NER 2006: 49) zu reflektieren. So heißt es beispielsweise generell zu Sterbehilfe:

> „Schwächen der überkommenen Begrifflichkeit zeigen sich aber auch im Hinblick auf das Wort „Sterbehilfe", das im deutschen Sprachgebrauch weitgehend an die Stelle des Wortes „Euthanasie" getreten ist. Das Wort „Hilfe" ist positiv besetzt; es signalisiert etwas, was legitim und begrüßenswert ist. [...] Diese positive Färbung wird jedoch problematisch beim Begriff der „aktiven Sterbehilfe". [So ist es möglich, S.D], dass die Verwendung des Wortes „Sterbehilfe" und auch die Rede von der „Hilfe zum Sterben" als unangemessen und irreführend, ja geradezu als beschönigend und den wahren Tatbestand verschleiernd empfunden werden" (NER 2006: 49-50).

In ähnlicher Auseinandersetzung werden mögliche Missverständnisse auch hinsichtlich der anderen genannten Ausdrücke problematisiert und in ihren – als irreführend angesehenen – Assoziationen und Wertungen herausgearbeitet.[16] Es

---

15 So muss in der konkreten Situation jeweils ein Ausgleich zwischen ethischen Grundüberzeugungen gefunden werden, der dem Schutz des Lebens und der körperlichen Unversehrtheit, dem Anspruch auf Selbstbestimmung sowie dem Prinzip der Fürsorge und Solidarität individuell gerecht wird (vgl. NER 2006: 71-72).

16 An dieser Stelle möge das zitierte Beispiel zur „Sterbehilfe" ausreichen, um exemplarisch die metasprachlich geführte Auseinandersetzung mit der Sterbehilfe-Terminologie zu verdeutlichen. Der

bleibt aber nicht bei der kritischen Diskussion der etablierten Terminologie; vielmehr schlägt der NER vor,

> „die [...] missverständliche und teilweise irreführende Terminologie von aktiver, passiver und indirekter Sterbehilfe aufzugeben. Entscheidungen und Handlungen am Lebensende, die sich mittelbar oder unmittelbar auf den Prozess des Sterbens und den Eintritt des Todes auswirken, können angemessen beschrieben und unterschieden werden, wenn man sich terminologisch an folgenden Begriffen orientiert: Sterbebegleitung, Therapie am Lebensende, Sterbenlassen, Beihilfe zur Selbsttötung, Tötung auf Verlangen" (NER 2006: 53).

Mit diesen Begriffen sind in der Reihenfolge ihrer Nennung Eskalationsstufen[17] genannt, die Maßnahmen bzw. Handlungen hinsichtlich der Eingriffstiefe bzw. des Aktionsradius der handelnden Dritten skizzieren. Ausdrucksseitig signalisieren sie für das gesamte semantische Feld eine Neuordnung, die von der Idee des „angemessenen" Sprechens über Entscheidungen und Handlungen am Lebensende getragen wird. Damit erfolgt zunächst eine unmittelbare Bewertung des anderen – als *missverständlich* und *teilweise irreführend* – und des eigenen, *angemessenen* Sprachgebrauchs. Zugleich werden in den nachfolgenden Abschnitten Vorschläge für eine solche angemessene Beschreibung in Form von neuen Definitionen geliefert. Motiviert durch die generelle Kritik am Begriff der Sterbe*hilfe* wird versucht, durch neue Ausdrucksformen die vorhandenen Assoziationen zu überlagern. Anhand der Einführung des Begriffs *Therapien am Lebensende* kann exemplarisch die Vorgehensweise des NER verdeutlicht werden:

> „Zu Therapien am Lebensende zählen alle medizinischen Maßnahmen, einschließlich palliativmedizinischer Maßnahmen, die in der letzten Phase des Lebens erfolgen mit dem Ziel, Leben zu verlängern und jedenfalls Leiden zu mildern. Dazu gehören auch Maßnahmen, bei denen die Möglichkeit besteht, dass der natürliche Prozess des Sterbens verkürzt wird, sei es durch eine hochdosierte Schmerzmedikation oder eine starke Sedierung, ohne die eine Beherrschung belastender Symptome nicht möglich ist. Auf den bisher in diesem Zusammenhang verwendeten Begriff der „indirekten Sterbehilfe" sollte verzichtet werden, weil der Tod des Patienten weder direkt noch indirekt das Ziel des Handelns ist" (NER 2006: 54).

Mittels einer klassischen Definition wird hier der Ausdruck eingeführt und in seiner semantischen Reichweite beschrieben; außerdem wird auch an dieser Stelle

---

Text reflektiert an dieser Stelle auf insgesamt fünf Seiten den bisherigen Sprachgebrauch; vgl. NER (2006: 49-53).

17 Eine ethische Bewertung kann in der Regel nicht generalisierend vorgenommen werden, sondern erfolgt fallweise anhand bestimmter Kriterien. Das Prinzip eines Eskalationsmodells ist in diesem Zusammenhang zum Beispiel anhand der „Gentechnik. Eingriffe am Menschen" beschrieben und angewandt worden; Winnacker et al. (2002).

nochmals auf den zu vermeidenden Ausdruck verwiesen. Hinsichtlich der Relation zwischen Bezeichnendem und Bezeichnetem ist allerdings interessant, dass derselbe Inhalt hier lediglich einen neuen Ausdruck zugewiesen bekommt: Wurden bisher alle medizinischen Maßnahmen, einschließlich palliativmedizinischer Maßnahmen, die in der letzten Phase des Lebens erfolgen und dem Ziel dienen, Leben zu verlängern und jedenfalls Leiden zu mildern, mit *indirekter Sterbehilfe* sprachlich gefasst, wird für denselben Sachverhalt nun die Wendung *Therapien am Lebensende* vorgeschlagen. Das unterscheidende Moment für diese Wortwahl liegt in der Zielsetzung des Handelnden und lenkt den Fokus vom Moment der (Sterbe-) Hilfe auf den der Therapie (am Lebensende). Diese Beobachtung lässt sich auch für *passive Sterbehilfe* (alt) und *Sterbenlassen* (neu) machen: Auch hier wird lediglich mit einem neuen Ausdruck auf deckungsgleiche Inhalte verwiesen. Das heißt, für die bisher als indirekte oder passive Sterbehilfe bezeichneten Verhaltensoptionen werden zwei neue Ausdrücke etabliert; die dahinterliegenden Bedeutungen oder semantischen Abgrenzungen ändern sich jedoch nicht.

Mit der Einführung von *Sterbebegleitung* geht dahingegen der Versuch einher, einen neuen Ausdruck für den pflegerischen Normalfall bzw. die pflegerische Grundversorgung zu schaffen: Danach umfasst der Begriff *Sterbebegleitung* „alle Maßnahmen zur Pflege und Betreuung von Todkranken und Sterbenden" NER 2006).[18] Ohne dies explizit im Text zu erwähnen, liegt die Vermutung nahe, dass mit *Sterbebegleitung* ein neuer Ausdruck für das generalisierende *Sterbehilfe* etabliert werden soll. Problematisch wäre an dieser Gleichsetzung jedoch, dass *Sterbehilfe* eher als Sammelbegriff für die verschiedenen Formen der Sterbehilfe genutzt wurde; dahingegen ist *Sterbebegleitung* eher als unterste Eskalationsstufe zu verorten und soll eben nicht als Oberbegriff in diesem Zusammenhang dienen.

Hinsichtlich der *aktiven Sterbehilfe* erfolgt von Seiten des NER eine ausdruckseitige Differenzierung: Bei der Unterstützung in Vorbereitung und Durchführung einer eigenverantwortlichen Selbsttötung (z.B. Verschaffen von todbringenden Mitteln) sollte nach Vorschlag des NER von *Beihilfe zur Selbsttötung* gesprochen werden. Wenn jemand allerdings unmittelbar eine tödliche Spritze gibt oder eine Überdosis an Medikamenten verabreicht, handelt es sich um *Tötung auf Verlangen*. Das heißt, im „Unterschied zur Beihilfe zur Selbsttötung, führt hier nicht der Betroffene selbst, sondern ein anderer die tödliche Handlung aus" (NER 2006: 55).

Betrachtet man nun die gesamte, neu vorgeschlagene Terminologie im Vergleich zur kritisierten „überkommenen" Terminologie, werden entsprechende Relationen deutlich (siehe Abbildung 1):

---

18 Dazu gehören laut NER „körperliche Pflege, das Löschen von Hunger- und Durstgefühlen, das Mindern von Übelkeit, Angst, Atemnot, aber auch menschliche Zuwendung und seelsorgerlicher Beistand, die dem Sterbenden und seinen Angehörigen gewährt werden. Ihr Ziel muss es sein, die Fähigkeit des Patienten, den eigenen Willen auch in der Sterbephase zur Geltung zu bringen, so lange zu erhalten, wie es medizinisch möglich, für den Betroffenen erträglich und von ihm gewollt ist" (NER 2006: 53).

kritisierte „überkommene" Terminologie	**vorgeschlagene neue Terminologie**	
Ausdifferenzierung nach dem Grad der Beteiligung	Ausdifferenzierung nach Intention bzw. Rolle der handelnden Personen	
Eskalationsstufen		**Unterschiede**
Ø	Sterbebegleitung	neuer Begriff
indirekte Sterbehilfe	Therapien am Lebensende	semantisch deckungsgleiche Ausdrücke
passive Sterbehilfe	Sterbenlassen	
aktive Sterbehilfe	Beihilfe zum Suizid Tötung auf Verlangen	lexikalische und semantische Ausdifferenzierung

Abb. 1: Vergleich der Terminologien für Entscheidungen und Handlungen am Lebensende

Mit einer solchen lexikalischen wie semantischen „Spracharbeit" versuchen die Mitglieder des Nationalen Ethikrates einen dezidiert sprachkritischen Beitrag in die Diskussion einzubringen, und damit zugleich einer neuen Terminologie zur Geltung zu verhelfen. Dabei ist sich der Nationale Ethikrat allerdings im Klaren, „dass die von ihm favorisierte Terminologie die Schwierigkeiten, die es bereitet, medizinische Maßnahmen und Entscheidungen am Lebensende angemessen zu beschreiben, nicht restlos beseitigt" (NER 2006: 55). Denn auch die Unterscheidung von *Tötung auf Verlangen* und *Sterbenlassen* kann Wertungen von *unerlaubt* und *erlaubt* transportieren, die vorschnell und unbegründet sein können. Umgekehrt ist *Sterbenlassen* weit weniger harmlos, als das Wort nahelegt.[19] Trotz einer solchen Relativierung des eigenen Geltungsanspruchs ist der Nationale Ethikrat der Meinung,

> „dass die von ihm favorisierte Terminologie den Merkmalen der Handlungen und den Intentionen der Handelnden, um die es bei medizinischen

19 Diese Vorbehalte in Bezug auf die eigen vorgeschlagenen Ausdrücke äußert der NER selbst (vgl. NER 2006: 55). Neben einer solchen sprachoberflächenstrukturellen Kritik lassen sich auch in der semantischen Ausdifferenzierung Schwächen erkennen. So ist sicherlich die Unterscheidung von *Sterbebegleitung* und *Sterbenlassen* in der konkreten Situation schwierig: Gehört das Löschen von Hunger- und Durstgefühlen laut NER zur Sterbebeleitung, gilt die Unterlassung einer solchen lebensverlängernden Maßnahme bereits als Sterbenlassen. Es stellt sich daher die Frage, ob an dieser Stelle Sterbenlassen als das Gegenteil von Sterbebegleitung gelten kann bzw. ob dieser Gegensatz prinzipiell nicht seinerseits irreführend ist.

Maßnahmen und Entscheidungen am Lebensende geht, besser gerecht wird als die überkommene Begrifflichkeit der Sterbehilfe" (NER 2006: 56).

Die Ausführungen unter „Empfehlungen" greifen die Kernaussagen und Bewertungen nochmals auf und fassen die vorgebrachten Vorschläge zur Terminologie zusammen. Durch diese Wiederholung und deren Platzierung unter „Empfehlungen" werden den gemachten Ausführungen der zugedachte Nachdruck sowie der damit verbundene Geltungsanspruch verliehen.

Im Vergleich zu *Selektion* und *Eugenik* im Kontext genetischer Diagnostik, wo auf der Ebene der Semantik versucht wurde, vorhandene Bedeutungsaspekte neu zu gewichten (gleicher Ausdruck, neuer Inhalt), erfolgt hier die Etablierung von neuen lexikalischen Varianten für eine gesamte Debatte. Dabei wird die Masse der zu verhandelnden Sachverhalte nicht mittels vorhandener Ausdrücke semantisch neu ausdifferenziert bzw. definiert. Vielmehr wird der umgekehrte Versuch unternommen, mit *Therapien am Lebensende* und *Sterbenlassen* zwei Ausdrücke bei gleichbleibendem Inhalt neu einzuführen (gleicher Inhalt, neuer Ausdruck). Darüber hinaus wird versucht, erstens über neue sprachliche Oberflächen eine Differenzierung der Inhalte zu etablieren (Beihilfe zur Selbsttötung und Tötung auf Verlangen) und zweitens, mit *Sterbebegleitung* einen neuen Ausdruck einzuführen, der semantisch all das umfassen soll, was als pflegerischer Alltag bisher keinen Ausdruck fand.

5. Resümee

Die Thematisierung und Diskussion von Sprache in den Stellungnahmen des Nationalen Ethikrates machen deutlich, „dass in bestimmten Handlungszusammenhängen das Sprachverhalten so wichtig ist, dass es zum Gegenstand öffentlicher Diskussionen wird" (Stötzel 1993: 117). Explizite Thematisierungen von Sprache – wie sie in den Texten zahlreich zu finden sind – liefern unmittelbar Interpretationen des eigenen und fremden Sprachgebrauchs. Die kommunikative Auslegung des jeweiligen Sprachgebrauchs kann demzufolge als die Tendenz der sozialen Gruppe *Ethikrat* gesehen werden, ihre Interpretation von Problemverhalten oder ihr Verständnis von bestimmten Ausdrücken durchzusetzen (Stötzel/ Wengeler 1995: 11). Dabei sind es immer die speziellen Kommunikationserfahrungen, die den gruppenspezifischen Sprachgebrauch bestimmen und die den Hintergrund für kontroverse Auseinandersetzungen und heterogenen Sprachgebrauch liefern.

In diesem Sinn reflektieren und repräsentieren die Texte gleichermaßen sprachkritische Anmerkungen, das heißt, sie erheben eine sprachliche Deutungsmacht über bestimmte Phänomene, indem zum Beispiel die eigene Variante als *wahr* und andere Benennungsalternativen als entsprechend *verschleiernd* oder *irreführend* herausgestellt werden.

Durch solche Interpretationen des eigenen und des fremden Sprachgebrauchs wird versucht, das eigene Verständnis dieser Ausdrücke entsprechend durchzusetzen. Die eigene Normforderung wird als Lösung des konkreten Konfliktfalls propagiert, ohne „daß eine Thematisierung der damit verbundenen allgemein sprachlichen Normenprobleme in den Blick kommt" (Stötzel 1986: 95). Eine derartige Funktionalisierung von Sprache in bioethischen Diskursen ist der Versuch der öffentlichen Bedeutungskonstitution. Als solcher wird er zum Gegenstand linguistischer Forschung, indem die Sprachvermitteltheit von vermeintlichen „Tatsachen" und „Sachverhalten" explizit in den Blick rückt.

Unter dem Fokus einer sprachpolitischen Reflexion sind es hier ausschließlich Substantive, die sprachkritisch erörtert werden.[20] Dass eine solche Begriffsarbeit weit über die Definition einzelner Wörter hinausgeht, verdeutlichen die expliziten Umdeutungs- und Neudefinierungsversuche, die sich anhand von einzelnen Schlüsselbegriffen wie *Sterbehilfe* oder *Selektion* nachvollziehen lassen. Hierfür werden verschiedene Strategien genutzt: Vereinzelt erfolgen lexikalische Normierungsversuche, in dem mittels eines neuen Ausdrucks (z.B. *Sterbenlassen*) auf bereits bestehende Inhalte neu verwiesen wird; in der Mehrzahl werden dahingegen semantische Normierungsversuche vorgenommen, wie die Ausdrücke *Selektion* und *Eugenik* oder *Diskriminierung* verdeutlichen (siehe Abbildung 2).

gleicher Inhalt	Unterlassung einer lebensverlängernden medizinischen Behandlung, auch wenn dadurch der durch den Verlauf der Krankheit bedingte Tod früher eintritt, als dies mit der Behandlung aller Voraussicht nach der Fall wäre
neuer Ausdruck	**etablierter Ausdruck**
Sterbenlassen	*passive Sterbehilfe*

versus

gleicher Ausdruck	*Selektion*
neuer Inhalt*	**etablierter Inhalt***
Konzentration auf denotativen Aspekt der Auswahl; Verdrängung von negativen Konnotationen hinsichtlich der nationalsozialistischen Praxis der „Selektion unwerten Lebens"	kontextuell verschieden; zielt gleichermaßen auf Auswahl, Auslese und den euphemistischen nationalsozialistischen Sprachgebrauch

Abb. 2: Strategien für eine Neudefinition

* stark vereinfacht; bei dem Beispiel handelt es sich eher um eine Verschiebung bzw. eine andere Gewichtung von bestehenden Teilbedeutungen

20 Dies ist anders im Vergleich zu anderen Studien zum gleichen Thema, wo vor allem über tendenziell unscheinbare Wortarten wie Verben und Adjektive Meinungen und Wertungen transportiert werden; vgl. Domasch (2006 und 2009).

Insofern können die sprachkritisch motivierten Äußerungen des Nationalen Ethikrates als aktuelle Beispiele für das gelten, was in der sprachwissenschaftlichen Forschung seit den 1980er Jahren unter den Stichworten „semantische Kämpfe" oder „Begriffe besetzen" beschrieben wurde.[21] Denn der explizite Versuch einer (kontextgebundenen) Neudefinition von Ausdrücken wie *Eugenik, Diskriminierung* oder *Therapien am Lebensende* muss nicht nur als Indiz metasprachlicher Reflexion gelten, sondern ist gleichermaßen der Versuch einer sprachpolitischen Diktion.

Literatur

Beck, Stefan (2001): Reflexible Körper. Anmerkungen zur Transformation von Gesundheitsverständnissen und Verwandtschaftsverhältnissen durch humangenetisches Wissen. In: Brednich, Rolf et al. (Hrsg.): Natur – Kultur. Volkskundliche Perspektiven auf Mensch und Umwelt. Münster: Waxmann, 31-45.

Böke, Karin (1991): Vom „werdenden Leben" zum „ungeborenen Kind". Redestrategien in der Diskussion um die Reform des §218. In: Liedtke, Frank et al. (Hrsg.): Begriffe besetzen. Strategien des Sprachgebrauchs in der Politik. Opladen: Westdeutscher Verlag, 205-218.

Brinker, Klaus (1997): Linguistische Textanalyse. Eine Einführung in Grundbegriffe und Methoden. Berlin: Erich Schmidt Verlag.

Brockhaus Wahrig (1980-1984): Deutsches Wörterbuch in sechs Bänden, hrsg. von Gerhard Wahrig et al. Wiesbaden: F.A. Brockhaus / Deutsche Verlags-Anstalt.

Domasch, Silke (2006): Zum sprachlichen Umgang mit Embryonen. Semantische Konkurrenzen innerhalb des biomedizinischen Diskurses zur Präimplantationsdiagnostik. In: Felder, Ekkehard (Hrsg.): Semantische Kämpfe. Macht und Sprache in den Wissenschaften. Berlin/New York: de Gruyter, 99-125.

Domasch, Silke (2007): Biomedizin als sprachliche Kontroverse. Die Thematisierung von Sprache im öffentlichen Diskurs zur Gendiagnostik. Berlin/New York: de Gruyter.

Domasch, Silke (2009): Sprachliche Grenzen. Linguistische Anmerkungen zu einer biopolitischen Debatte. In: Ingensiep, Hans-Werner/Rehbock, Theda (Hrsg.): Die rechten Worte finden... Sprache und Sinn in Grenzsituationen des Lebens. Würzburg: Königshausen & Neumann, 323-334.

Duden (2005) = Duden. Das große Wörterbuch der deutschen Sprache in zehn Bänden. 4. Version, CD-Rom Ausgabe. Mannheim: Duden Verlag.

Enquete (2002) = Schlussbericht der Enquetekommission „Recht und Ethik der modernen Medizin". Bundestagsdrucksache 14/9020. Berlin: Referat Öffentlichkeitsarbeit.

Felder, Ekkehard (Hrsg.) (2006): Semantische Kämpfe. Macht und Sprache in den Wissenschaften. Berlin/New York: de Gruyter.

Fischer, Mathilde (1988): Sprachbewusstsein in Paris. Eine empirische Untersuchung. Wien: Boehlau Verlag.

Hellman, Deborah (2003): What makes genetic discrimination exceptional? In: American Journal of Law and Medicine 29, 77-116.

Ingensiep, Hans-Werner/Rehbock, Theda (Hrsg.) (2009): Die rechten Worte finden... Sprache und Sinn in Grenzsituationen des Lebens. Würzburg: Königshausen & Neumann.

Jung, Matthias (1994): Öffentlichkeit und Sprachwandel. Zur Geschichte des Diskurses über die Atomenergie. Opladen: Westdeutscher Verlag.

22 Bereits 1986 berichtet Stötzel von „semantischen Kämpfen" im Kontext von Normierungsversuchen bei öffentlicher Thematisierung von Sprachverhalten; vgl. Stötzel (1986); neuer Felder (2006). Die Rede vom „Begriffe besetzen" wurde seit den Ausführungen von Kurt Biedenkopf (1973) vor allem innerhalb des Forschungsfeldes „Sprache in der Politik" etabliert; wegweisend war außerdem ein gleichnamiger Sammelband zum Thema von Liedtke et al. (1991).

Kollek, Regine (2000): Präimplantationsdiagnostik. Embryonenselektion, weibliche Autonomie und Recht. Tübingen: Francke Verlag.

Liedtke, Frank et al. (Hrsg.) (1991): Begriffe besetzen. Strategien des Sprachgebrauchs in der Politik. Opladen: Westdeutscher Verlag.

NER 2001 = Nationaler Ethikrat. Zum Import menschlicher embryonaler Stammzellen. Stellungnahme. Berlin (online unter www.ethikrat.org/stellungnahmen/pdf/Stellungnahme_ Stammzellimport.pdf - 14.08.2009).

NER 2003 = Nationaler Ethikrat. Genetische Diagnostik vor und während der Schwangerschaft. Stellungnahme. Berlin (online unter www.ethikrat.org/stellungnahmen/pdf/Stellungnahme_Genetische-Diagnostik.pdf - 14.08.2009).

NER 2004a = Nationaler Ethikrat. Biobanken für die Forschung. Stellungnahme. Berlin (online unter www.ethikrat.org/themen/pdf/Stellungnahme_Biobanken.pdf - 15.09.2009).

NER 2004b = Nationaler Ethikrat. Zur Patentierung biotechnologischer Erfindungen unter Verwendung biologischen Materials menschlichen Ursprungs. Stellungnahme. Berlin (online unter www.ethikrat.org/stellungnahmen/pdf/Stellungnahme_Biopatentierung.pdf - 15.09.2009).

NER 2006 = Nationaler Ethikrat. Selbstbestimmung und Fürsorge am Lebensende. Stellungnahme. Berlin (online unter www.ethikrat.org/stellungnahmen/pdf/Stellungnahme_ Selbstbestimmung_und_Fuersorge_am_Lebensende.pdf - 14.08.2009).

NER 2007 = Nationaler Ethikrat. Prädiktive Gesundheitsinformationen beim Abschluss von Versicherungen. Stellungnahme. Berlin (online unter www.ethikrat.org/stellungnahmen/pdf/ Stellungnahme_PGI_Versicherungen.pdf – 14.08.2009).

NER online = Nationaler Ethikrat. Auftrag, Berlin 2001 (online unter www.ethikrat.org/ ueber_uns/auftrag.html - 13.08.2009).

Pschyrembel (2002) = Klinisches Wörterbuch. CD-Rom Ausgabe der 259. Printaufl. Berlin/New York: de Gruyter.

Schlieben-Lange, Brigitte (1975): Metasprache und Metakommunikation. In: Schlieben-Lange, Brigitte (Hrsg.): Sprachtheorie. Hamburg, 189-205.

Spieß, Constanze (2009): Wissenskonflikte im Diskurs. Zur diskursiven Funktion von Metaphern und Schlüsselwörtern im öffentlich-politischen Diskurs um humane embryonale Stammzellen. In: Felder, Ekkehard/Müller, Marcus (Hrsg.): Wissen durch Sprache. Theorie, Praxis und Erkenntnisinteresse des Forschungsnetzwerkes „Sprache und Wissen". Berlin/New York: de Gruyter, 309-336.

Stötzel, Georg (1978): Heinrich Bölls sprachreflexive Diktion. Sprachwissenschaftliche Interpretation eines Interviews. In: Linguistik und Didaktik 33, 54-74.

Stötzel, Georg (1980): Konkurrierender Sprachgebrauch in der deutschen Presse. Sprachwissenschaftliche Textinterpretation zum Verhältnis von Sprachbewusstsein und Gegenstandskonstitution. In: Wirkendes Wort 30, 39-53.

Stötzel, Georg (1986): Normierungsversuche und Berufungen auf Normen bei öffentlicher Thematisierung von Sprachverhalten. In: Albrecht Schöne (Hrsg.): Kontroversen, alte und neue. Akten des VII. Internationalen Germanisten Kongresses Göttingen 1985. Tübingen: Niemeyer, 86-100.

Stötzel, Georg (1993): Sprachgeschichte als Problemgeschichte der Gegenwart. Vorstellung eines Konzepts. In: Heringer, Jürgen/Stötzel, Georg (Hrsg.): Sprachgeschichte und Sprachkritik. Festschrift für Peter von Polenz zum 65. Geburtstag. Berlin/New York: de Gruyter, 111-128.

Stötzel, Georg (1995): Einleitung. In: Stötzel, Georg/Wengeler, Martin (Hrsg.): Kontroverse Begriffe. Geschichte des öffentlichen Sprachgebrauchs in der Bundesrepublik Deutschland. Berlin/New York: de Gruyter, 1-17.

Stötzel, Georg/Wengeler, Martin (Hrsg.) (1995): Kontroverse Begriffe. Geschichte des öffentlichen Sprachgebrauchs in der Bundesrepublik Deutschland. Berlin/New York: de Gruyter.

Weinrich, Harald (1976): Von der Alltäglichkeit der Metasprache. In: Weinrich, Harald (Hrsg.): Sprache in Texten. Stuttgart: Klett-Verlag, 90-112.

Wengeler, Martin (1996): Sprachthematisierungen in argumentativer Funktion. Eine Typologie. In: Böke, Karin et al. (Hrsg.): Öffentlicher Sprachgebrauch. Praktische, theoretische und historische Perspektiven. Opladen: Westdeutscher Verlag, 413-430.

Wimmer, Rainer (1983): Sprachkritik und reflektierter Sprachgebrauch. In: Sprache und Literatur in Wissenschaft und Unterricht 51, 3-14.

Winnacker, Ernst-Ludwig et al. (2002): Gentechnik: Eingriffe am Menschen. Ein Eskalationsmodell zur ethischen Bewertung. München: Herbart Utz Verlag.

Andreas Musolff

„Progressive" Evolution und „totipotente" Stammzellen – Metaphern in britischen und deutschen Debatten über die „Biowissenschaften"[1]

1. Einleitung

Metaphern sind das Herzblut der Populärwissenschaft. Ohne sie wäre es nicht möglich, der Öffentlichkeit neu entdecktes Wissen nahezubringen. Nicht nur die Inhalte, sondern auch die Methoden und Grundvoraussetzungen wissenschaftlicher Forschung sind so komplex und abstrakt, dass jeder „direkte" Zugang weitgehend ausgeschlossen ist. Selbst elementare Gebiete menschlicher Erfahrung, wie körperliche Zustände, Gefühle, Gesundheit oder Krankheit werden letztendlich durch Metaphern ausgedrückt, „von denen wir leben", wie Lakoff und Johnson (1980) es ausdrückten, und anhand derer wir definieren, wie wir krank werden und sterben, wie Susan Sontag in ihrem berühmten Essay *Krankheit als Metapher* (1978) aufzeigte. Metaphern spielen eine zentrale Rolle bei der Vermittlung zwischen den Konzepten von Experten und Laien; andererseits beinhalten sie eine Möglichkeit, die Öffentlichkeit in die Irre zu führen: Die aus wissenschaftlichen Fachtexten übernommenen Metaphern sind oft mit theoretischen und methodischen Voraussetzungen befrachtet, welche allenfalls die Experten kritisch reflektieren können, die jedoch den Laien unbekannt sind. Auf Grund dieser Zweischneidigkeit erscheint es vielversprechend, den heuristischen Wert von Metaphern in der Populärwissenschaft zu analysieren, um ihre sozio-kognitive Wirkung besser zu verstehen.

Die folgende Diskussion konzentriert sich auf den Gebrauch von Metaphern in öffentlichen Debatten über wissenschaftliche Auffassungen von Evolution und Genforschung. Zuerst werden wir exemplarisch die historische Rolle der Metaphern von evolutionärer Entwicklung als *Fortschitt* bzw. *Kampf* untersuchen. Auf der Grundlage dieser „Präzedenzfälle" werden wir dann den Gebrauch von Metaphern in Medienberichten zur Erforschung menschlicher embryonaler Stammzellen in Großbritannien und Deutschland beleuchten. Einerseits weisen die Metaphern beider nationaler Diskurse eine ähnliche Bandbreite der verwendeten Konzepte auf, aber wir finden auch Unterschiede in der bevorzugten Verwendung spezieller Metaphern, die in Beziehung gesetzt werden können zu unterschiedlichen nationalen Einstellungen, die sich auf die Gesetzgebung und auf politische Entscheidungen auswirken. Die Untersuchung solcher Unterschiede kann ein Licht darauf werfen, wie populärwissenschaftliche Metaphern in der

1 Frau Renate Henkel (Heidelberg) hat bei der Erarbeitung des Textes wesentliche Hilfe geleistet. Ich danke ihr herzlich.

öffentlichen Debatte „wiederaufbereitet" werden, um bestimmten gesellschaftlichen Anliegen und Interessen zu dienen.

2. Metaphern der Evolution: unbegrenzter Fortschritt?

2005 lief im britischen Fernsehen eine Werbung für „Guinness"-Bier, die drei junge Männer zeigte, welche sich ihr Bier schmecken lassen und dann plötzlich die Evolution rückwärts durchlaufen, bis sie als Amphibien im Urschlamm enden (vgl. York 2005). Diese Werbung erzählt in umgekehrter Reihenfolge die Evolution, wie wir sie normalerweise kennen, nämlich als Geschichte eines linearen *Fortschritts* in der Zeit. Eine Reihe unterschiedlicher Lebensformen wird auf einer Zeitskala angeordnet, die von der fernen Vergangenheit bis in die Gegenwart oder Zukunft reicht und den Menschen als höchstentwickelte Lebensform präsentiert. Doch ist dieses lineare Konzept der Evolution als Fortschritts-„Leiter" oder -„Kette" mitnichten eine Tatsachenabbildung, sondern es beruht auf einer reifizierenden Metapher JE NÄHER ZUR (MENSCHLICHEN) GEGENWART DESTO BESSER.

Die Metapher von der Evolution als *Fortschritt* ist scheinbar leicht zu verstehen und bestätigt, wie S.J. Gould hervorgehoben hat, das humano-zentrische Vorurteil von „menschlicher Unvermeidlichkeit und Überlegenheit" (Gould 2000: 28-29); sie schmeichelt somit der menschlichen Selbstwahrnehmung als Krönung einer evolutionären *Kette des Seins*. Dieser metaphorische Begriffskomplex, in dem alle Bestandsteile der Welt als hierarchisch und zugleich kontinuierlich angeordnet gedacht werden, kann in der westlichen philosophischen Tradition bis zu den Neuplatonikern zurückverfolgt werden (vgl. Lovejoy 1936) und ist noch heute im öffentlichen Sprachgebrauch, Sprichwörtern und idiomatischen Redewendungen lebendig (vgl. Lakoff/Turner 1989: 166-172; Sun 1994; Kövecses 2002: 124-127). In der Wissenschaftsgeschichte wurde die *Kette des Seins* seit dem 18. Jahrhundert temporalisert und auf die Evolution von Organismen angewendet. So stellte z.B. Linnaeus 1754 fest, dass „alle Lebewesen, Pflanzen, Tiere und selbst die Menschheit [...] eine Kette universellen Daseins vom Anfang bis zum Ende der Welt bilden" (Jones 2000: 253).

Das evolutionäre Konzept der *Großen Kette* wurde auch von Charles Darwin vorausgesetzt. In *The Descent of Man*, zuerst 1871 veröffentlicht, zitierte er die populäre Ansicht, dass die gesamte organische Welt auf den Menschen hin organisert sei:

(1) „The world, it has often been remarked, *appears as if it had long been preparing for the advent of man*: and this, in one sense is strictly true, for he owes his birth to a long line of progenitors. *If any single link in this chain had never existed, man would not have been exactly what he now is.*" (Darwin 2004: 192-193)

Darwin deutet seine kritische Position gegenüber der in der Kettenmetapher implizierten teleologischen Sicht der Evolution dadurch an, dass er ihre Vieldeutigkeit hervorhebt: Die organische Welt stellt sich uns nur so dar, *als ob* eine kontinuierliche Linie von Vorfahren „hin" zur Menschheit führt. Dies ist nur in dem Sinn wahr, dass, retrospektiv aufgefasst, alle evolutionären Vorgänger des Menschen notwendig waren, damit dieser in seiner jetzigen Erscheinung auftreten konnte; im Falle anderer Entwicklungen in der Vergangenheit hätte auch das heutige Ergebnis anders ausgesehen. Daraus folgt aber nicht der Schluss, die Evolution sei zielgerichtet auf den Menschen zugelaufen – ein solcher Fehlschluss ist gerade das Gegenteil von Darwins eigener Perspektive, die von einer „blinden" Evolution (anhand von natürlicher Variation und Selektion) ausgeht (2004: 676-683).

Auch in seinem früheren, epochalen Werk *On the Origin of Species* von 1859 hatte Darwin sich mit der populären Evolutionsmetaphorik auseinander gesetzt, insbesondere mit der Missverständlichkeit des Konzepts vom *Kampf* um die Existenz (*struggle for existence*):

(2) „[...] I use this term in a large and metaphorical sense including dependence of one being on another, and including (which is more important) not only the life of the individual, but success in leaving progeny." (Darwin 1901: 78).

Im Kontext seines berühmten Vergleichs vom „Großen Baum des Lebens" weist er speziell darauf hin, dass „erfolgreiche" Äste (der Evolution) nicht nur diejenigen sind, die andere Äste verdrängt haben, sondern auch solche, die einer Gabelung unten am Baum entspringen und dem Konkurrenz-*Kampf* „entkamen", da sie einen geschützen Platz innehatten (Darwin 1901: 162-163). Offenbar fand Darwin es bereits notwendig klarzustellen, dass „Evolution" mehr ist als der *Fortschritt* nur der stärksten *kampfgestählten* Konkurrenten – was jedoch Sozialdarwinisten, Eugeniker und Rassentheoretiker in den folgenden 100 Jahren nicht daran hinderte, ihre pseudowissenschaftlichen „Evolutions"-Konzepte mit Teleologien und Kampf- bzw. Vernichtungsszenarien auszustatten und diese in politische Realität umzusetzen.[2] Wenn man die Evolution nur als *vorwärts* „fortschreitende" Entwicklung auffasst und wenn dieser *Fortschritt* immer als Resultat eines tödlichen *Kampfes* zwischen Konkurrenten verstanden wird, dann besteht erfolgreiche Evolution schließlich einzig und allein in der Beseitigung von „minderwertigen" Konkurrenten durch angeblich „überlegene" Rivalen.

Beinahe 150 Jahre nach der Publikation von Darwins „Gefährlicher Idee" (Dennett 1995) kämpfen herausragende Vertreter und Popularisierer der Evolutionstheorie immer noch mit der Erbschaft der Fortschrittsmetaphorik. In *Wonderful Life* bemüht S.J. Gould die über 500 Millionen Jahre alten Fossilienfunde aus dem so genannten „Burgess"-Tonschiefer, deren Mehrheit nicht zu den heute bekannten Klassen von Organismen gehören, um zu zeigen, dass „die Geschichte des Lebens" die Geschichte der Differenzierung innerhalb weniger überlebender

---

2 Siehe Proctor (1988); Weindling (1989); Kevles (1995); Rose (1998); Weikart (2004).

Stämme nach einer erdgeschichtlichen Katastrophe ist und nicht die landläufige Erzählung von kontinuierlicher Perfektionierung (vgl. Gould 2000: 24-25). Gould kommt zu dem Schluss, dass der Verlauf der Evolution von Zufällen abhängig ist: Wenn eine andersartige Katastrophe andere Typen von Organismen ausgelöscht hätte, dann wäre die Evolution zwar immer noch fortgeschritten, aber in eine andere Richtung als die, die wir kennen. Um diese Zufälligkeit des Überlebens zu betonen, formuliert Gould Darwins *Baum*-Metapher um zur Metapher eines „sich verzweigenden Busches, der ständig vom Schnitter des Aussterbens gestutzt wird" (Gould 2000: 35). Wenn aufgrund einer zufälligen Katastrophe einige größere Äste vom Evolutionsbaum organischen Lebens schon früh vom Hauptstamm abgebrochen sind, dann bedeutet das, dass die heute existierenden Äste, also auch die Gattung Mensch, ihr Überleben nicht irgendeiner Überlegenheit über andere Gattungen verdanken, sondern dem Umstand, dass ausgerechnet ihre *Vorfahren-Zweige* verschont wurden.

Richard Dawkins bemüht sich in *The Ancestor's Tale* ebenfalls um die klärende Umdeutung der Darwinschen Evolutionsmetaphorik. Oberflächlich gesehen, dreht er ähnlich wie die oben zitierte Guinness-Werbung die Zeitlinie um; aber er konzipiert sie nicht als eine einfache (und irreführende) Retrospektive eines linearen *Fortschritts*, sondern als *Pilgerreise*: An den immer weiter zurück reichenden Stationen ihrer imaginären Reise „treffen" Leser den letzten gemeinsamen Vorfahren, den sie mit den jeweils nächstverwandten Arten gemeinsam haben. Dawkins' Hauptziel ist es, die Leserschaft von bio-teleologischen Erklärungen abzubringen (vgl. Dawkins 2005: 55, 76, 449-450, 562-566, 606), doch kann selbst er manchmal nicht umhin, seine Geschichte mit einer *Vorwärts*-Tendenz zu erzählen, z.B. wenn er von den „Fußstapfen" der Dinosaurier spricht, die nur „darauf warteten", von nachfolgenden Arten ausgefüllt zu werden (Dawkins 2005: 176, 234).

Solche Formulierungen sind, wie der Autor einräumt, ebenfalls nur retrospektiv verständlich (vgl. Dawkins 2005: 1-11, 375). Damit folgt Dawkins Darwin, der, wie wir gesehen haben, in erheblichem Maße „als ob"-Formulierungen sowie *Fortschritts*- und *Wachstums*-Metaphern benutzte. Darwins eigene und auch spätere „Klarstellungen" haben aber bis heute offenbar nicht ausgereicht, Missverständnisse zu vermeiden (siehe z.B. die aktuellen Debatten über so genanntes „intelligentes Design"). Die Resistenz gegen aufklärende Kritik an den durch Metaphern nahegelegten Kausal- oder Teleologieinterpretationen der Evolution kann als warnendes Beispiel für die ambivalente Funktion populärwissenschaftlicher Metaphorik dienen. Im Folgenden soll diese Problematik anhand aktueller Debatten über die Erforschung und medizinische Verwendung von „Stammzellen" in Deutschland und Großbritannien weiter untersucht werden.

3. Embryonale Stammzellen und ihr „Potenzial" in Debatten zur „Gentechnologie"

Eines der strittigsten Gebiete in aktuellen öffentlichen Debatten ist die Anwendung von Ergebnissen der Genforschung. Spätestens mit Dawkins' erstem Wissenschaftsbestseller *The Selfish Gene* von 1976 waren Gene als *egoistische Wesen* metaphernfähig geworden. Dawkins hat sich bemüht, auch diese Metapher vor Missverständnissen zu bewahren (vgl. Dawkins 1989: 45, 278), aber in *The Ancestor`s Tale* zeigt auch er Anzeichen von Verzweiflung:

(3) „There is a temptation… to turn 'gene survival in the past' into something like 'intention to reproduce in the future'. […] Scientists who use such language […] know very well that it is only a figure of speech. Genes are just DNA molecules. You'd have to be barking mad to think that 'selfish' genes really have deliberate intentions to survive!" (Dawkins, 2005: 46-47).

Es gibt keinen Grund, die Aufrichtigkeit von Dawkins' Metaphernerklärung anzuzweifeln, doch wird es ihr besser ergehen als Darwins „Klarstellungen"? Wenn man einige der aktuellen Debatten über Stammzellen betrachtet, scheint es, dass sie nicht etwa bloß zu egoistisch handelnden Wesen vermenschlicht, sondern geradezu vergöttert werden. Manche Jounalisten schreiben ihnen magische Eigenschaften zu; embryonale Stammzellen sollen das *Potenzial* haben, sich zu jedem beliebigen Gewebe entwickeln zu können (Hervorhebungen in allen folgenden Zitaten durch A.M.):

(4) „[...] stem cells [...] have the *potential to turn into cells of any type of tissue*: skin, heart, kidney or brain, for example." (McKie/Asthana 2005)

(5) „[...] die Klone aus Korea, die jetzt Schlagzeilen machen, [sind] unscheinbare Zellklümpchen. *Mit großem Potential allerdings.* Jede einzelne der elf Stammzell-Linien, die daraus gewonnen wurden, enthält das kopierte Erbgut eines Kranken." (Rögener 2005)

Im Vergleich mit der Zuschreibung magischer Wunderkräfte mag der Begriff *Potenzial* noch harmlos genug erscheinen, da seine Herkunft vom lateinischen *potens* (stark, mächtig, fähig) so weit verblasst ist, dass er neutral klingt. Doch wie im folgenden Zitat eines Artikels des Vorsitzenden der Deutschen Katholischen Bischofskonferenz, Kardinal Lehmann, anklingt, lässt sich auch dieser abstrakte Begriff rekonkretisieren – hier mit Hilfe des etymologisch eng verwandten, aber „aktiveren" und personalisierenden Begriffs der *Potenz*, der dazu dient, im Interesse des „ungeborenen Lebens" Forschungsrestriktionen zu befürworten:

(6) „Embryonale Stammzellen haben das *Potenzial*, sich in jede der mehr als 200 Zellarten des menschlichen Körpers zu verwandeln. [...] Es ist erstaunlich, in welchem Maße [...] zunehmend *das embryonale Genom selbst als neue Einheit den weiteren Verlauf aktiviert*. Es ist eben wirklich eine *aktive Potenz* zur vollständigen menschlichen Entwicklung festzustellen." (Kardinal Lehmann 2008)

Drei Jahre zuvor hatte Robin Lovell-Badge vom britischen „National Institute for Medical Research" die Polysemie des Potentialbegriffs in einem Artikel in *The Guardian* thematisiert und polemisch für ein Plädoyer zur Forschungs*freigabe* genutzt:

(7) „*Potential is a word used by people on all sides in debates about stem cells.* They will refer to the *developmental potential of a stem cell, its ability to give rise to one or more specialized cell types.* Or to *altered potential and reprogramming, when a stem cell seems to break the rules and develops into a different kind of tissue.* Some will talk about the *potential of stem cells to aid research* or [...] of *potential to cure disease. [...]* if we are not allowed to do research on embryonic stem (ES) cells then we will not be able to use them for cures. Any *potential* will be wasted." (*The Guardian*, 21. Mai 2005)

Wie die Beispiele (6) und (7) illustrieren, kann der Terminus *Potenzial* bzw. *potential* für diametral entgegengesetzte Argumentationslinien gebraucht werden, wobei die inhaltlich-metaphorische Auffüllung sogar ähnlich bleibt. In Lehmanns Text wie auch im ersten Teil von Lovells Kommentar wird den Stammzellen eine Agensrolle „im übertragenen Sinne" zuerkannt: als „neue Einheiten" mit „aktiver Potenz" oder als „Fähigkeit, eine oder mehrere spezialisierte Zellarten hervorzubringen" bzw. sogar „die Regeln zu brechen und sich in ein andersartiges Gewebe zu verwandeln". Während Lehmann aus der Metapher den Schluss zieht, die qasi-personalisierten embryonalen Stammzellen müssten vor dem Forscherzugriff weitgehend geschützt werden, sieht Lovell-Bage in ihrer „Verwandlungsfähigkeit" gerade die große Chance, neue Therapien und Forschungsperspektiven zu entwickeln.

Um solche entgegengesetzten Interpretationen derselben Basismetapher zu verstehen, muss man den jeweiligen Kontext der nationalen Debatten in Deutschland und Großbritannien berücksichtigen. Deutschland hat eine eher restriktive Gesetzgebung zur Genforschung: Nur bis zu einem bestimmten Stichtag (der vom Bundestag immer wieder neu festgelegt werden muss) dürfen importierte embryonale Zelllinien für die experimentelle Forschung, inklusive Klonversuche, verwendet werden; hingegen können in Großbritannien frisch gewonnene, gespendete Zellen für therapeutische Klonexperimente verwendet werden; nur die Nutzung für die Reproduktionsmedizin ist verboten.[3] Im Mai 2008 erlaubte das britische Parlament sogar die Schaffung „gemischter", hybrider Embryos (vgl. Spiewak 2008; Warnock 2008).

Um die unterschiedlichen Tendenzen der nationalen Debatten zur Stammzellenforschung in Großbritannien und Deutschland näher zu beleuchten, sollen im Folgenden die in der Presse verwendeten Metaphern zu diesem Thema unter-

3 Siehe Oduncu (2003); Dohmen (2004); Eser/Koch (2005); Hauskeller (2004); Hauskeller/Manzei/Bender (2005); Hervey/Black (2005); Franz (2006).

sucht werden. Dabei stütze ich mich zum Teil auf vorliegende kognitiv und diskursanalytisch orientierte Arbeiten,[4] greife aber auch auf ein neu erstelltes Textkorpus von über 100 britischen und deutschen Zeitschriftenartikeln aus den Jahren 2000-2009 (bisher 52.000 Wörter) zurück.[5]

4. Britische und deutsche Perspektiven zur Stammzellenforschung: Hintergrunds- und Leitmetaphern

Ähnlich wie in anderen Themenbereichen unterscheiden sich die öffentlichen deutschen und britischen Debatten zu Wissenschaftsfragen *nicht* stark im Hinblick auf die allgemeine konzeptuelle Bandbreite der Metaphern, welche Medien und Politiker in westlichen Staaten zur Popularisierung sozial relevanter Problemstellungen und Lösungsvorschläge verwenden.[6] Eine große Differenz ist auch kaum zu erwarten, da beide nationalen Öffentlichkeiten dem gleichen weiteren Kulturkreis angehören, in ihrer grundlegenden politischen Verfasstheit, vor allem in Hinblick auf die Pressefreiheit, ähnlich strukturiert sind und auf ökonomischen und politischen Ebenen eng zusammenarbeiten. Daher greifen Medien wie Politiker in beiden Ländern auf ein international etabliertes metaphorisches Hintergrundsvokabular zurück, um gesellschaftliche Probleme zu thematisieren. In den Debatten über biomedizinische, speziell genetische Forschung wird daher regelmäßig auf folgende Begriffsbereiche zurückgegriffen: *Bewegung* und *Transport* (z. B. *Reise, Rennen, Hindernisse* und *Meilensteine* der Forschung, (genetische) *Landkarte, Durchbrüche* bzw. *bahnbrechende Forschungsleistungen*), *Lesen* (*genetisches Alphabet, Buch des Lebens*), *Design und Konstruktion* (Gene als *Bausteine, Versatzstücke*), *Technologie* (*Maschine, Informatik*), Magie und Zauberei (Forschung als *Gott spielen*, ihre Ergebnisse als *Wunder*) sowie *Monster*-Verweise (inklusive Frankenstein-Komposita mit der NS-„Eugenik" und Vergleichen).[7]

In Hinsicht auf die Häufigkeit und Prominenz bestimmter Metaphern bzw. Metapherngruppen in der Öffentlichkeit zeigen sich jedoch deutliche Unterschiede. Im Folgenden sollen dazu die Ergebnisse der Pilotkorpusanalyse vorgestellt werden, die zwar nicht statistisch validiert und daher nicht aussagekräftig sind, aber Tendenzen aufzeigen, die sich empirisch weiter prüfen lassen. In Großbritannien greifen sowohl Befürworter wie Gegner der Stammzellenforschung besonders häufig auf die Bildspenderbereiche *technologische Manipulation* und *Transport-Bewegung* zurück, womit die Forschungsobjekte (Stammzellen), aber

4 Siehe Hellsten (2000, 2002); Döring/Nerlich (2004); Döring/Zinken (2005); Nerlich (2005); Musolff (2005).

5 Das Korpus entält Texte aus *The Times, The Guardian, Observer, Daily Telegraph, The Independent* und *Economist* für Großbritannien, *Die Zeit, Die Welt, Frankfurter Allgemeine Zeitung, Frankfurter Rundschau* und *Der Spiegel* für Deutschland.

6 Zu vergleichenden Befunden siehe Musolff (2000, 2004); Charteris-Black (2005); Goatly (2007).

7 Ein Überblick über die im Pilotkorpus bisher dokumentierten Metaphernbereiche findet sich im Appendix. Zur Weg-Metapher speziell im deutschen Stammzelldiskurs siehe Spieß (2011).

auch die Subjekte, d.h. Versuchspersonen als *Material* zur Erzielung weiterer Forschungs*fortschritte* erscheinen.

(8) „*Progress in stem cell research is proving to be swift, but significant hurdles must be cleared* before the *advances* can be turned into useful medical treatments, experts say." (*The Guardian*, 20. Mai 2005)

(9) „[...] we are living *in a glorious age of liberation biology*. New *technologies* are unveiled by doctors almost every week [...]" (*The Independent*, 6. Juli 2006)

(10) „Donor *breakthrough* for cloning research [headline]." (*The Times*, 14. Januar 2006)

(11) „Growing cells outside the body needs *a carefully controlled environment*." (*The Guardian*, 1. Januar 2006)

(12) „Induced *pluripotent* stem (iPS) cells, which are created by *reprogramming adult tissue* into a versatile, embryo-like state, have been described as an *ethical breakthrough*. Like embryonic stem cells, *these powerful master cells* seem to have the ability to form all the different kinds of tissue in the body, giving them *invaluable potential* for regenerative medicine." (*The Times*, 24. Juli 2009)

In positiven Berichten in Großbritannien wird zudem oft die „nationale" Leistung britischer Wissenschaftler betont, die an der *vordersten Front* der weltweiten Forschungsbemühungen stehen:

(13) „The shortage of donated eggs and sperm for fertility treatment could be solved after *British scientists found* they can both be grown from laboratory stem cells." (*The Independent*, 20 June 2005)

(14) „Last month *British scientists announced the first successful transplant* of an organ grown from the master cells." (*The Times*, 6 December 2008)

(15) „*BRITISH scientists* have developed *the world's first* stem cell therapy to cure the most common cause of blindness." (*The Sunday Times*, 19 April 2009)

Diesem positiven „Selbst"-Bild steht eine die eigene „nationale" Position stark kritisierende Haltung mancher deutschen Medien gegenüber, die darauf hinweisen, dass Deutschland im internationalen Vergleich, insbesondere aber gegenüber Großbritannien, aufgrund juristischer *Barrieren* hinsichtlich des Forschungs*fortschritts zurück* fällt:

(16) „Großbritannien erlaubt jetzt Experimente mit Embryonalzellen. [...] Oliver Brüstle vom Institut für Neuropathologie der Uniklinik Bonn hofft, *dass Deutschland dem britischen Vorbild folgen wird*. Zwar hält Brüstle Teile des therapeutischen Klonens für ethisch problematisch. Grundsätzlich jedoch ist er dafür, das *Potenzial der Stammzellen für die Medizin* fruchtbar zu machen." (*Der Spiegel* 1/2001)

(17) „In einigen Mitgliedsstaaten der EU, wie Schweden, Belgien und Großbritannien, ist die Forschung an bis zu 14 Tage alten überzähligen Embryonen unter strengen Vorschriften erlaubt, ebenso die Arbeit mit ganz frischen Zelllinien. *In Deutschland dagegen herrscht Wirrnis.*" (*Die Zeit*, 27. Juli 2007)

(18) „Wissenschaftler der Universität Newcastle glauben, einen *Durchbruch* erzielt zu haben. Erstmals soll aus embryonalen Stammzellen Sperma erzeugt worden sein. [...] der Leiter des Projekts, Professor Karim Nayernia [...], experimentierte vor ein paar Jahren bereits an der Universität Göttingen [...], *zog aber 2006 nach England, weil in Deutschland keine so weit gehenden Embryonalexperimente erlaubt sind.*" (*Frankfurter Rundschau*, 9 Juli 2009)

Obwohl die Bewertungen des jeweils „eigenen" nationalen Abschneidens in Großbritannien und Deutschland sich deutlich unterscheiden, lässt sich anhand der Bewegungsmetaphorik eine parallele Sichtweise auf Forschungsarbeit als ein internationales *Wettrennen* ausmachen, in dem man entweder durch forschungspolitische Liberalisierung einen *Vorsprung* gewinnen oder durch Zögern ins *Hintertreffen* geraten kann. Durch die metaphorische Präsentation von Forschungsnachrichten als *Wettrennen* wird ein Rahmen geschaffen, in dem Forscher und ihre politischen/administrativen Kontrolleure als Konkurrenten – und anhand ihres Arbeitsortes als Stellvertreter konkurrierender Nationen – erscheinen. Diese Deutung von Forschung als eine Art permanentes Weltmeisterschaftsturnier in Analogie zu sportlichen Wettbewerben kann dann als Folie für weitere affektive Assoziationen dienen.[8]

Der zu immer neuen Forschungserfolgen und *-Durchbrüchen* anspornenden *Wettbewerbs*-Perspektive steht eine warnende, kritische Perspektive gegenüber, die auf die Gefahren *zu raschen Fortschritts* hinweist. So finden sich auch in der britischen Debatte Stimmen, die zur Vorsicht mahnen, weil „noch viele Hürden zu überwinden seien",[9] sowie Warnungen vor geklonten Stammzellen als *Mon-*

---

8 Im Extremfall kann dann die „Niederlage" eines nationalen Starwissenschaftlers, wie des Südkoreaners Woo Suk Hwang 2005 als „nationale Schande" interpretiert werden (vgl. Becker 2005).

9 Siehe z. B. Templeton 2009 zur Nachricht, dass menschliche Spermien von embryonalen Zellen geklont worden seien: „there are still many hurdles to overcome before even some of the less outlandish claims for the breakthrough can be realised".

ster, *Frankenstein*-Geschöpfe, vor Wissenschaftlern, die „Gott spielen" und Vergleiche mit der Nazi-Wissenschaft (vgl. Wellcome Trust 1998: 13-14; Hellsten 2000: 6-7; Kitzinger et. al. 2003: 33-34). Die Vorbehalte religiöser Gruppen gegen genetische Forschung werden häufig diskutiert und vereinzelt sogar eine Vorbild-Rolle der „vorsichtigen" deutschen Gesetzgeber behauptet.[10] Allerdings ist es den kritischen Stimmen nicht gelungen, der forschungsbejahenden Haltung seitens Regierung und Öffentlichkeit in Großbritannien etwas Wesentliches entgegen zu setzen.

In deutschen öffentlichen Debatten spielt der Hinweis auf die verbrecherische „Eugenik" des Nationalsozialismus verständlicherweise auch eine herausragende Rolle, vor allem auf der Ebene politisch-ethischer Diskussionen.[11] Das bedeutet allerdings nicht, dass die öffentliche Debatte über Stammzellforschung in Deutschland von Nazi-Vergleichen dominiert wird (siehe dazu Döring/Nerlich 2004; Nerlich 2005); auch der deutsche Teil unseres Pilotkorpus enthält nicht mehr Beispiele dafür als die englischen Texte.

Allerdings scheinen sich die deutschen Debatten dadurch auszuzeichnen, dass sie besonderen Wert darauf legen, das Ausmaß des *potenziellen* Zellwachstums zu thematisieren. Dieser Aspekt kommt zwar auch in britischen Debatten vor, wo die Mehrdeutigkeit des englischen Wortes *Potential* ausgenutzt wird (siehe Beispiele 7 bis 12). Deutsche Bezugnahmen auf dieses Konzept enthalten das ähnlich mehrdeutige Substantiv *Potenzial*,[12] das Adjektiv *potent* und das umgangssprachliche Wort *Alleskönner*; sie differenzieren aber das allgemeine Konzept der Wachstums-*Fähigkeiten* von Stammzellen weiter in *Totipotenz* (Fähigkeit, sich zu einer beliebigen Zellart in einem Organismus zu entwickeln, was nur auf Stammzellen in einer frühen Phase der Embryonalentwicklung zutrifft), *Pluripotenz* (Fähigkeit, sich zu einer Reihe von Zelltypen zu entwickeln) und *Multipotenz* (Entwicklungsmöglichkeiten von erwachsenen Stammzellen, die sich auf eine bestimmte Gewebeart beschränken).[13]

Diese Klassifizierung scheint auf den ersten Blick rein technischer Art zu sein, aber gerade in der scheinbaren Genauigkeit der Definition liegt ihre Brisanz: Sie erweckt den Eindruck, dass es möglich sei, klar zu entscheiden, wann eine Grup-

---

10 So druckte z.B. der *Guardian* eine Kritik N. Camerons vom US-amerikanischen „Institute of Biotechnology and the Human Future" in Chicago ab, in der die britische „Liberalisierungs"-Politik als Massenproduktion von Embryos, um Stammzellen zu erzeugen, angeprangert und Deutschland „als weltweit führendes Gewissen der Biotechnologie" gelobt wurde (Cameron 2005).

11 Siehe Sloterdijk (1999); Habermas (2001); de Berg (2002); Hauskeller (2004); Winnacker (2008).

12 So wird *Potenzial* der Stammzellen von Befürwortern als *Potenzial für Medizin*, von Gegnern aber als *Potential/Potenz zur Entwicklung eines vollständigen Embryos* gesehen (siehe z.B. oben, Beispiele 6 und 15).

13 Siehe z.B. Mönninger (2001): „Noch bis zum Acht-Zell-Stadium ist jede Zelle des menschlichen Embryo *totipotent*. Danach verlieren Embryonalzellen diese umfassende Entwicklungsmöglichkeit. Die innere Zellmasse der entstehenden Keimblase enthält jene Zellen, die zum Embryo heranwachsen. Diese Zellen sind nur noch *‚pluripotent'*, bis am Ende die *‚multipotente'*, gewebetypische Stammzelle herauskommt, deren eingebaute biologische Uhr bereits dem Verfall entgegentickt."

pe von Stammzellen als fähig betrachtet werden sollte, sich zu einem Organismus zu entwickeln (d.h. im Fall von menschlichen Stammzellen, zu einer voll ausgebildeten Person im juristischen Sinne). In seinem Weißbuch für das deutsche Parlament unterschied der Nationale Ethikrat zwischen *absoluter Totipotenz,* als der Fähigkeit des Embryos, sich zum Menschen zu entwickeln, und *höchster Pluripotenz,* d.h. eine Bandbreite von Entwicklungen, die man geklonten Stammzellen zuschreiben kann (*Nationaler Ethikrat* 2001: 9, 25, 43 und 2004: 15-17, 29, 56, 73). Ein Mitglied des Rats, der Genforscher Jens Reich, hinterfragte allerdings die Scheinpräzision dieser Unterscheidung:

(19) „*Reich*: Ich halte die Gleichstellung von geklontem Konstrukt und Embryo für falsch. [...] Weil diese Gleichstellung nur gelingt, wenn man der geklonten Zelle Totipotenz zuspricht, also die Fähigkeit, sich zu einem vollständigen Menschen zu entwickeln. *Doch der Totipotenzbegriff ist empirisch nicht handhabbar. Deshalb halte ich ihn als Begründung eines moralischen Urteils für ungeeignet.*" (*Die Zeit* 26 August 2004)

Reichs Fragestellung war keineswegs Haarspalterei, wie sich einige Jahre später herausstellte, als Forscher „induzierte pluripotente Stammzellen entwickelten" (siehe Beispiel 12), die den angeblich einzigartig flexiblen *totipotenten* Stammzellen in nichts nachzustehen scheinen: Ein *Spiegel*-Bericht illustriert die Schwierigkeit der Presse in der Handhabung solcher scheinbar fester Definitionen, die sich in der Forschungspraxis als dehnbar erweisen:

(20) „Japanischen und amerikanischen Forschern ist es offenbar gelungen, normale Hautzellen in *Alleskönner-Stammzellen* umzuwandeln. [...] Sie haben Hautzellen einer Frau in Zellen umprogrammiert, *die sich nahezu wie embryonale Stammzellen (ES-Zellen) verhalten. Diese Alleskönner* können sich in mehr als 200 verschiedene Zelltypen verwandeln. [...] Für die entstandenen Zellen hat Yamanaka die Bezeichnung „induzierte pluripotente Stammzellen" (iPS-Zellen) vorgeschlagen. [...] bis zu einer möglichen klinischen Anwendung [gilt es] noch gewaltige Hürden zu überwinden. So ist noch gar *nicht geklärt, ob die iPS-Zellen tatsächlich dasselbe Potential haben wie ES-Zellen.*" (*Der Spiegel,* 48/2007)

Der Autor des *Spiegel-Artikels,* Jörg Blech, schreibt den „iPS-Zellen" hier einerseits eine *Alleskönner*-Fähigkeit zu, welche der Definition nach nur den *totipotenten* embryonalen Stammzellen zukommt, andererseits zitiert er korrekt die ‚bescheidenere', von den Forschern selbst vorgeschlagene Bezeichnung „induzierte *pluripotente* Stammzellen", um es am Ende offen zu lassen, ob iPS-Zellen und ES-Zellen „tatsächlich dasselbe *Potential* haben".

Da geklonte menschliche embryonale Stammzellen weder in Deutschland noch in einem anderen Land zur Reproduktion verwendet werden dürfen, ist der Beweis ihrer „absoluten Totipotenz" ohnehin nicht zu erbringen. Jedoch spielt die Vorstellung von den *totipotenten* Stammzellen in der öffentlichen Debatte eine

Hauptrolle, wie sich an der Zuschreibung von Schöpfungskräften an die Zellen selber zeigt: Sie werden nicht nur als *Alleskönner*, sondern als *Wunderwerke der Natur, Wunderzellen,* und *Heilsbringer* mit „fast magisch anmutenden Eigenschaften", sogar als *omnipotente Zellen* verherrlicht (Bethge 2001; Mönninger 2001; Blech 2007; Hammerstein/Neubacher 2004; Bredow et al. 2005; Rögener 2005). Zwar sind solche aus dem religiös-mystischen Begriffsbereich stammende Bezeichnungen auch in den britischen Debatten nicht unbekannt (siehe Appendix), doch scheinen sie dort vor allem auf Genforscher und Forschung, weniger auf Stammzellen angewendet zu werden.

5. Schlussfolgerungen

Aufgrund der Begrenztheit des bisher zusammengestellten Korpus sind statistisch signifikante Schlüsse zu Unterschieden im Gebrauch spezifischer Metaphern in britischen und deutschen Debatten über die Stammzellenforschung noch nicht möglich. Allerdings zeichnen sich einige Schwerpunkte ab, die für die nationalen Debatten jeweils charakteristisch zu sein scheinen. Die deutsche Diskussion ist durch eine starke Tendenz zur metaphorischen Hervorhebung des Wachstums- und Anwendungs-*Potenzials* der Stammzellen gekennzeichnet und durch deren Anbindung an fachwissenschaftliche Terminologie, wie die Definition von *Potenz*-Graden (*multi-, pluri-, totipotent*). Dabei zeigt sich, dass diese terminologischen Unterscheidungen ihre rhetorische und konzeptuelle Wertigkeit verändern, wenn sie in der öffentlichen Debatte verwendet werden. Ein Konzept wie *absolute Totipotenz* wird von den Wissenschaftlern als theoretisches und technisches Problem diskutiert, doch in der öffentlichen Diskussion wird es aufgrund seiner Verbindungen zur strittigen Definition des „Ursprungs menschlichen Lebens" mit vertrauten Metaphern aus der Populärwissenschaft in Verbindung gebracht, anhand derer Stammzellen eine wundersame schöpferische *Potenz* zugeschrieben wird.

Demgegenüber zeichnet sich die britische Dikussion durch metaphorische Überhöhung der Forscherleistung aus. Hier sind Forscher die *aktiv Handelnden*; die jeweiligen biologischen Einheiten sind die *Objekte* oder *Werkzeuge* wissenschaftlicher Forschung und Manipulation; die Forschung selbst wird als kontinuierlicher *Fortschritt* entlang eines auf ein positives Ziel zulaufenden *Weges* aufgefasst. Eine spezielle, für die Massenmedien in beiden Ländern typische Version der *Bewegungs-/Fortschritts*-Metaphorik stellt dies als *Wettbewerb* dar, in dem (übereinstimmend in beiden nationalen Diskursen!) die Leistungen britischer Forscher als Gewinnung eines *Vorsprungs*, die der deutschen als ein (durch juristisch-politische Restriktionen verursachtes) *Hinterherlaufen* erscheinen. Diese Wettlaufsrhetorik beinhaltet erhebliche Gefahren, da sie einzelne Forscher und Institute unter Druck setzt, ihren *Vorsprung* mit immer sensationelleren *Fortschritten* aufrechtzuerhalten. Wie der Skandal um den koreanischen Starfoscher Woo Suk Hwang, der 2005 wegen Fälschung von Klonergebnissen mit menschlichen Stammzellen zurücktreten musste, gezeigt hat, kann der öffentliche Druck, immer neue *Durchbrüche* zu erzielen, kriminelles Handeln anstelle wissenschaftlicher Forschung beflügeln, ganz abgesehen von den enttäuschten Hoffnungen der Patienten, die an Krankheiten leiden, die angeblich bald durch stammzellenbasierte Therapien geheilt werden können (vgl. Henderson 2005, Highfield 2005).

Aber auch die auf den ersten Blick vielleicht nur als rhetorischer Überschwang anmutende Verherrlichung von Stammzellen als (*multi-, pluri-* oder gar *toti-/omni-)potente* Substanzen oder gar als Akteure mit *fast magischen* oder *wundertätigen* Eigenschaften und Fähigkeiten verrät Tendenzen der öffentlichen Debatte, wissenschaftliche Forschung und ihre Objekte zu mystifizieren und ihnen so eine immanente Dynamik zuzuschreiben, die rationaler Kritik und Kontrolle entzogen ist und allenfalls eine dogmatische Gegnerhaltung erlaubt. Damit können sie einem Bio- oder Öko-Mystizismus Vorschub leisten, der Naturobjekten metaphysische Prinzipien unterstellt. Solche Tendenzen stützen sich nicht auf mysteriöse Zauberformeln; stattdessen beanspruchen sie wissenschaftliche Autorität, indem sie beim spezialisierten Register wissenschaftlicher Debatten Anleihen machen. Sie suggerieren damit eindeutige Unterschiede und Definionen, die zur Rechtfertigung bestimmter Gesetzgebungs- und Forschungsinitiativen herangezogen werden können. Wie die Geschichte der Metaphern von der Evolution als *Baum des Lebens, kontinuierlicher Fortschritt* und *Kampf* gezeigt hat, die ebenfalls wissenschaftlichen Texten entstammten, nur um später – trotz der zahlreichen Warnungen (siehe oben) – systematisch missinterpretiert und verfälscht zu werden, liegt in der Übertragung vom wissenschaftlichen in den medialen Diskurs ein ernst zu nehmendes Risiko. Die Kombination aus kognitiver und diskursiver Metaphernanalyse bietet sich an, um die Implikationen solcher Übertragungen aufzuzeigen und sie kritisch zu diskutieren.

Literatur

a) Quellen

Becker, Markus (2005): SKANDAL UM HWANG. Die Selbstzerstörung des Klon-Helden. In: Spiegel-Online, 23. Dezember 2005.

Bethge, Philipp (2001): Werkstatt der Zellen. In: Der Spiegel 1/2001.

Blech, Jörg (2007): Zelluhr zurückgedreht. In: Der Spiegel 48/2007.

Bredow, Rafaela von/Feldenkirchen, Markus/Traufetter, Gerald (2005): Weckruf aus Fernost. In: Der Spiegel 21/2005.

Cameron, Nigel (2005): The challenge of the Biotech century [1]. In: The Guardian, 21.Mai 2005.

Franz, Wolfgang-Michael (2006): Schizophrene Situation. In: Der Spiegel, 31/2006.

Hammerstein, Konstantin von/Neubacher, Alexander (2004): Angst vor Frankenstein. In: Der Spiegel 50/2004.

Highfield, Roger (2005). Embryo cloning cheat resigns in disgrace. In: The Daily Telegraph, 24 December 2005.

Lehmann, Kardinal Karl (2008): Im Zweifel für das Leben. In: Die Zeit, 17. Januar 2008.

Lovell-Badge, Robin (2005): The challenge of the biotech century [2]. In: The Guardian, 21. Mai 2005.

McKie, Robin/Asthana, Anushka (2005): Two men and their baby – now science outwits Mother Nature. In: The Observer, 13. November 2005.

Mönninger, Michael (2001): Das Wunder des Lebens, sichtbar gemacht: die Stammzelle TM. In: Die Welt, 4. Juli 2001.

Nationaler Ethikrat (2004): Stellungnahme: Klonen zu Fortpflanzungszwecken und Klonen zu biomedizinischen Forschungszwecken. Nationaler Ethikrat. Berlin. Online unter http:// www.ethikrat.org [eingesehen am 31. Dezember 2006]

Nationaler Ethikrat (2001): Stellungnahme: Zum Import menschlicher embryonaler Stammzellen. Nationaler Ethikrat. Berlin. http:// www.ethikrat.org [eingesehen am 31. Dezember 2006].

Reich, Jens (2004): Vernunft gebiert Monster. Interview mit Jens Reich. In: Die Zeit, 26. August 2004.

Rögener, Wiebke (2005): Kleine Klumpen mit großem Potenzial. In: Süddeutsche Zeitung, 21. Mai 2005.

Sloterdijk, Peter (1999): Regeln für den Menschenpark. Ein Antwortschreiben zu Heideggers Brief über den Humanismus. Frankfurt a. M: Suhrkamp.

Spiewak, Martin (2008): Der große Unterschied. In: Die Zeit, 29. Mai 2008.

Templeton, Sarah-Kate (2009): Artificial sperm and the race to build a baby. In: The Sunday Times, 12. Juli 2009.

Warnock, Baroness Mary (2008): A victory for all humanity. In: Times Higher Education, 29. Mai 2008.

Winnacker, Ernst-Ludwig (2008): Es geht auch mit Vernunft. In: Die Zeit, 7. Februar 2008.

York, Peter (2005): Primordial ooze that yields a pint of goodness. In: The Independent on Sunday, 6. November 2005.

b) Forschungsliteratur

Charteris-Black, Jonathan (2005): Politicians and Rhetoric. The Persuasive Power of Metaphor. Basingstoke: Palgrave-Macmillan.

Darwin, Charles (2004): The Descent of Man, and Selection in Relation to Sex. London: Penguin.

Darwin, Charles (1901): On the Origin of Species by Natural Selection. Or the Preservation of favoured Races in the Struggle for Life. London: John Murray.

Dawkins, Richard (2005): The Ancestor's Tale. A Pilgrimage to the Dawn of Life. With additional research by Y. Wong. London: Phoenix.

Dawkins, Richard (1989): The Selfish Gene. (New edition). Oxford/New York: Oxford University Press.

de Berg, Henk (2002): The Sloterdijk Debate. In: Kohl, Kathrin/Robertson, Ritchie (Hrsg.): Words, Texts, Images. Frankfurt a. M.: Peter Lang Verlag, 69-81.

Dennett, Daniel C. (1995): Darwin's Dangerous Idea. Evolution and the Meanings of Life. London: Simon & Schuster.

Dohmen, Daniela (2004): Neonatale Stammzellen. Rechtliche Grundlagen und Probleme. In: Bundesgesundheitsblatt - Gesundheitsforschung - Gesundheitsschutz 47 (1), 21-30.

Döring, Martin/Zinken, Jörg (2005): The Cultural Crafting of Embryonic Stem Cells: The Metaphorical Schematisation of Stem Cell Research in the Polish and French Press. In: metaphorik.de 8, 6-33. Online unter http://www.metaphorik.de.

Döring, Martin/Nerlich, Brigitte (2004): Die metaphorisch-mediale Modellierung von 'Stammzellenkulturen' in der deutschen und britischen Presseberichterstattung. In: Zeitschrift für Biopolitik 2/3, 17-29.

Engels, Eve-Marie (2002): Human embryonic stem cells – The German Debate. Nature Reviews: Genetics 3 (8), 636-641.

Eser, Albin/Koch, Hans Georg (2004): Research with human embryo stem cells. Foundations and judicial limits. In: Law and the human genome review 20, 37-63.

Goatly, Andrew (2007): Washing the Brain. Metaphor and Hidden Ideology. Amsterdam/New York: John Benjamins.

Gould, Stephen Jay (2000): Wonderful Life. The Burgess Shale and the Nature of History. London: Vintage.

Habermas, Jürgen (2001): Die Zukunft der menschlichen Natur. Auf dem Wege zu einer liberalen Eugenik. Frankfurt a. M.: Suhrkamp.

Hauskeller, Christine/Manzei, Alexandra/Bender, Wolfgang (Hrsg.) (2005): Grenzüberschreitungen – Crossing Borders: Kulturelle, religiöse und politische Differenzen im Kontext der Stammzellenforschung weltweit. Münster: Agenda.

Hauskeller, Christine (2004): Stammzellenforschung und Menschenwürde. In: Kettner, Matthias (Hrsg.): Biomedizin und Menschenwürde. Frankfurt a. M.: Suhrkamp, 145-171.

Hellsten, Iina (2002): The Politics of Metaphor. Biotechnology and Biodiversity in the Media. Tampere: Tampere University Press.

Hellsten, Iina (2000): Dolly: Scientific Breakthrough or Frankenstein's Monster? Journalistic and Scientific Metaphors of Cloning. In: Metaphor and Symbol 15(4), 213-221.

Henderson, Mark (2005): Junk medicine: stem cell research. In: The Times, 26. November 2005.

Hervey, Tamara K./Black, Hari (2005): The European Union and the Governance of Stem Cell Research. In: Maastricht Journal of European and Comparative Law 12, 3-40.

Jones, Steve (2000): The Language of the Genes. Biology, History and the Evolutionary Future. London: Flamingo.

Kevles, Daniel J. (1995): In the Name of Eugenics. Genetics and the Uses of Human Heredity. Cambridge, MA: Harvard University Press.

Kitzinger, Jenny/Henderson, Lesley/Smart, A./Eldrige, John (2003): Media Coverage of the Social and Ethical Implications of Human Genetics. Final report to the Wellcome Trust. London: Wellcome Trust.

Kövecses, Zoltán (2002): Metaphor: A Practical Introduction. Oxford/New York: Oxford University Press.

Lakoff, George/Turner, Mark (1989): More than Cool Reason: A Field Guide to Poetic Metaphor. Chicago/London: University of Chicago Press.

Lakoff, George/Johnson, Mark (1980): Metaphors we live by. Chicago: University of Chicago Press.

Lovejoy, Arthur O. (1936): The Great Chain of Being. Cambridge, MA: Harvard University Press.

Musolff, Andreas (2005): Genetic information as part of the "Great Chain of Being". In: metaphorik.de 8, 52-70. Online unter http://www.metaphorik.de.

Musolff, Andreas (2004): Metaphor and Political Discourse. Analogical Reasoning in Debates about Europe. Basingstoke: Palgrave-Macmillan.

Musolff, Andreas (2000): Mirror Images of Europe. The imagery used in the public debate about European Politics in Britain and Germany. München: Iudicium.

Nerlich, Brigitte (2005): ‚A River Runs Through it': How the discourse metaphor crossing the Rubicon structured the debate about human embryonic stem cells in Germany and (not) the UK. In: metaphorik.de 8, 71-104. Online unter http://www.metaphorik.de.

Oduncu, Fuat S. (2003): Stem cell research in Germany: Ethics of healing vs. human dignity. In: Medicine, Health Care and Philosophy 6 (1), 5-16.

Proctor, Robert N. (1988): Racial Hygiene: Medicine under the Nazis. Cambridge, MA: Harvard University Press.

Rose, Michael R. (1998): Darwin's Spectre. Evolutionary Biology in the Modern World. Princeton: Princeton University Press.

Sontag, Susan (1981). Krankheit als Metapher. Frankfurt a. M.: Fischer Taschenbuch Verlag.

Spieß, Constanze (2011): Diskurshandlungen. Theorie und Methode linguistischer Diskursanalyse am Beispiel der Bioethikdebatte. Berlin/Boston: de Gruyter.

Sun, Douglas (1994): Thurber's Fables for Our Time: A Case Study in Satirical Use of the Great Chain Metaphor. In: Studies in American Humor, new series 3 (1), 51-61.

Wellcome Trust (Hrsg.) (1998): Public Perspectives on Human Cloning. A social research study. London: Wellcome Trust.

Weikart, Richard (2004): From Darwin to Hitler. Evolutionary Ethics, Eugenics, and Racism in Germany. Basingstoke: Palgrave-Macmillan.

Weindling, Paul (1989): Health, race and German politics between national unification and Nazism 1870-1945. Cambridge: :Cambridge University Press.

Appendix

Herkunftsbegriff	Englisches Vokabular	Deutsches Vokabular	Referenzbegriff
Agentivität	*agent*	*aktive Potenz, Alleskönner*	Stammzellen
Bewegung- Transport	*advances, barrier breakthrough, climb, hurdles, milestone progress, step*	*bahnbrechend, Etappe, Fortschritt, Durchbruch, Geschwindigkeitsbegrenzungen, Haltesignale, (Schritt über den) Rubikon, Sprünge, Tür, Tor, vordringen, Weg*	Genforschung
Design-Konstruktion I	*drawing board, design, designer*	*Design, Bauplan*	Genforschung, Forscher
Design-Konstruktion II	*building blocks, tailor-made*	*maßgeschneiderte (Stammzelllinien)*	Zellen
Hierarchie- Potenz-Potenzial	*master cells pluripotent, potential, totipotent*	*multipotent, Potenzial, pluripotent, totipotent*	Stammzellen
Technologie	*machine, machinery, (mass-) manufacturing, (raw) material, motor, (bio-) technology*	*Ersatzteile, Ersatzteillager, Ersatzteilzucht, Material, Rangiermasse, Reparaturarbeiten, Rohmaterial für die Werkzeuge, Rohstoff, Werkstatt*	Genforschung
- IT	*Reprogramme*	*Reprogrammierung, Umprogrammierung, umprogrammieren*	Genforschung, insbesondere Klonen
Buch-Code-Lesen	*Book*	*Entschlüsselung, Entzifferung*	Genfoschung
Religion	*God, God's hand, end up on the altar*	*Sündenfall, Paradies, Höllensturz*	Genforschung
Magie I	*It's not natural but it's still wonderful; miracle cures*		Medizinische Anwendungen der Genforschung
Magie II		*Wunderwerke der Natur, Wunderzellen, Heilsbringer, Wunderessenz, fast magisch anmutende Eigenschaften, omnipotente Zellen*	Stammzellen
Monster	*Frankenbunny*	*Frankenstein, Monster*	Ergebnisse der Genforschung
Vergleiche mit nationalsozialistischer „Eugenik“	*evil of Nazi eugenics*	*Die Erfahrung, die wir mit ... Forschung und Wissenschaft im Dritten Reich gemacht haben*	Genforschung

Constanze Spieß

Metaphern als Sprachstrategien – Zur sprachlichen Manifestation von Konflikthaftigkeit im Stammzelldiskurs

1. Einleitung

Der bis heute andauernde und öffentlich geführte Diskurs[1] um die humane embryonale Stammzellforschung ist maßgeblich gekennzeichnet durch das Aufeinanderprallen gegensätzlicher Positionen zur Forschung an und mit humanen embryonalen Stammzellen.[2] Diese Konflikthaftigkeit des Diskurses, die sich im Jahre 2001 in besonderer Weise zuspitzte[3], soll hinsichtlich der in diesem Diskurs verwendeten sprachlichen Strategien Gegenstand des Beitrags sein. Die divergenten Positionen, die im Diskurs hervorgebracht werden und aufeinanderstoßen, beziehen sich in erster Linie in ihrer Grundproblematik auf den moralischen und rechtlichen Status von wenige Tage alte Embryonen. Die mit dieser Frage verbundenen Konflikte werden unter spezifischen Bedingungen sprachlich ausgetragen. Die Bedingungen resultieren zum einen aus der Besonderheit des Mediensystems und der Struktur der Öffentlichkeit, sie umfassen zum anderen weitere situative und kontextuelle Faktoren des öffentlich-politischen Kommunikationsbereichs, die sich allesamt immer auch sprachlich niederschlagen.

> „Konflikte, die von Massenmedien thematisiert werden, sind damit Bestandteil der öffentlichen Meinung. Dies bedeutet, dass veröffentlichte Konflikte nicht mehr intentional durch die Konfliktparteien gesteuert werden, sondern eine Eigendynamik angenommen haben, die durch die Funktionslogik der Medienkommunikation mitbestimmt wird. Für soziale Konflikte hat das zur Folge, dass ihre mediale Thematisierung nicht im Sinne einer Vermittlung zwischen den Konfliktparteien zu betrachten ist – wie es die Integrations- oder Schiedsrichterauffassung von Massenmedien voraussetzt – sondern dass Massenmedien die Konfliktbeobachtungen der Opponenten beeinflussen und damit Konfliktstoff in Form von mitgeteilten Beobachtungen zum Konfliktstand liefern." (Bucher/Duckwitz 2005: 189)

Medien kommt somit eine zentrale, aktive Rolle im Kontext des Konfliktes und seiner Entwicklung zu, insofern sie eine konfliktsteuernde Funktion innehaben.

---

1 Das Thema Stammzellforschung spielt in unserer Gesellschaft bis heute eine Rolle, auch wenn der Diskurs nicht immer in gleicher Intensität geführt wird.

2 Im Zusammenhang des Diskurses um Stammzellforschung wurde immer wieder auch ein Bezug zu anderen Diskursen hergestellt, deren Grundproblematik ähnlich gestaltet ist, so wurde z. B. im Hinblick auf den Status von Embryonen der Bezug zum Diskurs um das technische Verfahren der Präimplantationsdiagnostik relevant. Vgl. hierzu die Untersuchung von Domasch 2006.

3 Kontrovers diskutiert wurden zum einen verschiedene Möglichkeiten der rechtlichen Lösung des Problems und zum anderen moralisch-ethische Bewertungen des technischen Verfahrens.

Sie haben an der Hervorbringung von Konflikten, an der Art der Ausgestaltung, der Dauer und der Vehemenz von Konflikten einen großen Anteil. (Vgl. Bucher/Duckwitz 2005: 189)

Ziel der aus unterschiedlichen Wissensbereichen stammenden Diskursakteure im öffentlich ausgetragenen Stammzelldiskurs ist es, den Positionsgegner von der je eigenen Sichtweise zu überzeugen und um Aufmerksamkeit der Medien zu buhlen, da die Thematisierung der je eigenen Position in den Medien die Adressierung eines großen Publikums garantiert (vgl. Girnth in diesem Band). Die sprachlichen Äußerungen von politischen Akteuren sind dementsprechend mehrfachadressiert und folgen spezifischen Strategien (vgl. Kühn 1995).

In öffentlich-politischen Auseinandersetzungen geht es letztlich immer auch darum, die auf weltanschaulichen Hintergründen[4] basierenden Interessen sprachlich zu konstituieren und durchzusetzen. Weltanschauliche Hintergründe als Wissenshintergründe sind Teil der Kultur. Kultur wird einem handlungstheoretisch basierten Sprachbegriff zufolge durch soziale Praktiken, die sprachlich konstituiert sind, hervorgebracht. Sprache spielt hier somit eine zentrale Rolle, da in ihr die weltanschauliche Fundierung deutlich und zugleich konstituiert wird. Damit liegt der Untersuchung eine konstruktivistische und dynamische Sichtweise auf Sprache, Kultur und Gesellschaft zugrunde, die sich beispielsweise im Anschluss an Berger/Luckmann ([20]2004) sowie an Reckwitz (2004) formulieren lässt und sich in einem „bedeutungsorientierte(n) Kulturbegriff“ wiederfindet. Reckwitz stellt den bedeutungsorientierten Kulturbegriff dem totalitären gegenüber, wenn er formuliert:

> „Das Neuartige dieses Kulturbegriffs wird insbesondere deutliche, wenn man ihn mit dem totalitätsorientierten Kulturmodell vergleicht. Wenn letzteres davon ausging, dass es ‚verschiedene Kulturen' gibt und damit meinte, dass an unterschiedlichen Orten zu unterschiedlichen Zeiten verschiedenartige Verhaltenskomplexe existieren, so impliziert der bedeutungsorientierte Kulturbegriff ein theoretisches Argument: dass diese Verhaltenskomplexe vor dem Hintergrund von symbolischen Ordnungen, von spezifischen Formen der Weltinterpretation entstehen, reproduziert werden und sich verändern. Diese Sinn- und Unterscheidungssysteme, die keinem bloßen gesellschaftlichen ‚Überbau', sondern in ihrer spezifischen

4 Vgl. hierzu auch Spieß (2011b: 136-137) „Gegenwärtig wird *Weltanschauung* als Sammelbezeichnung für religiöse, philosophische, ideologische, ökonomische und politische Leitvorstellungen von der Welt und vom Leben verwendet und kann als immer schon existierende Hintergrundgewissheit für Urteile und Handlungsbewertungen angesehen werden. Es handelt sich also in gewisser Weise um ein vorwissenschaftliches Verständnis des menschlichen Daseins (vgl. Thomé 2004a und b, vgl. Zachhuber 2008). *Weltanschauung* ist dementsprechend als eine perspektivische Form der Wirklichkeits- und Weltinterpretation zu betrachten. Weltbild, zwar oft synonym zu Weltanschauung verwendet (vgl. Zachhuber 2008, Thomé 2004a und b) kann aber neben einer vom Individuum ausgehenden Sichtweise der Welt als zusammenhängende, kohärent wahrgenommene Realität demgegenüber auch noch einen Bezug zur Kosmologie als Bedeutungsaspekt enthalten.“ Diese Aussagen treffen in besonderer Weise für bioethische Diskurse zu.

> Form einer ‚symbolischen Organisation der Wirklichkeit' den notwendigen handlungskonstitutiven Hintergrund aller sozialen Praktiken darstellen, machen die Ebenen der ‚Kultur' aus – dies ist das sozialkonstruktivistische Argument des bedeutungsorientierten Kulturverständnis." (Reckwitz 2004: 7)

Kultur ist in diesem Zusammenhang als Prozess aufzufassen, in dem Normen und Werte, die wiederum als Sinnpotenziale gelten, einer permanenten diskursiven Aushandlung unterliegen. Kultur in diesem Sinne kann allgemein

> „...als der von Menschen erzeugte Gesamtkomplex von Vorstellungen, Denkformen, Empfindungsweisen, Werten und Bedeutungen aufgefasst [werden], der sich in Symbolsystemen materialisiert." (Nünning/Nünning 2003: 6).

Bioethische Diskurse im Allgemeinen und der bioethische Diskurs um Stammzellforschung im Besonderen stellen letztlich Weltanschauungsdiskurse dar, die kulturell verortet sind und öffentlich ausgetragen werden. In ihnen treffen verschiedene Vorstellungen vom Menschsein aufeinander, wobei die einzelnen zusammentreffenden Wissensdomänen wie z.B. die Naturwissenschaften, die Philosophie, die Ethik oder die Theologie unterschiedliche Menschenbilder vertreten können, was sich u.a. in spezifischen symbolischen Ordnungen niederschlägt. Diese symbolischen Ordnungen sind u.a. sprachlich. Bei der sprachlichen Organisation des Diskurses spielen u.a. Metaphern eine große Rolle, die im vorliegenden Beitrag als eine Form sprachlicher Strategien verstanden werden und Gegenstand der Analyse sein sollen.

2. Massenmediale Kommunikation und Öffentlichkeit

Der Diskurs um Stammzellforschung fand und findet im Raum der Öffentlichkeit statt. Maßgeblich beteiligt sind Akteure, die aus verschiedenen Disziplinen stammen wie Theologie, Philosophie, Naturwissenschaften, Politik. Aber auch die Massenmedien sind als eigenständiger Diskursakteur im Gesamtgefüge des Diskurses auszumachen. (Vgl. dazu auch Busse in diesem Band)

Grundannahme einer solchen Auffassung von Massenmedien als Diskursakteuren ist, dass Gesellschaft als ein funktional ausdifferenziertes System zu begreifen ist, in dem die Massenmedien verschiedene Aufgaben übernehmen, selbst auch an der Konstruktion der Gesellschaft beteiligt sind und zugleich eine Plattform für gesellschaftliche Auseinandersetzungen darstellen.

> „Aus der system- und akteurstheoretisch beschriebenen Fundierung der WZB-Öffentlichkeitstheorie [WZB = Wissenschaftszentrum Berlin für Sozialforschung, Ergänzung C. S.] ergibt sich zudem, dass Massenmedien als ein Ort gesellschaftlicher Auseinandersetzungen verstanden werden, an

> dem unterschiedliche und miteinander konkurrierende Akteure und Inhalte aufeinander treffen und um die Deutungshoheit zu bestimmten Themen ringen (Gerhards/Neidhard 1991: 58, zitiert nach Schäfer 2008: 372).

Die Deutungshoheit wird erreicht, indem in einer Konkurrenzsituation bestimmte Prinzipien verfolgt werden, die der Erregung von Aufmerksamkeit dienen und die als spezifisch mediale Strukturprinzipien den öffentlichen Raum beeinflussen und bestimmen. Öffentlichkeit wird somit zum relevanten Faktor von Diskursen; damit müssen Diskurse vor dem Hintergrund öffentlichkeitstheoretischer Überlegungen betrachtet werden, denn was als *öffentlich* gilt wird maßgeblich durch die zugrunde liegende Theorie bestimmt. Durch die Erregung von Aufmerksamkeit ist der massenmediale Akteur zumindest auf dem Weg, Deutungshoheit zu erlangen. Weitere Mechanismen, die der Erreichung von Deutungshoheit dienen, sind beispielsweise die Selektion von Nachrichten nach bestimmten Prinzipien. Diese Prinzipien selegieren Nachrichten nach spezifischen Nachrichtenwerten wie Neuigkeitswert, Prestigewert und Konfliktwert (vgl. Luhmann 1970: 10-13).

Was überhaupt unter *Öffentlichkeit* zu verstehen ist, welche Funktionen Öffentlichkeit hat und wie Öffentlichkeit konstituiert wird, soll nun an dieser Stelle präzisiert werden. *Öffentlich* wird in diesem Beitrag auf die sprachlichen Äußerungen bezogen, die im öffentlich-politischen Kommunikationsraum vollzogen werden, *öffentlich* charakterisiert somit die dem Beitrag zugrunde liegenden sprachlichen Daten, die aber immer schon als Elemente größerer sozialer Kontexte betrachtet werden (vgl. hierzu Busse 2001: 31-55). Das, was öffentlich geäußert wird, ist prinzipiell allen Gesellschaftsteilhabern zugänglich, es wird vor einem prinzipiell unabschließbaren Publikum geäußert. Massenmedien kommt – wie bereits erwähnt – in diesem Zusammenhang eine besondere Relevanz zu, da sie in einem hohen Maße an der Erzeugung von Öffentlichkeit beteiligt sind (vgl. Habermas 1990: 326-332, vgl. Schiewe 2004). Öffentlichkeit konstituiert sich zudem auf unterschiedlichen Ebenen: So spricht man von der Encounter-Ebene, der Ebene der Versammlungsöffentlichkeit und von der Ebene der Medienöffentlichkeit. Auf der Encounter-Ebene bilden sich spontane, zufällige und nicht strukturierte kleine Öffentlichkeiten als Ansammlungen von Menschen, die miteinander mehr oder weniger zufällig in Kommunikation treten. Die Versammlungsebene ist strukturierter und voraussetzungsreicher als die Encounter-Ebene. Auf ihr treten Menschen mit klaren sozialen Rollenverteilungen in größeren Gruppen zu spezifischen Themen geplant in Interaktion. Die Medienöffentlichkeit stellt die voraussetzungs- und strukturreichste Ebene dar, die sich nicht durch die physische Präsenz von Menschen konstituiert, sondern die in erster Linie durch Medien hervorgebracht wird. Sie folgt dabei ganz bestimmten Prinzipien und kann verschiedene Funktionen erfüllen. Medienöffentlichkeit ist ein wesentliches Element von Politik, sie ist sozusagen eine Form politischer Öffentlichkeit; Politik ist notwendigerweise auf sie verwiesen und angewiesen (vgl. hier Kamber/Ettinger 2006: 174).

Öffentlichkeit kann unterschiedliche Qualitäten und Funktionen haben. Gemeinhin spricht man von einer Transparenzfunktion, Validierungsfunktion und

Orientierungsfunktion.[5] Diese Funktionen realisieren Öffentlichkeit sehr unterschiedlich. Grundlegend ist jedoch eine sich daraus ergebende weitere Funktion, da sie die Bedingungsmöglichkeit von Diskursen darstellt. Es handelt sich dabei um die Funktion der Wirklichkeitskonstruktion. Durch die drei Funktionen (Transparenz-, Validierungs- und Orientierungsfunktion) wird in spezifischer Weise Wirklichkeit hergestellt.

Kamber/Ettinger (2008) weisen aber zugleich auf einen Wandel der medialen Öffentlichkeit ab den 80er Jahren des 20. Jahrhunderts hin im Hinblick auf eine zunehmende Medialisierung politischer Öffentlichkeit, politischer Akteure, politischer Entscheidungsfindungsprozesse und damit politischer Kommunikation (vgl. Kamber/Ettinger 2008: 170). Sie sprechen in diesem Zusammenhang vom „zweiten Strukturwandel der Öffentlichkeit":

> „Dieser zweite Strukturwandel der Öffentlichkeit wird in der Literatur durch die Ausdifferenzierung eines Mediensystems aus dem politischen System bei gleichzeitiger Koppelung der Medien an Marktlogiken gekennzeichnet. Dieser Prozess wird durch den Zerfall der politischen Grossmilieus sowie die am neoliberalen Gesellschaftsmodell orientierte Deregulierung befördert. Im Zuge der Deregulation der keynesianisch orientierten, neokorporativen Integration von Politik und Wirtschaft lösen sich die Medien sozial wie ökonomisch von ihren herkömmlichen Trägerorganisationen (z.B. Parteien, Verbände) und werden zu Medienorganisationen mit beliebiger Kapitalversorgung aber hoher Renditeerwartung (Picard 2001)." (Kamber/Ettinger 2008: 174f.)

Die oben vorgestellte Selektion nach bestimmten Nachrichtenwerten (vgl. Luhmann 1979 10-13) (Prestigewert, Neuigkeitswert und Konfliktwert) kann seit den 80er Jahren verstärkt wahrgenommen werden. Die Indikatoren dieses „zweiten Strukturwandels" lassen sich mit Kamber/Ettinger (2008)wie folgt stichpunktartig beschreiben:

- „Kampagnenproduktionen der Medien"
- „Zunahme an Skandalisierungen", „gestiegene Bedeutung der Medien als Skandalisierer"
- „Fokussierung auf Konflikte und die kommunikative Zuspitzung von Konflikten"
- „Anpassungsleistung politischer Akteure mit medienwirksamen Eventmanagement"
- „ verstärkte Personalisierung und Privativiserung der öffentlich-politischen Kommunikation" (Kamber/ Ettinger 2008: 175)

---

5 Imhof (2005: 280-283) und Kamber/Ettinger (2008: 173) benennen die drei Funktionen als Forumsfunktion, Kontroll- und Legitimationsfunktion sowie Integrationsfunktion.

Damit wird massenmediale Kommunikation (vgl. Schäfer 2008: 372) als „typischerweise konflikthaltig verstanden[...].“ In diesen Bereich ist auch der Diskurs um Stammzellforschung zu verorten. Wie sich die Konflikthaftigkeit sprachlich niederschlägt, soll am Beispiel dreier Bundestagsdebatten[6], die sich mit der Problematik der humanen embryonalen Stammzellforschung befassen, im Hinblick auf die Analyse zentraler Metaphernkonzepte nachvollzogen werden.

Die linguistische Diskursanalyse fokussiert in erster Linie Diskurse in ihrer sprachlichen Ausprägung und Gestalt.[7] In linguistischer Perspektivierung werden politische Diskurse demnach als von den Medien hervorgebrachte, sprachliche Gebilde aufgefasst, die im Raum der Öffentlichkeit verortet sind. Die konfliktären Strukturen öffentlicher Kommunikation manifestieren sich dementsprechend im Sprachmaterial als u. a. spezifische sprachliche Strategien.

Die drei dieser Untersuchung zugrunde liegenden Bundestagsdebatten sind Teil der Medienöffentlichkeit, da über die Debatten sowohl im Vorfeld als auch im Nachhinein in den Massenmedien berichtet wurde und verschiedene Debattenreden Gegenstand kontroverser Auseinandersetzungen u. a. innerhalb der Printmedien waren; die Debatten selbst sind in gedruckter und digitaler Form jedem Bürger/jeder Bürgerin frei zugänglich. Durch ihre politische Relevanz bedingten die Bundestagsdebatten den weiteren (nicht nur printmedialen) und bis heute andauernden Diskursverlauf.

3. Politische Debattenrede: Funktions- und Strukturmerkmale einer politischen Textsorte

Mit der Anzahl von 151 gehaltenen und zu Protokoll gegebenen Debattenreden aus insgesamt drei Bundestagsdebatten zu ethischen Fragen der Biomedizin im Allgemeinen und zur Regelung der Stammzellforschung im Besonderen nimmt die Kommunikationsform der Debattenrede im Diskurs um Stammzellforschung eine herausragende Stellung ein.

Die parlamentarische Kommunikation, prototypischerweise repräsentiert durch die Debattenrede, ist im Gesamt als vielschichtiges Handlungsspiel zu beschreiben, das sich aus verschiedenen sprachlichen Handlungen und Handlungsmustern zusammensetzt. Die Debatte an sich läuft nach streng institutionell vorgegebenen Bedingungen und Regeln ab; sie besteht aus verschiedenen Reden, die nacheinander gehalten werden und deren Zeitrahmen vorgegeben ist. Dieser

---

6 Die drei Bundestagsdebatten sind online abrufbar unter:
http://dip21.bundestag.de/dip21/btp/14/14173.pdf (Bundestagsdebatte vom 31.5.2001)
http://dip21.bundestag.de/dip21/btp/14/14214.pdf (Bundestagsdebatte vom 30.1.2002)
http://dip21.bundestag.de/dip21/btp/16/16142.pdf (Bundestagsdebatte vom 14.2.2008)

7 Die sprachliche Perspektive ist selbstverständlich nur eine Perspektive unter anderen, aber eine wesentliche, wenn man einem pragmatischen Sprachbegriff folgt.

wird in aller Regel streng eingehalten. Als weitere Strukturmuster der Bundestagsdebatte sind der Zwischenruf, die Zwischenfrage und der Applaus zu nennen. Die Parlamentsdebatte kann demnach als ein äußerst komplexes Handlungsgefüge aufgefasst werden. Dabei konstituieren drei unterschiedliche Textsorten die Parlamentsdebatte: a) die Reden der Abgeordneten, b) die Äußerungen des Bundespräsidenten/der Bundespräsidentin bzw. deren Vertretern, dessen/deren Äußerungen sich fast ausschließlich auf das Verfahren der Debatte beziehen (Redezeit, Zwischenfragen, Abstimmungen) und c) die Zwischenrufe und Zwischenfragen der Mitglieder des Deutschen Bundestages. Hier soll nun nicht näher auf die Musterhaftigkeit der Bundestagsdebatte eingegangen werden, vielmehr soll deutlich gemacht werden, dass sprachliche Strategien im Kontext dieser strengen Reglementierung und Abfolge kommunikativer Handlungen erfolgen und vor dem Hintergrund dieses Interaktionsrahmens betrachtet werden müssen (vgl. hier Burkhardt 2005).

Parlamentarische Kommunikation kann als verdichtetes Symbol für öffentlich-politische Konflikte angesehen werden. In den hier untersuchten Debattenreden beispielsweise sind die wesentlichen Strukturlinien des Gesamtdiskurses präsent, d.h. die Debatte enthält bzw. bezieht sich auf diskursrelevante Lexik, diskursrelevante Metaphorik und Argumentationsmuster.

Ziel und Zweck der politischen Rede bestehen zumeist in der Akzeptanzschaffung, Meinungsbeeinflussung oder in der Überzeugung des adressierten Publikums. Dem entsprechend haben Debattenreden bzw. die politische Rede eine informativ-persuasive Grundfunktion, die einzelnen redekonstitutiven Sprachhandlungen sowie die einzelnen Handlungsmuster der Rede stehen im Dienst dieser Grundfunktion. Die Debattenrede als Prototyp politischer Rede (vgl. hierzu Klein 2000), spielt in verschiedenen politischen Handlungsfeldern (s. u.) eine Rolle.

Der Großbereich der politischen Kommunikation gliedert sich in verschiedene Handlungsfelder politischen Handelns. Man kann zunächst in vier Handlungsfelder differenzieren (vgl. hierzu Girnth in diesem Band, der genauer auf die Handlungsfelder eingeht):

a) Handlungsfeld der öffentlichen Meinungsbildung
b) innerparteiliche Willensbildung
c) Handlungsfeld der politischen Werbung
d) Handlungsfeld der Meinungs- und Willensbildung in Institutionen

Bei den Handlungsfeldern handelt es sich um vier basale Felder, die noch weiter differenziert werden können – und zwar je nach Untersuchungsgegenstand – wie Reisigl (2007: 32-36) gezeigt hat. Der politischen Debattenrede kommt eine besondere Rolle zu, weil sie in allen vier Handlungsfeldern präsent ist und Funktionen übernimmt: im Handlungsfeld der öffentlich-politischen Meinungsbildung besteht ihre Funktion darin, sich an die Öffentlichkeit (an ein öffentliches Publikum) zu wenden und damit ein disperses und äußerst heterogenes Publikum zu adressieren; im Handlungsfeld der innerparteilichen Willensbildung steht die

Funktion der Profilierung im Vordergrund (in den drei hier zugrundeliegenden Bundestagsdebatten steht die fraktionsübergreifende, aber dennoch parteiliche Willensbildung im Vordergrund), im Handlungsfeld politische Werbung dient die Debattenrede der Aufwertung der Eigenposition und Abwertung der Gegnerposition. Im Handlungsfeld der Meinungs- und Willensbildung in Institutionen spielt sie als parlamentarische Aussprache im Gesetzgebungsverfahren als ein wichtiger Verfahrensschritt, der durch die Geschäftsordnung des Bundestages geregelt ist, eine zentrale Rolle. Konstitutiv ist ebenso die Zulassung der Öffentlichkeit (Zuschauertribüne, Medien, Veröffentlichung der Plenarprotokolle im Parlamentarischen Anzeiger und im Internet).

Aufgrund der situativen Bedingungen ist die parlamentarische Debattenrede nicht nur an eine Empfängergruppe bzw. einen Empfänger gerichtet, sondern durch die Zulassung der Öffentlichkeit (Debatten kann man von der Zuschauertribüne folgen, sie werden im Radio und im Fernsehen übertragen) richten sie sich an ein breites, durchaus heterogenes und disperses Publikum. Kennzeichnend ist somit eine Mehrfachadressierung an den politischen Gegner, an die Zuhörer im Plenarsaal und an die unabgeschlossene Öffentlichkeit außerhalb des Plenarsaals. Diese kommunikative Situation der Mehrfachadressiertheit provoziert letztlich einen spezifischen Sprachgebrauch, der sich in spezifischen Handlungsmustern wie z.B. ERKLÄREN, RICHTIGSTELLEN, BILANZIEREN, KONTRASTIEREN, PROFILIEREN, AUF- UND ABWERTEN, DIFFAMIEREN etc., Schlüsselwörtern, Argumentationsmustern oder in spezifischer Metaphorik niederschlägt. Die Situation der Rednerin/des Redners, möglichst schnell von der eigenen Position zu überzeugen und sich gleichzeitig von der gegnerischen Position abzugrenzen, erzeugt einen zunächst plakativ erscheinenden Sprachgebrauch. Üblich ist es, positiv besetztes Vokabular und positiv bewertete Handlungsmuster mit der eigenen Position in Verbindung zu bringen und negative Wertungen mit der gegnerischen Position in Bezug zu setzen. Das führt letztlich dazu, dass die Parlamentarier entweder oft bewusst gleiches Vokabular benutzen, das in der Bedeutungsstruktur aber unterschiedlich ausdifferenziert wird. Oder aber sie verwenden deutlich distinktes Vokabular, das die Sachverhalte unterschiedlich bewertet. Auf Ausdrücke wie *Menschenwürde* oder *Lebensschutz* beziehen sich beispielsweise alle Parteien. *Menschenwürde* ist aufgrund der vielfältigen Verwendung durch die unterschiedlichen Parteiungen durch eine gewisse semantische Vagheit gekennzeichnet. Um jedoch die Bedeutungsunterschiede der Aussagen in Erfahrung zu bringen und die Bedeutungsspezifizierungen der einzelnen Diskursakteure nachvollziehen zu können, bedarf es einer genauen Analyse des sprachlichen Materials und der durch die Diskursakteure praktizierten Kontextualisierungen. So können sich nämlich die vermeintlich plakativ verwendeten Ausdrücke auf den zweiten Blick als verdichtete Symbole darstellen, die komplexe Argumentationen enthalten oder indizieren; durch die Verwendung solcher verdichteten Symbole mit den je unterschiedlichen Kontextualisierungen können die Konfliktlinien des Diskurses in Erscheinung treten.

4. Sprachliche Formen des bioethischen Konflikts um Stammzellen

Der Konflikt um die humane embryonale Stammzellforschung ist ein noch recht junger Konflikt. Die Diskussionen entspannten sich ab Ende des Jahres 1998. Im November 1998 gelang es erstmals einem Forschungsteam um J. A. Thomson, humane Stammzellen aus menschlichen Embryonen zu isolieren und daraus Stammzelllinien zu generieren. Bei der Isolierung der Stammzellen werden die ganz jungen Embryonen zerstört (vgl. Thomson u. a. 1998). Die neu entwickelte Technik setzte nicht nur in Deutschland heftige Debatten und Diskussionen über diese Technik und damit zusammenhängend über prinzipielle Fragen des Menschseins in Gang, sondern in vielen europäischen Ländern (vgl. Deutscher Bundestag 2002). Der Höhepunkt des Diskurses ist nach wie vor für das Jahr 2001 auszumachen. Zu diesem Zeitpunkt wurden in Deutschland vehement ethisch-moralische Fragen diskutiert. Die Debatte entspannte sich, weil durch die neue Technik ein rechtlicher Regelungsbedarf entstand. Das geltende Embryonenschutzgesetz umfasste nämlich nicht die Regelung der technischen Innovation der Isolierung von Stammzellen aus Humanembryonen. Durch die technische Entwicklung entstand eine Situation, die schließlich neu zu bewerten war und öffentlich diskutiert werden musste. Die intensive öffentliche Diskussion der Problematik um Stammzellforschung führte schließlich zu einem am 1. Juli 2002 in Kraft getretenem Stammzellgesetz, das aber im Jahre 2008 bereits wieder geändert wurde. Die Änderung des Gesetzes wurde ebenfalls kontrovers diskutiert.

In drei Debatten[8] ging es also um Konsequenzen und Gefahren von Stammzellforschung. Der moralische Status von Embryonen war das Thema, auf das die einzelnen Debattenreden letztlich explizit oder implizit Bezug nahmen.

Der ethische Konflikt innerhalb des Stammzelldiskurses spitzte sich auf die Frage zu, welchen moralischen Status der menschliche Embryo hat. Ausgangspunkt für die zentrale Diskursfrage ist die Diskussion um zwei Grundrechte, die durch die technische Innovation der Stammzellisolierung in Kollision gerieten: Letztlich ging und geht es um die Frage, ob die in Artikel 1 des Grundgesetzes verankerte und mit dem Embryo in Verbindung gebrachte Menschenwürde mit dem Recht auf Forschungsfreiheit aufgewogen werden kann, wenn es beispielsweise um den Nutzen der Forschung geht. In der Diskussion geht es also um die ethisch-moralische Bewertung von neuen Techniken im Hinblick auf die damit verbundenen Ziele und eingesetzten Mittel.

Prinzipiell sind die Ziele, die mit der Stammzellforschung verfolgt werden (Heilung von Menschen) als positiv hervorzuheben und als solche auch positiv zu bewerten. Im Hinblick aber auf die dafür eingesetzten Mittel entspannte sich die kontroverse Debatte, denn es ging nämlich um eine Bewertung der hochran-

---

8 In der Bundestagsdebatte von 2008, die eine Fortsetzung der Bundestagsdebatten der Jahre 2000 und 2001 darstellt, wird der Konflikt insofern wiederaufgenommen bzw. fortgesetzt, als alte Diskurskonstellationen (vgl. Schäfer 2008: 372) fortgeführt werden, die Akteure ähnlich sind, es kaum neue Argumente gibt. Vielmehr kann für den Diskursausschnitt der Bundestagsdebatten festgestellt werden, dass es eine Verschiebung in der Gewichtung der Argumente gibt.

gigen Ziele der Stammzellforschung im Hinblick auf den Einsatz menschlicher Embryonen. Hinsichtlich der eingesetzten Mittel existieren innerhalb des Diskurses unterschiedliche Ansichten darüber, welchen Status die befruchtete Ei- und Samenzelle genießt.

Sprachlich ausgetragene Konflikte zeigen sich auf verschiedenen Ebenen: sie zeigen sich im Streit um Wörter, im Streit um sprachliche Handlungen, im Streit um Metaphern oder im Streit um Argumente. Typische Handlungsmuster stellen beispielsweise DRAMATISIEREN, PERSONALISIEREN, EMOTIONALISIEREN, DIFFAMIEREN, VORWERFEN oder UNTERSTELLEN etc. dar, die sich durch spezifische sprachliche Mittel wie umstrittene oder vage Schlüsselwörter, Metaphern und Argumentationsmuster konstituieren. Der Streit wird jedoch nicht immer expliziert, vielmehr kann man an der Thematisierung von Sprachgebrauchsweisen erkennen, ob der Sprachgebrauch oder der Sachverhalt umstritten ist.

Die Analyse sich sprachlich manifestierender Konflikthaftigkeit gibt Aufschluss darüber, in welcher Weise die Konfliktparteien aufeinandertreffen, wo die Konfliktlinien verlaufen und welche weltanschaulichen Voraussetzungen bzw. Perspektiven im Diskurs zur Geltung gebracht werden. Hier soll es nun um die Analyse des metaphorischen Sprachgebrauches und die Frage welche sprachlichen Handlungen mit der Verwendung der Diskursmetaphorik in Zusammenhang stehen und hervorgebracht werden, gehen.

5. Das handlungs- und sprachstrategische Potenzial von Metaphern

5.1 Metaphern als sprachliche Strategie

Mit dem Erscheinen des Buches ‚metaphors we live by' von George Lakoff und Mark Johnson setzte sich in der Linguistik eine kognitive Sichtweise der Metapher und metaphorischer Prozesse durch. Spätestens seit dem Erscheinen des bis heute viel zitierten und beachteten Werks ist es (nicht nur) in der Linguistik unumstritten, dass Metaphern nicht mehr nur als bloßer Redeschmuck oder als ein Ornament der Rede aufzufassen sind, sondern dass Metaphern ein wesentlicher Anteil bei der Deutung, Konstruktion und dem Verständnis von Wirklichkeit zukommt. So gehen Lakoff/Johnson davon aus, dass unser gesamtes Denken, Sprechen und Handeln metaphorisch strukturiert ist, wenn sie formulieren:

> "The concepts that govern our thought are not just matters of the intellect. They also govern our everyday functioning, down to the most mundane details. Our concepts structure what we perceive, how we get around in the world, and how we relate to other people. Our conceptual system is largely metaphorical, then the way we think, what we experience, and what we do every day is very much a matter of metaphor." (Lakoff/Johnson 1980: 3)

Metaphern finden sich nach dieser Position in jeglicher, alltäglicher Interaktion und Kommunikation sowie in sämtlichen Sinngenerierungsprozessen. Was aber macht die Metapher zu so einem beliebten Kommunikationsmittel? Oder anders gefragt: Was kennzeichnet eine Metapher und den Prozess der Metaphorisierung?

Wenn man von metaphorischem Sprachgebrauch spricht, dann wird häufig auch von uneigentlichem Sprechen gesprochen. Betrachtet man die Struktur der Metapher, so fällt zunächst auf, dass das wörtlich Formulierte vom tatsächlich Gemeinten abweicht. Es gibt sozusagen eine Lücke zwischen dem Wörtlichen und dem Gemeinten. Diese Lücke wird durch die Metapher geschlossen und das Nicht-Wörtliche Element wird semantisch in den Kontext so eingepasst, dass für den Sprachteilhaber keine Widersprüchlichkeiten bestehen. Das, was mit der Aussage gemeint ist, wird demnach ganz offensichtlich durch den situativen Kontext bestimmt. Die Metapher ist somit im Wesentlichen ein pragmatisches Phänomen, das sowohl hinsichtlich des Verstehens als auch im Hinblick auf die Verwendung auf den sozialen Handlungskontext verwiesen bleibt und selbst Handlungen konstituiert.[9] Metaphern sind damit immer schon kulturell eingebunden und nicht wertfrei. Die Divergenz zwischen dem wörtlich Gesagten und dem tatsächlich Gemeinten muss sich der Sprachteilhaber dabei erschließen, indem die relevanten und durch die Metapher hervorgehobenen Bedeutungsaspekte situativ eingepasst werden. Ein Sprachteilhaber muss damit spezifische, kulturell verortete Projektionsprozesse leisten, um Metaphern verstehen und anwenden zu können. Im Hinblick auf den Projektionsprozess verfügt die Metapher strukturell dabei über einen Herkunftsbereich (source) und einen Zielbereich (target). Dadurch dass von einem Herkunftsbereich Bedeutungsaspekte auf einen Zielbereich projiziert werden, werden zugleich spezifische Bedeutungsaspekte hervorgehoben (*highlighting*), andere dagegen bleiben verborgen (*hiding*). Die Metapher basiert demnach auf den beiden Mechanismen *highlighting* und *hiding*.[10] Speziell aufgrund dieser beiden Mechanismen ist der Metapher eine Bewertungskomponente inhärent, die jedes metaphorische Sprechen in besonderer Weise als ein perspektivisches Sprechen kennzeichnet, denn mit der Metaphernverwendung entscheidet sich der Sprecher für eine spezifische perspektivierte Interpretation von Sachverhalten (vgl. Koeller 2004: 635, vgl. Spieß 2011a:

---

9 Eine solche Sichtweise unterstützt die sich im Zuge der Diskurslinguistik etablierte Metaphernanalyse, die Metaphorik nicht unabhängig der diskursiven Kontexte analysiert. (Vgl. hierzu Böke 1996) Anders als Junge es suggeriert, geht es hier sehr wohl um die sprachliche Konstitution von Metaphern, nur eben, dass der zugrunde gelegte Sprachbegriff den sozialen Handlungskontext inkludiert. Vgl. dazu Junge (2011). Sprachphänomene werden im Kontext der Diskurslinguistik und Pragmatik eben nicht isoliert von jeglichen Kontexten betrachtet, der soziale Kontext ist essentieller Teil des Sprachphänomens.

10 Zu fragen wäre an dieser Stelle, welche Gegenstände sich besonders zur Metaphorisierung eignen. Letztlich können verschiedenen Metaphorisierungsrichtungen ausgemacht werden, die über die metaphorisierten Gegenstände recht allgemein Auskunft geben. So wird u.a. Unbelebtes durch Belebtes, Abstraktes durch Konkretes, Komplexes durch Einfaches metaphorisiert. Komplexe technische Innovationen werden durch Metaphorisierungen, die beispielsweise aus der Alltagserfahrung stammen, veranschaulicht bzw. vermittelt (s.u.).

376). Mit den beiden Mechanismen in Verbindung steht somit der Prozess der Bedeutungsperspektivierung, der sich durch *highlighting* und *hiding* von Bedeutungsaspekten kontextuell ergibt. Die jeweilige Bedeutung bzw. die hervorgehobenen Bedeutungsaspekte sind demnach nur kontextuell zu erschließen. Mit dem Projektionsprozess vom Source-Bereich auf den Target-Bereich kommt es zu neuen Bedeutungen.

Metaphern haben durch ihre spezifische Struktur eine gewisse kulturelle Relevanz im sprachlichen Konstruktionsprozess von Wirklichkeit, denn sie haben großen Anteil an der kulturellen Erzeugung von Wirklichkeit. Sie sind kulturspezifische Phänomene, denn sie werden in besonderer Weise durch die situativ-kontextuellen, lebensweltlichen Faktoren bestimmt. So kann es z.B. sein, dass selbst im europäischen Kontext ein und dieselbe Metapher unterschiedlich verwendet wird, weil beispielsweise die politische Situation oder die historische Tradition, auf die sich die Metapher bezieht, eine andere ist (vgl. dazu Nerlich 2005 und Musolff 2003, vgl. auch Musolff in diesem Band).

Metaphern nehmen im Gesamt der menschlichen Kommunikation neben der Perspektivierungsfunktion weitere Funktionen ein. So dienen Metaphern auch der Wissens- und Sachverhaltskonstitution, der Wissensvermittlung und der Wissensstrukturierung. Mittels Metaphern können komplette Wissenshintergründe aufgerufen werden, ohne sie explizit zu nennen. Die Wissensvermittlung durch Metaphorik stellt dabei immer schon eine perspektivierte Vermittlung dar. Metaphern können eine Benennungsfunktion und semantische Lücken füllen. Komplexe Texte können in ihrer Kohärenz durch Metaphern strukturiert bzw. organisiert sein. Ebenso können komplexe Argumentationen durch Metaphorik verdichtet werden, Metaphern selbst können Indikatoren für komplexe Argumentationsgänge darstellen.

5.2 Metaphorische Konzepte in bioethischen Debatten

Im Hinblick auf die sprachliche Perspektive der Konstitution von Konflikten spielt vor allem die Bewertungsdimension von Sprache eine zentrale Rolle. Die Bewertungsdimension ist es auch, die die Positionen unvereinbar erscheinen lässt. Es geht in bioethischen Diskursen um Bewertungen strittiger Sachverhalte, die vor dem Hintergrund nicht hinterfragbarer Gewissheiten, lebensweltlicher Zusammenhänge oder der weltanschaulichen Perspektive, ausgefochten werden. Die genannten und der Untersuchung zugrunde liegenden Bundestagsdebattenreden über bioethische Fragestellungen stellen prototypische Beispiele für sprachliche Auseinanderstzungen über bioethische Themen dar.[11]

---

11 Über die Konstitution sprachlicher Auseinandersetzungen im Hinblick auf bioethische Themen gibt es bereits mehrere linguistische Untersuchungen, auf die der Beitrag aufbauen bzw. zurückgreifen kann (vgl. hierzu Domasch 2006, Spieß 2009 und 2011a).

Die Debattenreden sind dabei nicht als isolierte sprachliche Handlungen zu sehen. Vielmehr sind sie eingebettet in komplexe bioethische Diskurse, die einmal mehr und einmal weniger vehement geführt werden und die den Bundestagsdebatten jeweils vorausgehen oder folgen. In den Printmedien werden die Debattenreden diskursiv verhandelt, bewertet und kommentiert. Sie stehen damit in einem Netz einer Vielzahl von Aussagen zur Thematik. Im Zentrum der Analyse steht hier nun die Analyse vier zentraler Metaphernbereiche. Im Kontext der Analyse soll der Frage nachgegangen werden, welche Strategien die Diskursakteure mittels Metaphorik verfolgen, genauerhin welche sprachlichen Handlungen durch Metaphorik konstituiert und welche Bedeutungsaspekte jeweils hervorgehoben bzw. hervorgebracht werden. Zuerst geben jeweils typische Sprachbelege für das jeweilige Konzept einen Einblick in die konkrete Metaphernverwendung, bevor die Belege dann analysiert und interpretiert werden.

a) Metaphorik aus dem Bereich Physik – Die Konzeptualisierung von Werten als Gewichte

(1) „Unser Ja zum Leben schließt ein Ja zur Heilung unseres Gegenübers ein. Ich freue mich, dass Bischof Huber unsere Debatte auf der Tribüne verfolgt. Wir diskutieren das auch in unseren Kirchen. Für mich ist dieses Ja zum Leben zugleich Verpflichtung, auch Ja zur Heilung des Gegenübers zu sagen. Dies ist eine zentrale Botschaft der Bibel. (Dr. Wolfgang Gerhardt (FDP): Richtig!) Hier erhält die Stammzellforschung ihre ethische und für die Christen auch religiöse Begründung. Ich halte es für medizinisch und ethisch geboten, dass wir uns an dieser menschenfreundlichen Basisinnovation des 21. Jahrhunderts beteiligen. Wir müssen das natürlich *abwägend* tun. Es gibt keine schwierigen ethischen Fragen, die man *abwägungslos* beiseite schieben kann. Wie aber lautet die *Abwägung*? *Auf der einen Seite* steht der ernst zu nehmende und wichtige Schutz einer befruchteten Eizelle in einer Petrischale außerhalb des menschlichen Körpers. Die Ehrfurcht vor dem Leben gebietet es uns, mit dieser biologischen Wurzel für individuelle Menschwerdung ganz behutsam umzugehen. *Auf der anderen Seite* stehen mögliche Heilungschancen für ganze Generationen." (Peter Hintze, 14.2.2008, CDU/CSU; Hervorh. C. S.)

(2) „Mit der Stammzellforschung verbinden sich Hoffnungen auf die Entwicklung von Heilverfahren für bisher nicht zu heilende Krankheiten. Diese Hoffnungen lassen sich nach Ansicht einiger nur oder schneller mit embryonalen Stammzellen realisieren. Aber rechtfertigt die Hoffnung auf mögliche Heilung die Tötung menschlichen Lebens? *Können wir hier abwägen zwischen dem Lebensrecht des Embryos und einer Hoffnung auf Heilung,* von der wir nicht wissen, ob sie zu realisieren ist und ob sie nur auf diesem Wege zu realisieren ist? Ist es vertretbar zu sagen, je intensiver die

Heilungshoffnung sei, desto stärker dürften wir die Unantastbarkeit der Würde des Menschen in einem frühen Stadium infrage stellen? Nach meinem Dafürhalten lässt sich die verbrauchende Embryonenforschung nicht mit der mehr oder weniger fundierten Hoffnung auf Heilung rechtfertigen." (Jochen Borchert, 14.2.2008, CDU/CSU; Hervorh. C. S.)

Mithilfe der BALANCE-METAPHER werden in erster Linie die Aspekte des ‚Abwägens', des ‚Gleichgewichts', der ‚Gewichtung' und damit der ‚Hierarchisierung' in den Argumentationskontext eingebracht. Unterschiedliche Sachverhalte/Werte/Normen werden dabei als Gewichte konzeptualisiert, die, wenn man sie auf eine Waagschale legt, abgewogen werden. Wertet man eine Sache als gewichtiger, so hat das Auswirkungen auf die andere Seite der Waagschale, in der ein anderer Wert/eine andere Norm/ein anderer Sachverhalt liegt. BALANCE-METAPHORIK wird sowohl von Befürwortern als auch von Gegnern der Stammzellforschung verwendet. Je nach Perspektive werden die Werte hierarchisiert und gegeneinander abgewogen. Mit der BALANCE-METAPHER werden die befruchtete Eizelle, also der Beginn menschlichen Lebens mit den zu erwartenden Heilungschancen abgewogen. Je nach Position erfährt die befruchtete Eizelle als menschliches Leben ein höheres oder niedrigeres Gewicht als das Handlungsziel der Therapie und mit der Gewichtung auch eine andere Bedeutung.

Welcher Wert nun höher gewichtet wird, das Lebensrecht des Embryos oder die Hoffnung auf Heilung, gibt Aufschluss über grundsätzliche Vorstellungen vom Menschen, die hier im Diskurs zusammentreffen. Wie die je gegnerische oder eigene Position bewertet wird, wird durch sprachliche Bewertungshandlungen deutlich. Im Falle von Sprachbeleg 1 wird Stammzellforschung durch die lexikalischen Einheiten *menschenfreundliche Basisinnovation* oder *Ja zur Heilung* als *zentrale Botschaft der Bibel* in positiv konnotierte Kontexte gestellt. Ebenso wird in Sprachbeleg 2 die Position des Emittenten durch die Aussage *Die Ehrfurcht vor dem Leben gebietet es uns, mit dieser biologischen Wurzel für individuelle Menschwerdung ganz behutsam umzugehen* positiv bewertet, die gegnerische Position dagegen durch eine Vorwurfshandlung (*...lässt sich die verbrauchende Embryonenforschung nicht mit der mehr oder weniger fundierten Hoffnung auf Heilung rechtfertigen*) kritisiert. Dem Positionsgegner wird vorgeworfen, dass es sich bei der Hoffnung auf Heilung um ungesichertes Wissen handelt.

b) Metaphorik aus dem Bereich der Naturkatastrophen – Die Konzeptualisierung von Konsequenzen der Forschung als Naturkatastrophe

(3) „Mir scheint, wir stehen vor einer wichtigen Weichenstellung, einer, bei der der Mensch selbst, das, was ihn vor allem anderen ausmacht, auf dem Spiel steht. Deshalb sollten wir diese Debatte mit allergrößtem Ernst führen – und deshalb den *Dammbruch*, die Grenzüberschreitung, erkennen, die darin läge, wenn wir heute Embryonen den nötigen umfassenden Schutz verweigern und sie zum beliebigen Material wissenschaftlicher

Forschung erklären würden." (Gerald Häfner, 30.1.2002, Bündnis 90/Die Grünen; Hervorh. C. S.)

(4) „Zweitens. Das Argument, man könne den Import von Stammzellen genehmigen, da bereits mit der Abtreibungsregelung der erste *Dammbruch* vollzogen worden sei, ist nicht konsequent. Wir können diese falsche Regelung zurzeit noch nicht zurücknehmen. Aber wir können daraus lernen, bevor wir den nächsten *Dammbruch* beschließen. Im Übrigen hat das Bundesverfassungsgericht in seinem Urteil die Politik beauftragt, laufend zu überprüfen, ob menschliches Leben ausreichend geschützt wird." (Wolfgang Zöller, 14.2.2008, CDU/CSU; Hervorh. C. S.)

Die Diskursakteure, die sich gegen eine Änderung oder Aufhebung der Stichtagsregelung äußern, sehen in der Entscheidung dafür eine ethische Grenzüberschreitung, die sie als Naturkatastrophe konzeptualisieren und damit die negativ wertenden Aspekte der ‚Gefahr', der ‚Unabschätzbarkeit der Folgen', des ‚Ausgeliefertseins', der ‚Zerstörung' in Verbindung bringen. Die Bedeutungsaspekte, die Naturkatastrophen kennzeichnen, werden auf diesen Schritt der politischen Entscheidung übertragen. *Dammbruch* wird dabei als Schutzverweigerung definiert, die eine Konzeptualisierung des EMBRYOS ALS MATERIAL impliziert. Diese Bedeutungsspezifikationen sind in Beleg 3 in die Handlung des WARNENS eingebunden, zugleich wird dem Positionsgegner UNTERSTELLT, den Embryo als Ware bzw. als beliebiges Material aufzufassen. Mit Beleg 4 liegt ebenfalls eine sprachliche Handlung des WARNENS vor. Die Entscheidung für die Änderung bzw. Lockerung der Stichtagsregelung wird seitens der Forschungsgegner dementsprechend als DAMMBRUCH konzeptualisiert. Im Kontext der forschungsbefürwortenden Diskursakteure (Beleg 10) wird die DAMMBRUCH-METAPHER verwendet, um die Gefahren betonende Argumentationsweise kritisch zurückzuweisen. Dabei bedient sich der Diskursakteur der Metaphorik aus dem Bereich der Informationstechnologie (s. u.), um den Nutzen der Forschung zu unterstreichen und die eigene Position positiv zu evaluieren. Die DAMMBRUCH-METAPHORIK ist mit anderen Metaphern stark vernetzt, in Beleg 3 z. B. mit der WEG-METAPHER (*Weichenstellung*), der GRENZ-METAPHER (*Grenzüberschreitung*) und der WAREN-METAPHER (*beliebiges Material*).

c) Metaphorik aus dem Bereich der Industrie und der Waren – Die Konzeptualisierung lebendiger Entitäten (Embryo, Zellen) als Ware

(5) „Ich will kurz noch einen anderen Punkt ansprechen. Es geht darum, was sich entwickelt, wenn es bei der embryonalen Stammzellforschung keine Restriktionen und damit auch keine Entschleunigung des Prozesses gibt. Spanien und Großbritannien gehen in den Bereichen der Stammzellforschung und der Fortpflanzungsmedizin gleich vor. Weil die Stammzellforscher sagen, sie könnten die tiefgekühlten Embryonen nicht mehr *be-*

nutzen, wenn sie *aufgetaut* sind, da dann die Qualität nicht mehr so gut sei, werden Frauen dazu überredet, angehalten und teilweise auch bezahlt, dass sie bei der Fortpflanzungsmedizin entweder ihre Embryonen oder sogar Eizellen direkt für die Stammzellforschung spenden. Meine Damen und Herren, dies ist die Folge, wenn keine Entschleunigung stattfindet, wenn es keine Restriktionen gibt. So werden nicht nur Frauenkörper, sondern auch Embryos *zur Ware degradiert*. Hier sehe ich die Notwendigkeit zur Grenzziehung." (Priska Hinz, 14.2.2008, Bündnis 90/Die Grünen; Hervorh. C. S.)

(6) „Das Signal, das vom Stammzellgesetz in Deutschland bislang ausgeht und nach meiner Überzeugung auch in Zukunft ausgehen soll, lautet: Erstens. Es darf keine *Herstellung* von menschlichen Embryonen zum Zweck der Forschung geben. Zweitens. Es darf von Deutschland kein Anreiz zum *Verbrauch* von Embryonen für die Forschung ausgehen." (Annette Schavan, 14.2.2008, CDU/CSU; Hervorh. C. S.)

(7) „Ich wünsche mir, dass medizinischer Fortschritt made in Germany das Label der ethischen Unbedenklichkeit mit Recht erhalten kann. *Menschliche Embryonen und auch ihre Teile sind keine Ware, die man kaufen und verkaufen, importieren und exportieren darf.* Die Mehrheit dieses Hauses ist hoffentlich mit mir der Meinung, dass sie auch *niemals Ware werden dürfen.*" (Wolfgang Wodarg, 30.1.2002, SPD; Hervorh. C. S.)

WARENMETAPHORIK steht hier dominant im Kontext der Argumentation gegen den Verbrauch von Embryonen zu Forschungszwecken und damit gegen die Instrumentalisierung des Menschen. Die Konzeptualisierung des MENSCHEN BZW. MENSCHLICHER EMBRYONEN ALS WARE wird in den Aussagen negativ kontextualisiert. Dabei legen die Forschungsgegner bzw. Gegner der Stichtagsverschiebung mittels WARENMETAPHORIK der gegnerischen Position eine gewisse Dehumanisierung des jungen menschlichen Embryos in den Mund. Durch den Akt des impliziten VORWURFS (Beleg 5: *Weil die Stammzellforscher sagen..., werden Frauen dazu überredet...*), durch den Akt des *warnenden Gefahrenhinweises* (Beleg 5: *Embryos zur Ware degradiert*) oder den Akt des APPELLS (Beleg 6 und 7: *Es darf...kein Anreiz; niemals Ware werden dürfen*) wird diese Negativkontextualisierung des politischen Gegners realisiert.

Über die Negativkontextualisierung des MENSCHEN ALS WARE durch die sprachlichen Handlungen des WARNENS oder APPELLIERENS wird zudem die Norm des Instrumentalisierungsverbots und damit ein bestimmtes Menschenbild impliziert und als Wissenshorizont aufgerufen. WARENMETAPHORIK spielt in der Bundestagsdebatte vom 14.2.2008 jedoch eine weit weniger bedeutende Rolle als in den Bundestagsdebatten vom 31.5.2001 und 30.1.2002, vermutlich weil es nicht mehr um die grundlegende Entscheidung für oder gegen die Forschung mit humanen embryonalen Stammzellen geht, sondern um die Verschiebung bzw. die Aufhebung des Stichtags. Zugleich wird an den Beispielen deutlich, dass die

Metaphern mit anderen Metaphern, z.B. der GRENZ-METAPHORIK (*Grenze überschreiten*) oder mit Metaphern aus dem Konzeptbereich der ZEIT (*Entschleunigung*), vernetzt sind.

d) Metaphorik aus dem Bereich der Informationstechnologie – Die Konzeptualisierung der menschlichen Zelle als technischer Gegenstand

Die innerhalb des Stammzelldiskurses verwendete Programm-Metapher, hier in Form der REPROGRAMMIERUNGS-METAPHER, gehört zu den Metaphern aus dem Großbereich der Informationstechnologie. Mithilfe informationstechnologischer Metaphern (Programmmetapher, REPROGRAMMIERUNGS-METAPHER, Gene als Programme etc.) argumentieren Forschungsgegner für die Beibehaltung der Stichtagsregelung von 2002 und für die Förderung alternativer Forschungskonzepte, etwa die Forschung an adulten Stammzellen, indem sie die bislang erzielten Erfolge mit den noch kaum vorhandenen Erfolgen der embryonalen Stammzellforschung kontrastieren (vgl. Beleg 8).

(8) „Die *Reprogrammierung* von Hautzellen oder das Gewinnen von Stammzellen aus Nabelschnurblut und Hoden – all diese Fortschritte hat es in den letzten sechs Jahren gegeben. Auch von daher muss man sich überlegen, ob die embryonale Stammzellforschung unter den heutigen Gesichtspunkten wirklich alternativlos ist und ob man – ich sage es einmal so – den Stichtag verschieben muss, nur weil Stammzelllinien instabil werden. Auch die neuen Linien, die seit 2002 gewonnen wurden, sind instabil. Das ist immanent. Wenn es Entwicklungen hin zu einer anderen, besseren und ethisch unbedenklicheren Forschung gibt, dann sollte man sich wirklich überlegen, ob man nicht diesen Weg geht und fördert und das Bisherige auf dem Level belässt, auf dem es sich jetzt befindet. Grundlagenforschung ja, etwas anderes brauche wir aber nicht." (Priska Hinz, 14.2.2008, Bündnis 90/Die Grünen; Hervorh. C. S.)

Was aber wird mit der Metapher überhaupt metaphorisiert? Mithilfe technischer Prozesse der Informationstechnologie, u. a. die Programmierung von Computern, die Steuerung von Maschinen durch Computern etc. werden komplexe Zellabläufe veranschaulicht. Aspekte aus dem Bereich des Computers werden somit an menschliche Zellen herangetragen. Mit der Verwendung der Metapher im Kontext von Zellprozessen wird die Bedeutung impliziert, dass sich lebendige Entitäten wie Zellen durch Menschenhand in verschiedene Richtungen steuern lassen. Das deutet u.a. darauf, dass die Zellabläufe überschaubar, handhabbar, manipulierbar, voraussehbar, steuerbar und zurücksetzbar sind. Lebendige Entitäten werden damit als technische Einheiten konzeptualisiert. Prozesse der Zelle werden mithilfe der COMPUTERMETAPHER erläutert, zugleich aber wird die Zelle verfügbar gemacht.

Die menschliche Zelle wird mittels dieser Metapher als Computer konzeptualisiert, dessen Funktionieren von einem Programm abhängig ist, dessen Spezialisierung wieder zurückgesetzt werden kann. Die programmierte Zelle kann dabei nur durch äußeren, menschlichen Einfluss reprogrammiert werden, es geschieht nicht von selbst. Die Kontingenz des Lebendigen tritt dabei in den Hintergrund der Bedeutungsspezifikation. Die Art und Weise der zellulären Verarbeitung und Prozesse werden mit der Verwendung dieser Metapher hervorgehoben.

Als Teil informationstechnologischer Metaphern nehmen die Diskursakteure mittels der Verwendung der Metapher Bezug auf die Aspekte des ‚Steuerbaren'; ‚Planbaren'; auf den Aspekt des ‚gespeicherten Wissens', das Prozesse steuert.

Während Forschungsgegner mithilfe der Metapher für die Weiterentwicklung alternativer Forschungen (AS-Zellen) plädieren (vgl. Beleg 8), ziehen Forschungsbefürworter dagegen die PROGRAMMIERUNGSMETAPHER heran, um sich für eine Stichtagsverschiebung einzusetzen (vgl. Beleg 10). Sie argumentieren, dass die Mechanismen der Reprogrammierung nur mithilfe der embryonalen Stammzellforschung erforscht werden können. Reprogrammierung ist insofern von Vorteil, als die Zelle wieder in ihren anfänglichen, pluripotenten Zustand, von dem aus sie sich in verschiedene Zellen differenzieren kann, versetzt wird. Mit dem Nachvollzug der Mechanismen, die die Zelle wieder in ihren anfänglichen Zustand versetzen, erhoffen sich die Naturwissenschaftler auch Erkenntnis über die Zelldifferenzierungsprozesse, die sie dann gezielt ansteuern könnten. Im Vordergrund steht die Zurücksetzung der Spezifikation.

(9) „Es besteht die Hoffnung, dass die Stammzellmedizin eines Tages ohne Embryonen auskommen wird. Wir brauchen aber heute eine fundierte Grundlagenforschung auch mit embryonalen Stammzellen, um Mechanismen der *Reprogrammierung* sowie der Entstehung und Heilung von Krankheiten zu erkennen. Auf Basis einer solchen hochwertigen Forschung werden wir – hoffentlich – den Durchbruch bei den adulten Stammzellen erleben." (Marlies Volkmer, 14.2.2008, SPD; Hervorh. C. S.)

(10) Ich komme zum Ende, Herr Präsident, ich sehe das Blinklicht. – Mit den vor 2002 gewonnenen Stammzelllinien lässt sich forschen. Ja, das bezweifelt niemand. Aber um die neuen Wege der *Reprogrammierung* zum Erfolg zu bringen, um also das zu erreichen, was wir wollen, nämlich ethisch unbedenkliche Quellen für Stammzellen, ist der Rückgriff auf qualitativ bessere und neuere Stammzelllinien notwendig. Die Forschung in diesem Feld braucht Überprüfung, wenn ich Alternativen will, wenn ich also will, dass Deutschland zu einem Motor für die Entwicklung ethisch unbedenklicher Alternativen wird. Aus diesem Grunde halte ich die Verlegung des Stichtages für verantwortbar. Was wir damit ermöglichen, bedeutet nach meiner festen Überzeugung weder Dammbruch noch grenzenlose Forschung. Wir sorgen damit nicht für eine Liberalisierung des Gesetzes, sondern für eine Weiterentwicklung, die der Intention des Gesetzes von 2002 entspricht." (Annette Schavan, 14.2.2008, CDU/CSU; Hervorh. C. S.)

Die Verwendung von embryonalen Stammzellen wird dabei als ein notwendiger und unabdingbarer Schritt auf dem Weg zu einer unumstrittenen Forschung betrachtet. Mit dieser Argumentation wird das Handeln der Forschungsbefürworter in einen positiven Kontext gestellt, insofern betont wird, dass es im Dienst einer hochrangigen Forschung zu sehen ist, die die Entstehung von Krankheiten zu erkennen und die Heilung von Krankheiten intendiert (vgl. Beleg 9).

In den vorigen Bundestagsdebatten spielte die Reprogrammierung von Zellen nur mittelbar eine Rolle, es interessierten vielmehr die Prozesse der Programmierung. Dementsprechend wurde ein anderer Metapherntyp der Programmmetapher realisiert: Es ging zunächst um das Programmieren von Zellen:

(11) „Wir wissen bis heute nicht, warum aus einer bestimmten Zelle eine Nervenzelle wird. Den Weg der Zelldifferenzierung und *–programmierung* will die Wissenschaft erforschen. Der amerikanische Forscher Gearhart entdeckte erstmals 1998 embryonale Stammzellen. Diese Stammzellen können sich nahezu unbegrenzt vermehren, teilen und in sehr viele verschiedene Zelltypen entwickeln. Embryonale Stammzellen sind der Schlüssel zum Verständnis aller anderen Stammzelltypen. Die Forschung versichert glaubhaft, dass die Funktionsweise adulter Stammzellen nur mithilfe der Grundlagenforschung an embryonalen Stammzellen festgestellt werden kann. Mit anderen Worten: Man muss die *Programmierung* einer Zelle kennen, um sie am Ende *reprogrammieren* zu können. Ziel ist es ja, Krankheiten mit eigenen Stammzellen des Patienten zu heilen." (Katherine Reiche, 30.1.2002, CDU/CSU; Hervorh. C. S.)

(12) „Das Ziel dieser Grundlagenforschung ist ein besseres Verständnis davon, wie die *Programmierung* von Zellen funktioniert. Wie kommt es, dass aus einer unspezifischen Zelle eine Leber-, Blut-, Knochenmarks- oder Herzmuskelzelle wird? Wie können wir diesen *Prozess gezielt steuern*? Wir hoffen darauf, dass diese Forschung dazu beiträgt, dass zumindest einigen von Tausenden von Menschen in Deutschland, aber auch weltweit, die zurzeit auf ein Spenderorgan warten, geholfen werden kann." (Ulrike Flach, 30.1.2002, FDP; Hervorh. C. S.)

Die PROGRAMM-METAPHER nimmt unterschiedliche Funktionen ein. Zum einen geht es um die Vermittlung komplexer Zellprozesse, zum anderen dient sie aber der Stützung von Argumentationen für und gegen die Stichtagsverschiebung. Dabei steht sie immer schon im Kontext größerer Argumentationszusammenhänge wie z.B. im Kontext der Hervorhebung von Alternativen oder der Betonung des Heilens von Krankheiten. An den Belegen wird auch hier deutlich, dass die einzelnen Metaphernkonzepte mit anderen Metaphernkonzepten vernetzt sind, z. B. mit der GEBÄUDE-METAPHER (Beleg 11: *Schlüssel zum Verständnis*) oder der WEG-METAPHER (Beleg 8: *Fortschritte, Weg gehen*; Beleg 10: *Wege der Reprogrammierung*; Beleg 11: *Weg der Zelldifferenzierung*; Beleg 12: *Ziel der Grundlagenforschung*).

6. Fazit: Handlungskonstitution durch Metaphorik

Stammzellforschung wird in allen drei Bundestagsdebatten mithilfe von Metaphorik u. a. entweder als CHANCE oder GEFAHR konzeptualisiert. Metaphern sind eingebettet in komplexe Argumentationsgänge, gleichzeitig stellen sie häufig verdichtete Argumente dar. Sie dienen damit größeren Handlungszwecken der Diskursakteure, sie haben damit einen nicht unerheblichen Anteil an der Konstitution von konfliktbefördernden Diskurshandlungen, die durch die analysierten Metaphern erzeugt werden. Folgende Handlungsstrategien lassen sich innerhalb der Texte ausmachen:

Heraufbeschwören von Gefahr

Sowohl mittels NATURKATASTROPHEN-METAPHER als auch der WAREN- und INDUSTRIE-METAPHORIK werden innerhalb des Diskurses Gefahren heraufbeschworen. Insbesondere die NATURKATASTROPHEN-METAPHER steht bei der Verwendung durch Forschungsgegner für die Gefahr beispielsweise der Instrumentalisierung des Menschen. Mit der Heraufbeschwörung von Gefahren durch NATURKATASTROPHEN-METAPHORIK ist eine Negativbewertung des politischen Gegners verbunden, der implizit für diese, aus der Perspektive der Forschungsgegner, zu erwartenden Gefahren verantwortlich gemacht wird und damit deutlich negativ bewertet wird. Unter anderem wird eine große Gefahr darin gesehen, dass der menschliche EMBRYO bzw. der MENSCH ALS WARE aufgefasst wird.

Abwenden von Gefahren

Der Heraufbeschwörung von Gefahren wird innerhalb des Diskurses dahingehend begegnet, dass Auswege aus den Gefahren durch ein Abwägen der sich gegenüber stehenden Interessen und Werte vorgeschlagen werden.

Unter anderem wird mithilfe der BALANCE-METAPHER seitens der Forschungsbefürworter wie der Forschungsgegner sprachlich der Ausweg aus den Gefahren konzeptualisiert. Entweder wird eine Hierarchisierung von Werten vorgenommen oder aber es wird der Aspekt der Abwägung ins Spiel gebracht. Beide Argumentationen erfolgen im Kontext der Strategie der Gefahrenabwendung. Die Findung eines Kompromisses wird u.a. als Ausgleich konzeptualisiert oder es werdem je nach Position die entsprechende Höhergewichtung von entweder frühem menschlichen Leben oder die therapeutischen Aussichten der Forschung als Formen der Gefahrenabwendung konzeptualisiert.

Berufen auf Verantwortung

Die Gegner der Stichtagsverschiebung machen mithilfe der COMPUTER-METAPHER darauf aufmerksam, dass zahlreiche Prozesse der Programmierung bereits an AS-Zellen erforscht worden sind. Eine verantwortungsvolle Forschung versucht, Prozesse der Programmierung und Reprogrammierung an AS-Zellen nachzuvollziehen. In diesem Zusammenhang wird unter Bezug auf Verantwortung gegenüber dem menschlichen Leben auf die Erfolge der Reprogrammierung bei der AS-Zellforschung verwiesen.

Konstatieren von Dringlichkeit

Mithilfe der IT-Metapher wird seitens derjenigen, die für eine Verschiebung des Stichtages bzw. prinzipiell für die Stammzellforschung mit ES-Zellen sind, argumentiert, dass es nur mithilfe des Nachvollzugs der embryonalen Zellprozesse langfristig einen Verzicht auf ES-Zellen geben wird, da diese Forschung eine Art Zwischenschritt auf dem Weg zur unumstritten Forschung mit AS-Zellen ist. Dieser Weg wird als unumgänglich und dringend notwendig beschrieben. Entweder man verfolgt diesen Schritt oder man verschließt sich der Forschung und Deutschland verliert den internationalen Anschluss, so die Schlussfolgerung der Forschungsbefürworter bzw. der Befürworter der Stichtagsverschiebung. Die Dringlichkeit der Stichtagsverschiebung und der Stammzellforschung werden mittels der INDUSTRIE- und WAREN-METAPHORIK hervorgehoben (Beleg 10).

Suche nach Erkenntnis – Heraufbeschwören von Fortschritten

Der Nachvollzug, wie Zellprozesse ablaufen und demzufolge wie Zellen reprogrammiert werden können, wird innerhalb des Diskurses in den Kontext des Fortschritts und der Suche nach Erkenntnis gestellt. Fortschritt und Suche nach Erkenntnis sind dabei positiv bewertete Orientierungsgrößen, die als gesellschaftlich wünschenswert erachtet werden.

Die hier vorgestellte Auswahl an diskursiven Handlungsstrategien steht prinzipiell in Verbindung mit den Basisstrategien der *Aufwertung* der eigenen und der *Abwertung* der gegnerischen Positionen. Es wird deutlich, dass sich die Rahmenbedingen von Öffentlichkeit und Massenmedialität im sprachlichen Handeln niederschlagen, insofern für die je eigene Position um Aufmerksamkeit gebuhlt wird bzw. für die eigene Position geworben wird. Tatsachen, die den je eigenen Interessen entgegen stehen, werden unterschlagen oder nur vom Positionsgegner hervorgehoben, wie z. B. die Tatsache, dass ES-Forschung bislang zu keinen Therapien am Menschen geführt.

Literatur

a) Primärquellen

Bundestagsprotokolle

http://dip21.bundestag.de/dip21/btp/14/14173.pdf (Bundestagsdebatte vom 31.5.2001)
http://dip21.bundestag.de/dip21/btp/14/14214.pdf (Bundestagsdebatte vom 30.1.2002)
http://dip21.bundestag.de/dip21/btp/16/16142.pdf (Bundestagsdebatte vom 14.2.2008)

b) Forschungsliteratur

Baldauf, Christa (1997): Metapher und Kognition. Grundlagen einer neuen Theorie der Alltagsmetapher, Frankfurt u.a.: Peter Lang.

Berger, Peter/Luckmann, Thomas ([20]2004): Die gesellschaftliche Konstruktion der Wirklichkeit. Eine Theorie der Wissenssoziologie. Mit einer Einleitung zur deutschen Ausgabe von Helmuth Plessner, Frankfurt a.M.: Fischer.

Bock von Wüflingen, Bettina (2007): Genetisierung der Zeugung. Eine Diskurs- und Metaphernanalyse reproduktionsgenetischer Zukünfte. Bielefeld: transcript.

Böke, Karin (1996): Überlegungen zu einer Metaphernanalyse im Dienste einer »parzellierten« Sprachgeschichte. In: Böke, Karin u.a. (Hrsg.): Öffentlicher Sprachgebrauch. Praktische, theoretische und historische Perspektiven. Georg Stötzel zum 60. Geburtstag gewidmet. Opladen: Westdeutscher Verlag, 431-452.

Bucher, Hans-Jürgen/Duckwitz, Amelie (2005): Medien und soziale Konflikte. In: Jäckel, Michael (Hrsg.): Mediensoziologie. Grundfragen und Forschungsfelder, Wiesbaden: Verlag für Sozialwissenschaften.

Burkhardt, Armin (2005): Deutsch im demokratischen Parlament. Formen und Funktionen der öffentlichen parlamentarischen Kommunikation. In: Kilian, Jörg (Hrsg.): Sprache und Politik. Deutsch im demokratischen Staat. Mannheim: Dudenverlag, 85–98.

Busse, Dietrich (2001): Öffentliche Sprache und politischer Diskurs. Anmerkung zu einem prekären Gegenstand linguistischer Analyse. In: Diekmannshenke, Hajo/Meißner, Iris (Hrsg.): Politische Kommunikation im historischen Wandel. Tübingen: Stauffenburg, 31-55.

Deutscher Bundestag, Referat Öffentlichkeitsarbeit (Hrsg.) (2002): Enquete-Kommission „Recht und Ethik der modernen Medizin. Zwei Bände. Band 1: Stammzellforschung und die Debatte des Deutschen Bundestages zum Import von menschlichen embryonalen Stammzellen. Band 2: Schlussbericht, Berlin.

Domasch, Silke (2006): Zum sprachlichen Umgang mit Embryonen. Semantische Konkurrenzen innerhalb des biomedizinischen Diskurses zur Präimplantationsdiagnostik. In: Felder, Ekkehard (Hrsg.): Semantische Kämpfe. Macht und Sprache in den Wissenschaften. Berlin/New York, 99-125.

Domasch, Silke (2007): Biomedizin als sprachliche Kontroverse. Die Thematisierung von Sprache im öffentlichen Diskurs zur Gendiagnostik. Berlin/New York: de Gruyter.

Fauconnier, Gilles/Turner, Mark (1998): Conceptual Integration Networks. In: Cognitive Science Vol. 22 (2), 133-187.

Fauconnier, Gilles/Turner, Mark (2002): The Way We Think: Conceptual Blending and the Mind's Hidden Complexities. New York: Basic Books.

Felder, Ekkehard (2006a): Semantische Kämpfe in Wissensdomänen. Eine Einführung in Benennungs-, Bedeutungs- und Sachverhaltsfixierungs-Konkurrenzen. In: Felder, Ekkehard (Hrsg.): Semantische Kämpfe. Macht und Sprache in den Wissenschaften. Berlin/New York: de Gruyter, 13-46.

Felder, Ekkehard (Hrsg.) (2006b): Semantische Kämpfe. Macht und Sprache in den Wissenschaften. Berlin/New York: de Gruyter.

Felder, Ekkehard/Müller, Markus (Hrsg.) (2009): Wissen durch Sprache. Theorie, Praxis und Erkenntnisinteresse des Forschungsnetzwerkes „Sprache und Wissen", Berlin/New York: de Gruyter.

Gerhards, Jürgen (1994): Politische Öffentlichkeit. Ein system- und akteurstheoretischer Bestimmungsversuch. In: Neidhardt, Friedhelm (Hrsg.) (1994): Öffentlichkeit, öffentliche Meinung, soziale Bewegungen. Sonderheft 34 der Kölner Zeitschrift für Soziologie und Sozialpsychologie, 77-105.
Gerhards, Jürgen (1994): Politische Öffentlichkeit. Ein system- und akteurstheoretischer Bestimmungsversuch. In: Neidhardt, Friedhelm (Hrsg.) (1994): Öffentlichkeit, öffentliche Meinung, soziale Bewegungen. Sonderheft 34 der Kölner Zeitschrift für Soziologie und Sozialpsychologie, 77-105.
Gerhards, Jürgen/Neidhardt, Friedhelm (1991): Strukturen und Funktionen moderner Öffentlichkeit: Fragestellungen und Ansätze. In: Müller-Doohm, Stefan/Neumann-Braun, Klaus (Hrsg.): Öffentlichkeit – Kultur – Massenkommunikation. Oldenburg, 31-89. Online unter http://oops.uni-oldenburg.de/ volltexte/1999/685/.

Girnth, Heiko (2002): Sprache und Sprachverwendung in der Politik. Tübingen: Niemeyer.

Girnth, Heiko/Spieß, Constanze (2006): Dimensionen öffentlich-politischen Sprachhandelns. In: Girnth, Heiko/Spieß, Constanze (Hrsg.): Strategien politischer Kommunikation. Pragmatische Analysen. Berlin: Erich Schmidt Verlag, 7-16.

Grice, Herman P. (1989): Logic and Conversation. In: Grice, Herman P.: Studies in the Way of Word. Cambridge: Harvad University Press, 22-40.

Günthner, Susanne/Linke, Angelika (2006): Linguistik und Kulturanalyse – Ansichten eines symbiotischen Verhältnisses. In: Zeitschrift für Germanistische Linguistik 34.1/2, 1-27.

Habermas, Jürgen (1990): Strukturwandel der Öffentlichkeit. Untersuchungen zu einer Kategorie der bürgerlichen Gesellschaft. Mit einem Vorwort zur Neuauflage, Frankfurt a.M.: Suhrkamp.

Hörmann, Hans (^{4}1994): Meinen und Verstehen. Grundzüge einer psychologischen Semantik, Frankfurt a.M.: Suhrkamp.

Imhof, Kurt (2005): Medien und Öffentlichkeit. In: Jäckel, Michael (Hrsg.): Mediensoziologie. Grundfragen und Forschungsfelder. Wiesbaden: VS Verlag für Sozialwissenschaften, 273-293.

Jäkel, Olaf (2003): Die Geschichte der Konzeptualisierung von Wissenschaft als Entwicklungsgeschichte eines metaphorischen Szenarios. In: Geideck, Susan/Liebert, Wolf-Andreas (Hrsg.): Sinnformeln. Linguistische und soziologische Analysen von Leitbildern, Metaphern und anderen kollektiven Orientierungsmustern. Berlin/New York: de Gruyter, 323-342.

Jarren, Otfried/Donges, Patrick (^{2}2006): Politische Kommunikation in der Mediengesellschaft. Eine Einführung. Wiesbaden: VS Verlag für Sozialwissenschaften.

Jarren, Otfried/Sarcinelli, Ulrich/Saxer, Ulrich (Hrsg.) (1998): Politische Kommunikation in der demokratischen Gesellschaft. Ein Handbuch mit Lexikonteil. Opladen/Wiesbaden: Westdeutscher Verlag.

Junge, Matthias (2011): Eine soziologische Perspektive auf Semantik und Pragmatik der Metapher. In: Metaphorik.de 20/2011.

Kamber, Esther/Ettinger, Patrik (2008): Strukturen und Wandel von Öffentlichkeit und ihre seismographische Funktion. In: Bonfadelli, Heinz/Imhof, Kurt/Blum, Roger/Jarren, Otfried (Hrsg.): Seismographische Funktion von Öffentlichkeit im Wandel. Wiesbaden: VS Verlag für Sozialwissenschaften, 170-188.

Klein, Josef (1989): Wortschatz, Wortkampf, Wortfelder in der Politik. In: Klein, Josef (Hrsg.): Politische Semantik. Bedeutungsanalytische und sprachkritische Beiträge zur politischen Sprachverwendung. Opladen: Westdeutscher Verlag, 3-50.

Klein, Josef (1991b): Politische Textsorten. In: Brinker, Klaus (Hrsg.): Aspekte der Textlinguistik. Sonderheft Germanistische Linguistik 106-107, 245-278.

Kühn, Peter (1995): Mehrfachadressierung: Untersuchung zur adressatenspezifischen Polyvalenz sprachlichen Handelns. Tübingen: Niemeyer.

Lakoff, George/Johnson, Mark (1980): Metaphors we live by. Chicago: University of Chicago Press.

Liebert, Wolf-Andreas (1992): Metaphernbereiche der deutschen Alltagssprache. Kognitive Linguistik und die Perspektiven einer Kognitiven Lexikographie, Frankfurt u.a.: Peter Lang Verlag.

Luhmann, Niklas (1970): Öffentliche Meinung. In: Politische Vierteljahresschrift XI, 2-28.

Musolff, Andreas (2003): Metaphor scenarios in political discourse in Britain and Germany. In: Geideck, Susan/Liebert, Wolf-Andreas (Hrsg.): Sinnformeln. Linguistische und soziologische Analysen von Leitbildern, Metaphern und anderen kollektiven Orientierungsmustern. Berlin/New York: de Gruyter, 259-282.

Musolff, Andreas (2004). Metaphor and Political Discourse: Analogical Reasoning in Debates about Europe. London: Palgrave.

Musolff, Andreas (2005a): Brisante Metaphern. Zur argumentativen Funktion von Krankheitsmetaphorik im öffentlichen Diskurs. In: Busse, Dietrich/Niehr, Thomas/Wengeler, Martin (Hrsg.): Brisante Semantik. Neuere Konzepte und Forschungsergebnisse einer kulturwissenschaftlichen Linguistik. Tübingen: Niemeyer, 309-322.

Musolff, Andreas (2005b): Genetic information as part of the „Great Chain of Being". In: Metaphorik.de 8, 55-75. Online unter http://www.metaphorik.de/8/ (Zuletzt zugegriffen am 31.12.09)

Musolff, Andreas (2007): Popular science concepts and their use in creative metaphors in media discourse. In: metaphorik.de 13, 66-86. Online unter http://www.metaphorik.de/13/ (Zuletzt zugegriffen am 31.12.09)

Neidhardt, Friedhelm (1994): Einleitung: Öffentlichkeit, öffentliche Meinung, soziale Bewegungen. In: Öffentlichkeit, öffentliche Meinung, soziale Bewegungen. Sonderheft 34 der Kölner Zeitschrift für Soziologie und Sozialpsychologie, 7-41.

Nerlich, Brigitte (2005): ‚A River Runs Through it': How the discourse metaphor *crossing the Rubicon* structured the debate human embryonic stem cells in Germany and (not) the UK. In: Metaphorik.de 8, 71-104. Online unter http://www.metaphorik.de/8/

Nünning, Ansgar/Nünning, Vera (Hrsg.) (2003): Konzepte der Kulturwissenschaften: Theoretische Grundlagen, Ansätze, Perspektiven. Stuttgart/Weimar: Metzler Verlag.

Pielenz, Michael (1993): Argumentation und Metapher. Tübingen: Stauffenburg, 1-12.

Reckwitz, Andreas (2004): Die Kontingenzperspektive der ‚Kultur'. Kulturbegriffe, Kulturtheorien und das kulturwissenschaftliche Forschungsprogramm. In: Jaeger, Friedrich/Rüsen, Jörn (Hrsg.): Handbuch der Kulturwissenschaften. Band III: Themen und Tendenzen. Stuttgart/Weimar: Metzler Verlag, 1-20.

Reisigl, Martin (2007): Nationale Rhetorik in Fest- und Gedenkreden: Eine diskursanalytische Studie zum österreichischen Millennium" in den Jahren 1946 und 1996. Tübingen: Stauffenburg.

Schäfer, Mike S. (2008): Diskurskoalitionen in den Massenmedien. Ein Beitrag zur theoretischen und methodischen Verbindung von Diskursanalyse und Öffentlichkeitssoziologie. In: Kölner Zeitschrift für Soziologie und Sozialpsychologie 60/2, 367-397.

Schiewe, Jürgen (2004): Öffentlichkeit. Entstehung und Wandel in Deutschland, Paderborn: Schöningh (UTB).

Spieß, Constanze (2009): Wissenskonflikte im Diskurs. Zur diskursiven Funktion von Metaphern und Schlüsselwörtern im öffentlich-politischen Diskurs um die humane embryonale Stammzellenforschung. In: Felder, Ekkehard/Müller, Markus (Hrsg.): Wissen durch Sprache. Theorie, Praxis und Erkenntnisinteresse der Forschungsnetzwerkes „Sprache und Wissen". Berlin/New York: de Gruyter, 309-336.

Spieß, Constanze (2011a): Diskurshandlungen. Theorie und Methode linguistischer Diskursanalyse am Beispiel der Bioethikdebatte. Berlin/Boston: de Gruyter.

Spieß, Constanze (2011b): die sprachlich-diskursive Konstitution von Weltanschauung und Weltbild im Stammzelldiskurs durch Lexik, Metaphorik und Argumentationsmuster. In: tekst y dyskurs – text und diskurs 4, 133-156.

Thomson JA, Itskovitz-Eldor J/Shapiro SS/Waknitz MA/Swiergiel JJ/Marshall VS/Jones JM (1998) Embryonic stem cell lines derived from human blastocysts. Science 282, 1145–1147.

Ziem, Alexander (2008): Frames und sprachliches Wissen. Kognitive Aspekte der semantischen Kompetenz. Berlin/New York: de Gruyter.

Verzeichnis der Autorinnen und Autoren

Dietrich Busse, Prof. Dr., ist Professor am Germanistischen Seminar der Heinrich Heine-Universtität Düsseldorf.
Forschungsschwerpunkte: Semantik, Öffentlicher Sprachgebrauch, Sprachtheorie, Linguistische Diskursanalyse, Textlinguistik, Linguistische Epistemologie, Sprachverstehen, Rechtslinguistik.

Silke Domasch, Dr. phil, ist wissenschaftliche Mitarbeiterin der Berlin-Brandenburgischen Akademie der Wissenschaften.
Forschungsschwerpunkte: Sprache in bioethischen und biomedizinischen Diskursen.

Heiko Girnth, Prof. Dr., ist Professor am Forschungszentrum Deutscher Sprachatlas der Philipps Universität Marburg.
Forschungsschwerpunkte: Variationslinguistik, Dialektologie, Politolinguistik, Grammatikalisierung, Textlinguistik, Pragmatik.

Matthias Kettner, Prof. Dr., ist Professor für Philosophie und Diplompsychologe. Seit 2004 Dekan, seit 2008 Forschungsdekan der Fakultät für Kulturreflexion an der Privaten Universität Witten/Herdecke.
Hauptforschungsgebiete: Diskursethik, Bio- und Wirtschaftsethik, Kulturphilosophie, Psychoanalyse und Rationalitätstheorie.

Walter Lesch, Prof. Dr., ist Professor für Ethik an der theologisch-philosophischen Fakultät der Universität Louvain-la-Neuve (Belgien)
Forschungsschwerpunkte : Fundamentalethik (analytische und hermeneutische Ethik), angewandte Ethik (Ethik und Politik, Ethik und Ökonomie, Bioethik); Ethik und Religion, Ethik und Ästhetik.

Giovanni Maio, Prof. Dr. med., ist Professor für Medizinethik am Institut für Ethik und Geschichte der Medizin der Albert-Ludwigs-Universität Freiburg
Forschungsschwerpunkte: Ethik in der Medizin, Ethikdiskurse in den Medien Mitarbeit in der Zentralen Ethik-Kommission für Stammzellenforschung 2002, Leiter der Initiative zur Gründung eines Ethik-Zentrums der gesamten Universität. Geschäftsführender Direktor des Interdisziplinären Ethik-Zentrums Freiburg. Direktor des Instituts für Ethik und Geschichte der Medizin. Mitglied verschiedener regionaler und überregionaler Ethikkommissionen. Mitglied des Ethik-Beirates der Malteser-Trägergesellschaft. Mitglied des Ausschusses für ethische und juristische Grundsatzfragen der Bundesärztekammer

Marcus Müller, Dr. phil., ist akademischer Rat auf Zeit am Germanistischen Seminar der Ruprecht Karls-Universität Heidelberg.
Forschungsschwerpunkte: Sprache in Bioethikdiskursen, Sprache und Wissen, Mediensemiotik, Diskurslinguistik, Sprache und Kunst.

Andreas Musolff, Prof. Dr., ist Professor für Linguistik und Englische Philologie an der University of East Anglia (UK).
Forschungsschwerpunkte: Diskursanalyse, Kognitionslinguistik, interkulturell Linguistik, Mehrsprachigkeit, Historische Semantik und Pragmatik, Sprachgeschichte.

Constanze Spieß, Dr. phil., ist wissenschaftliche Mitarbeiterin am Germanistischen Institut der Westfälischen Wilhelms-Universität Münster.
Forschungsschwerpunkte: Diskurslinguistik, Politolinguistik, Pragmatik, Semantik, Textlinguistik, Sprache und Literatur, Genderlinguistik, Sprachdidaktik und Spracherwerb.

Rainer Wimmer, Prof. Dr. (i.R.), war von 1994 bis 2009 Professor für Germanistische Linguistik an der Universität Trier.
Forschungsschwerpunkte: Sprachkritik, kritische Grammatik, Praktische Semantik, Sprache und Recht.